高景华／编著

特效偏方

祛百病

陕西新华出版

陕西科学技术出版社
Shaanxi Science and Technology Press

西安

图书在版编目（CIP）数据

特效偏方祛百病/高景华编著. —西安：陕西科学
技术出版社，2012.7（2023.9 重印）
ISBN 978 - 7 - 5369 - 5442 - 7

Ⅰ. ①特… Ⅱ. ①高… Ⅲ. ①土方—汇编
Ⅳ. ①R289.5

中国版本图书馆 CIP 数据核字（2012）第 116236 号

特效偏方祛百病
TEXIAO PIANFANG QU BAIBING
高景华 编著

责任编辑 杨　波　孙雨来
封面设计 胡椒设计

出 版 者 陕西科学技术出版社
　　　　　西安市曲江新区登高路 1388 号陕西新华出版传媒产业大厦 B 座
　　　　　电话(029) 81205187　传真（029）81205155　邮编 710061
　　　　　https://www.snstp.com
发 行 者 陕西科学技术出版社
　　　　　电话（029）81205180　　81206809
印　　刷 北京柯蓝博泰印务有限公司
规　　格 710mm×1000mm　16 开本
印　　张 20.25
字　　数 290 千字
版　　次 2012 年 7 月第 1 版
　　　　　2023 年 9 月第 2 次印刷
书　　号 ISBN 978 - 7 - 5369 - 5442 - 7
定　　价 58.00 元

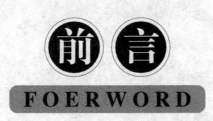

前言
FOERWORD

　　偏方是指药味不多，对某些病症具有独特疗效的方剂。因其简便易行、灵验实效，深受百姓的喜爱，尤其有"小偏方治大病"之说。偏方一般流传于民间，是我国民间疗法的精华。虽然未被收录到医学经典典籍中，但却传之久远历经反复多次验证而沿用至今，为中华民族的繁衍和人类的健康做出了巨大贡献。

　　偏方之说深入民心，在日常生活中，许多寻常之物如果予以妙用，往往都能产生神奇的养生功效。很多偏方大家都熟悉，如生姜治感冒、野菊花治目赤、萝卜子消肚胀、白开水治打嗝等。这些偏方都是根据以往经验积累所产生又一代一代传承下来的，很多都是不花分文，又治了大病，另西医拍案称绝，大赞偏方神奇。

　　特效偏方祛百病本着从实际出发、撷取精华、简便易行、灵验实效的原则，收录了100余种常见疾病的特效偏方及疾病养护的注意事项。语言精练，内容充实，条目清晰，结构完整，是集科学性、实用性、针对性为一体的医学普及读物，适合普通百姓及患者使用。希望本书记载的方剂能对您的健康生活有所帮助。需要注意的是，每个人的体质、病情不一样，偏方不可能对所有人都有特效，当病情严重或用药无效时，要及时到医院诊治，或者在医生的指导下使用偏方、验方。

编 者

上篇 小偏方祛常见病

第一章 内科

第二章 外科

第三章 五官科

第四章　皮肤科

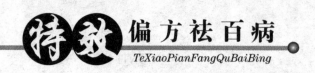

下篇　特效调补保健康

第一章　人体需要的营养素

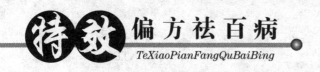

特效偏方祛百病
TeXiaoPianFangQuBaiBing

第二章　四季食补有妙方

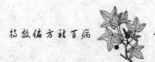

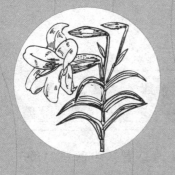

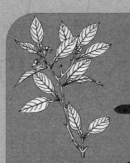

上篇

小偏方祛常见病

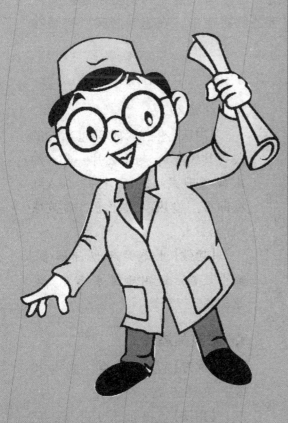

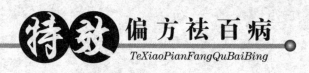

第一章 内科

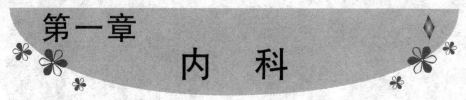

感 冒

感冒分为普通感冒和流行性感冒两种。普通感冒，中医称"伤风"，是由多种病毒引起的一种呼吸道常见病。普通感冒全年均可发病，但以冬、春季节为多。流行性感冒是由流感病毒引起的急性呼吸道传染病。病毒存在于患者的呼吸道中，在患者咳嗽、打喷嚏时经飞沫传染给他人。

祛病小偏方

◇ 糯米葱白粥

【配方】糯米 50 克，葱白 30 克，生姜 15 克，米醋 50 毫升。

【用法】将糯米冲洗干净，加适量水煮成粥，再另放入葱白、生姜共煮 5 分钟，然后加入米醋搅匀起锅。

【功效】发表解毒，驱风散寒。主治外感初起周身疼痛，恶寒怕冷无汗，脉紧，其效甚佳。

◇ 姜糖饮

【配方】生姜片 15 克，葱白适量，红糖 20 克。

【用法】葱白切成 3 厘米长的段（共 3 段），与生姜片一起，加水 50 毫升煮沸 3～5 分钟，加入红糖即可。趁热一次服下，盖被取微汗。

【功效】生姜片可发汗解表、和中散寒。适用于风寒感冒、发热头痛。

◇ 葱豉黄酒汤

【配方】豆豉 15 克，葱须 30 克，黄酒 50 克。

【用法】豆豉加水 1 小碗，煎

煮10分钟，加葱须，续煎5分钟，加黄酒，出锅。

【功效】本方可解表和中。适用于风寒感冒。

◇ 鸡蛋冰糖饮

【配方】鸡蛋1个，冰糖30克。

【用法】将鸡蛋打破，冰糖捣碎，两者混合调匀。临睡前用开水冲服，取微汗。

【功效】本方养阴润燥，清肺止咳，主治感冒。

◇ 草鱼汤

【配方】草鱼肉150克，生姜片25克，米酒100克，盐适量。

【用法】用半碗水煮沸后，放入鱼肉片、姜片及米酒共炖约30分钟，加盐调味。趁热食用，食后卧床盖被取微汗。每日2次。注意避风寒。

【功效】解表散寒，疏风止痛。主治感冒，症见畏寒发冷、头痛体倦、鼻塞不通等。

◇ 柴胡汤

【配方】柴胡15克。

【用法】用根或全草入药，水煎服。每日3次，每日1剂。

【功效】主治感冒、流感。散

寒解表，泻肝火，退热效果好。

◇ 白萝卜汁

【配方】大白萝卜。

【用法】将大白萝卜洗净，捣烂取汁。滴入鼻内，治各种头痛；饮用，治中风。

【功效】主治感冒头痛、火热头痛、中暑头痛及中风头痛等。

◇ 姜蒜茶

【配方】大蒜、生姜各15克，红糖10克。

【用法】将大蒜去皮，洗净，切片；生姜洗净，切片；大蒜片、生姜片放入锅中，加水1碗，煎至半碗，饮时加红糖。

【功效】生姜可发汗解表、温中止呕、温肺止咳。本方适用于感冒恶寒无汗者。

◇ 紫苏叶粥

【配方】紫苏叶12克，粳米100克。

【用法】将紫苏叶洗净，加200克水，煮成100克，去渣取汁，再加入淘洗干净的粳米，加600克水，一同煮粥。日服1剂，分早晚2次食用。

【功效】发散风寒，理气和营。适用于风寒感冒。

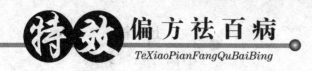

◇ 胡椒醋饮

【配方】白胡椒粉 2 克，醋 2 茶匙。

【用法】将白胡椒粉用开水冲服，同时饮醋。

【功效】本方温中散寒。主治风寒感冒。

◇ 姜母红枣汤

【配方】姜母片适量，红枣 15 个，红糖 3 勺。

【用法】将姜母片、红枣与 3 勺红糖一起煮汤。每日 2 次，服用后盖被发汗效果更佳。

【功效】姜母能出汗排菌，红枣通气、顺气，红糖活血促循环。

【备注】姜母红枣汤是多年来民间沿用以治疗感冒且非常有效的验方。

◇ 紫苏叶姜糖饮

【配方】紫苏叶 15 克，生姜 5 片，红糖适量。

【用法】生姜、紫苏叶以沸水冲泡 10 分钟，加红糖少许即可。每日 2 次，趁热服食。

【功效】紫苏叶味辛、性温。本方可发汗解表。适用于风寒感冒，对患有恶心、呕吐等症的胃肠型感冒更为适宜。

◇ 红糖乌梅汤

【配方】乌梅 4 个，红糖 100 克。

【用法】二者加水共煮浓汤。分 2 次服。

【功效】解表散寒，发汗退热。主治感冒，症见发热、畏寒等。

◇ 葱白大蒜汤

【配方】葱白 500 克，大蒜 250 克。

【用法】葱白洗净，大蒜去皮，切碎，加水 2 公斤煎汤。每日服 3 次，每次 1 茶杯。

【功效】解毒杀菌，透表通阳。可预防流行性感冒。

◇ 桑菊薄竹饮

【配方】苦竹叶、白茅根各 30 克，桑叶、菊花各 5 克，薄荷 3 克。

【用法】所有材料洗净，同放入茶壶内，用沸水泡 10 分钟即可。代茶随时饮用。

【功效】桑叶味甘、性寒。本方疏散风热，可辛凉解表。适用于风热感冒。

◇ 香菜黄豆汤

【配方】香菜（芫荽）30 克，黄豆 20 克。

【用法】将黄豆洗净，加水 300

 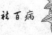

毫升煮至豆瓣开裂时，再将洗净切碎的香菜放入，水开停火。去渣取汁，趁热服下，盖被取汗。

【功效】本方清热解表。适用于流行性感冒的初期使用。

流行性感冒注意事项

❶感冒时饮食应以清淡为宜，不吃油腻，可吃生大蒜。因为清淡的饮食较容易消化，而大蒜又有杀菌功能。

❷感冒流行期间，均可在居室内熏些醋，杀菌杀病毒，有预防作用。

辛辣食物与感冒

食物：辣椒，大蒜等。

作用机理：辣椒中含有的辣椒素、大蒜里的蒜头素，以及某些辛辣食物中含有的芥子油等，均可以刺激迷走神经，促进腺体的分泌，以稀释呼吸道内的黏液，使其顺利排出。所以，辛辣食物对感冒的治疗有益。

咳 嗽

引起咳嗽的原因很多，时冷时热，气温不稳，稍不留意，很容易感冒，而咳嗽往往伴随感冒而来，当然这只是原因之一。有的人咳嗽，是因为心脏扩大，或寄生虫的病变引起，或是随肺炎或肺结核病而来。咳嗽有急慢性之分，一年四季均可发生，冬春尤其多见。临床表现为初期阵发性干咳，胸骨后有紧闷感，1～2日后有少量白黏痰，后转为白黏痰或黄黏痰，无发热症状，但有的伴有头痛或全身痛等不适症状。

祛病小偏方

◇ **姜梨汁**

【配方】梨汁、姜汁、白萝卜汁、蜂蜜各适量。

【用法】将梨、姜、白萝卜汁煎煮后，小火熬膏，加蜂蜜调

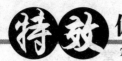
匀，早晚服用。

【功效】梨汁可润肺清热、滋润咽喉、清热去火。本方适用于肺燥咳嗽。

◇ 柿子蜂蜜丸

【配方】干柿子、蜂蜜各适量。

【用法】将干柿子烧灰，研为末，炼蜜为丸。每服6~9克，日服2次，开水送下。

◇ 蜂蜜萝卜汁

【配方】蜂蜜150毫升，新鲜萝卜150克。

【用法】将萝卜洗净、切丁、放入沸水中煮沸捞出，控干水分，晾晒半日。把萝卜丁放入锅中加蜂蜜，用小火煮沸调匀，晾凉后服用。

【功效】理气除胀，消食化痰止咳。

◇ 双仁蜜饯

【配方】甜杏仁、核桃仁各250克，蜂蜜500克。

【用法】先将甜杏仁、核桃仁去皮、尖，研细，加入蜂蜜，拌匀。每次3克，日服2次。

【功效】甜杏仁具有润肺、平喘的功效。本方可治虚劳咳喘、肠燥便秘。经常食用可治肺肾两

虚久咳、久喘等。

◇ 鲜豆浆

【配方】鲜豆浆500毫升，白糖适量。

【用法】将豆浆放入锅中，大火烧沸，加入白糖，再煮2~3沸即可饮服。每日1剂。

【功效】养阴清肺，化痰止咳。主治体虚消瘦、久咳、便燥等症。

◇ 紫色丸

【配方】紫菜、蜂蜜各适量。

【用法】紫菜研成末，炼蜜作成丸状。每次服6克，一日服2~3次，饭后吃。

【功效】对肺脓疡或支气管扩张的患者来说，这是较具实效的良药。

◇ 绿豆粳米粥

【配方】绿豆100克，粳米、百合各50克，白糖适量。

【用法】将绿豆加水800毫升，大火煮至开裂，再将粳米、百合洗净放入，慢熬至粥成时，下白糖，调匀。分2~3次空腹服。

【功效】适用于热病后期阴虚咽干咳嗽、烦燥失眠、神志不安、小便短赤、慢性咽炎。

◇ 川贝杏仁乳

【配方】苦杏仁 9 克，川贝 3 克，梨汁 1 小杯，糖适量。

【用法】杏仁用水泡软后捣碎，加水 200 毫升，煎汤去渣，加入川贝、梨汁、糖，研成杏仁乳。日服 2 次，每次 15 毫升。

【功效】主治咳嗽、慢性咳痰。

◇ 排骨炖白果

【配方】小排骨 500 克，白果 30 克，葱、姜、盐、味精、黄酒各适量。

【用法】小排骨加黄酒、姜片、水适量，小火焖 1.5 小时；加入去壳白果、盐，再煮 15 分钟，加味精并撒适量青葱末。

【功效】白果可敛肺平喘，减少痰量。适用于咳喘气逆、痰多之症，无论偏寒、偏热均可食用。本方适用于痰多、咳嗽、气喘。

◇ 槟榔茶

【配方】槟榔 200 克，冰糖适量。

【用法】槟榔 10 个左右，放锅中煮，可放适量冰糖，等到冒出水气时，再焖数分钟，就可拿来当茶水喝，要持续喝到痊愈为止。

【功效】槟榔果实味涩甜，有"凉"的特性，治咳嗽。

◇ 芥菜姜汤

【配方】鲜芥菜 80 克，鲜姜 10 克，盐少许。

【用法】将芥菜洗净后切成小块，生姜切片，加清水 4 碗煎至 2 碗，以食盐调味。每日分 2 次服，连用 3 日见效。

【功效】宣肺止咳，疏风散寒。治风寒咳嗽，伴头痛、鼻寒、四肢酸痛等。

◇ 丝瓜花茶

【配方】洁净丝瓜花 10 克，蜂蜜适量。

【用法】将丝瓜花放入瓷杯内，以沸水冲泡，盖上盖温浸 10 分钟，再调入蜂蜜，趁热顿服。每日 3 次。

【功效】本方适用于风热咳嗽。

◇ 冬瓜皮汤

【配方】霜冬瓜皮 15 克，蜂蜜适量。

【用法】霜冬瓜皮和蜂蜜用适量的水煎服。

【功效】冬瓜皮可益气补中、清热解毒。本方适用于长期咳嗽。

◇ 橘红蜂蜜饮

【配方】橘红 60 克，生姜 30 克，蜂蜜 250 毫升。

【用法】先将橘红、生姜 2 味用水煎煮，15 分钟取煎液 1 次，加水再煎，共取煎液 3 次，合并煎液，以小火煎熬浓缩，至黏稠时，对入蜂蜜，至沸停火，装瓶备用。每日服 3 次，每次 3 汤匙。

【功效】本方散寒温肺，化痰止咳。适用于风寒咳嗽。

◇ 萝卜子丸

【配方】萝卜子、蜂蜜各适量。

【用法】取萝卜子炒黄，研细末，和蜜为绿豆大小的丸剂。每次 30～50 丸，1 日 3 次，化服。

【功效】可止咳，还能增进食欲。

咳嗽期间注意事项

❶咳嗽未愈期间在饮食上多加调理，可以收到事半功倍的效果。

❷忌冷、酸、辣等刺激性食物。宜多喝水。饮食宜清淡。

❸民间有"生梨炖冰糖"治疗咳嗽的习惯，不过这种吃法对咳嗽初起（新咳）是不妥当的。中医认为新咳治疗应以宣、散为主，而冰糖润肺，有遏邪可能。

呕 吐

呕吐是指胃内容物和部分小肠内容物通过食管反流出口腔的一种反射性动作，多由胃寒、胃热、伤食、痰浊、肝气犯胃等导致。胃寒引起的多见呕吐清稀、口中多涎、喜热恶冷、舌苔白润等，治宜温胃降逆。胃热引起的多见食入即吐、吐物酸苦、口臭、喜冷恶热、舌苔黄腻等，治宜和胃清热。伤食引起的多见胃脘胀满不舒、嗳气腐臭、呕吐宿食、舌苔厚腻等症状，治宜消导和胃。痰浊引起的多有眩晕、胸闷、心悸、呕吐痰涎或清涎、舌苔清腻等症状，治宜和胃化痰。肝气犯胃，多见胁痛脘胀、呕吐酸苦等，治宜泄肝和胃。本症可致胃炎、幽门梗阻、颅内压增高等多种疾患。

祛病小偏方

◇ 龙眼酒

【配方】龙眼肉（即桂圆肉）、上等白酒各适量。

【用法】将龙眼浸入酒内百日。每顿饭后饮用。

【功效】壮阳益气，补脾胃。主治气虚水肿、脾虚泄泻、妇女产后浮肿、健忘、怔忡、自汗、惊悸、体倦、厌食等。

◇ 芦根绿豆粥

【配方】绿豆、芦根各 100 克，生姜 10 克，紫苏叶 15 克。

【用法】先煎芦根、生姜，再下紫苏叶，片刻后，去渣取汁；绿豆煮粥，与药液混合，再稍煮片刻。任意食用。

【功效】本方可止呕利尿。适用于胃热呕吐及热病烦渴、小便赤涩，并可解鱼鳖中毒。

◇ 生姜汁

【配方】生姜适量。

【用法】将生姜捣汁。开水冲服少许，呕吐即止。

【功效】主治反胃呕吐不止。

◇ 韭菜根汁

【配方】韭菜根适量。

【用法】洗净，捣烂绞取汁约 1 小酒杯。用少许开水冲服。

【功效】健胃止呕。适用于呕吐、恶心。

◇ 生姜砂仁汁

【配方】鲜生姜 100 克，砂仁 5 克。

【用法】将鲜姜捣烂为泥，用纱布挤汁。将姜汁倒入碗内，加水，放入砂仁，隔水炖半小时，去渣饮汤。

【功效】本方可温胃散寒、行气止呕。适用于胃寒呕吐、腹痛、妊娠呕吐等。

◇ 生姜橘皮茶

【配方】生姜、橘皮各适量。

【用法】煎水代茶饮。日服 3 次。

【功效】主治反胃呕吐不止。

◇ 枇杷叶醋

【配方】枇杷叶 20 片，醋适量。

【用法】将枇杷叶洗净阴干4~5日，放入约750毫升的广口瓶中，加醋后盖好盖子，保存2个月即可饮用。冬天每2日喝1次，夏天每日喝1次。

【功效】对因胃病而引起的恶心、呕吐有很好的功效。

◇ 葱白浆

【配方】葱白3段，食盐少许。

【用法】葱白洗净，切碎，拌食盐捣烂，蒸熟捏成饼。敷于肚脐上，固定。

【功效】温散降逆。主治久呕不止。

◇ 黄连香薷汤

【配方】黄连3克，香薷8克，厚朴6克，白扁豆15克。

【用法】所有材料用水煎2次，混合后分上、下午服。每日1剂。

【功效】香薷治脾胃不和、胸膈痞滞。适用于呕吐脾胃湿热证，症见呕吐吞酸、胃痛嘈杂、心烦、口渴、小便黄。

◇ 绿豆灶心土饮

【配方】绿豆30克，灶心土3克。

【用法】将上2味共研细末，

放入碗中，投入冷开水，搅匀，待药末沉淀后澄清去渣，徐徐饮下。

【功效】祛热解暑，和胃止呕。主治伤暑呕吐。

◇ 老姜菖蒲汁

【配方】老生姜50克，石菖蒲15克。

【用法】洗净共捣取汁。加适量开水冲服。每日2次。

【功效】和胃止呕。亦可治霍乱上吐下泻。

◇ 半夏胡椒丸

【配方】半夏（汤洗数次）、胡椒各等份，姜汁适量。

【用法】将前2味共研细末，姜汁为丸，如梧子大。每服3~5克，姜汤送服。

【功效】主治反胃呕吐不止、不思饮食。

◇ 甘蔗姜汁

【配方】甘蔗汁半杯，鲜姜汁1汤匙。

【用法】甘蔗捣烂绞取汁液。姜汁制法与此同。将两汁混合加温水饮用，每日2次。

【功效】甘蔗可清热解毒、和胃止呕。适用于妊娠反应、慢性胃痛等引起的反胃吐食或干呕不止。

◇ 熟柿饼

【配方】柿饼（带蒂）5 个。

【用法】将柿饼放在饭上蒸熟后食用。

【功效】清热，降逆。主治胃寒呕吐、反胃。

◇ 竹沥绿豆汤

【配方】绿豆 50 克，鲜竹沥适量。

【用法】绿豆熬汤，服用时对入鲜竹沥 50 毫升，饮用。

【功效】用于治疗呕吐。

◇ 陈皮青皮饮

【配方】陈皮 10 克，青皮 6 克，姜半夏 8 克，竹茹 3 克。

【用法】水煎服。

【功效】适用于呕吐。

◇ 蛋黄干姜粉

【配方】鸡蛋黄 3 个，干姜粉 10 克。

【用法】蛋破壳，取蛋黄吞服，再以温开水送服干姜粉。

【功效】温中止呕。主治胃寒干呕不止。

➡ 呕吐注意事项 ⬅

❶呕吐时，应忌烟、酒及葱、蒜等刺激性食品，宜进食清淡、容易消化的食物。

❷忌油腻、味甘、坚硬不易消化食物及生冷水果等。

❸注意保暖，保持心情舒畅。

慢性呕吐按摩法

按揉中脘、天枢穴：自己用手掌或请他人用拇指按揉中脘穴（脐上 4 寸处）、天枢穴（肚脐横开 2 寸处），每穴各 2 分钟。

擦腹直肌：用自己的双手分别放在肚子的腹直肌上，自上而下反复擦动，约 1 分钟。

点揉脾俞、胃俞穴：请他人用拇指指尖或肘尖点揉脾俞（在第 11 胸椎棘突下督脉旁开 1.5 寸处）、胃俞穴，每穴约半分钟，不可用蛮力。

哮喘

哮喘是由多种细胞特别是肥大细胞、嗜酸性细胞和淋巴细胞参与的慢性气道炎症性疾患。天气骤变，空气潮湿或者气压低时，最易诱发哮喘，患者异常敏感，发作时间并无规律，有的是夏发，有的是冬发，也有四季常发。中医将哮喘分为虚实两大类，又将实症分为寒热两类。寒类表现为咳痰清稀不多，痰呈白色泡沫状，胸闷气窒，口不渴喜热饮，舌苔白滑，脉多浮紧，或兼恶寒、发热等；热类，痰黄稠厚，难以咳出，身热面红，口渴善饮，舌质红，苔黄腻，脉滑数，有的兼有发热等症状。虚症多为肺虚或肾虚。肺虚则呼吸少气，言语音低，咳嗽声轻，咳痰无力，在气候变化或特殊气味刺激时诱发；肾虚则元气摄纳无权，呼吸气短，动辄易喘等。

祛病小偏方

◇ 冬瓜冰糖饮

【配方】小冬瓜（未脱花蒂的）1个，冰糖适量。

【用法】将冬瓜洗净，切去瓜的上端当盖，挖出瓜瓤不用，填入适量冰糖，盖上瓜盖，放锅内蒸。取水饮服，3~4个即可见效。

【功效】利水平喘。适用于哮喘。

◇ 糖溜白果

【配方】水发白果150克，白糖100克，淀粉25克，清水250毫升，碱适量。

【用法】将白果去壳，放入锅内加水和少许碱烧开，用炊帚刷去皮，捏去白果心，装入碗内，加清水，上笼蒸熟；将锅内加清水，放入白果、白糖，置火上烧开，撇去浮沫，勾上芡，倒入盘内即成。

【功效】定痰喘，止带浊。用于治疗气虚哮喘、痰嗽、白带、白浊、遗精、淋病、小便频数等。

◇ 杏仁粥

【配方】甜杏仁约20克，大

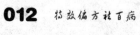

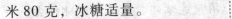
米 80 克，冰糖适量。

【用法】将杏仁用 60 摄氏度的热水将皮泡软，去皮后砸碎，与大米加水同煮，开锅后放入 10 克冰糖，熬成稠状即可。要经常食用。

【功效】用此方治愈多年的肺虚咳喘。此方同时可治便秘。

❖ 南瓜根炖牛肉

【配方】南瓜根 30 克，黄牛肉 6 克。

【用法】清水煮至熟为度，去渣澄清温服。每日 1 次。

【功效】主治哮喘。

❖ 柚子皮百合汤

【配方】柚子皮 1 个（约 1000 克柚子去肉），百合 120 克，白糖 125 克。

【用法】所有材料加水 600 毫升，小火煎 2 小时。每日分 3 次服完，3 个柚子为 1 个疗程。儿童减半。

【功效】柚子皮可补脾虚、清肺热、消痰涎。适用于久嗽、痰多、哮喘、肺气肿者。

❖ 葡萄蜂蜜饮

【配方】葡萄 500 克，蜂蜜 500 克。

【用法】将葡萄泡在蜂蜜里，装瓶泡 2 ~ 4 天后食用。每天 3 次，每次 3 ~ 4 小勺。

【功效】主治哮喘。

❖ 米醋蒸鸡蛋

【配方】鸡蛋、米醋各适量。

【用法】将鸡蛋洗净，与米醋共煮，鸡蛋熟后去壳再入锅煮 5 分钟。每次食 1 个，每日 2 次（不饮醋）。

【功效】滋阴润肺。适用于季节性哮喘。

❖ 鸡蛋白

【配方】鸡蛋 1 ~ 2 个，白胡椒 7 ~ 10 粒，白酒（60 度）50 克。

【用法】将鸡蛋去黄留清，白胡椒碾成粉末，二者搅匀放在陶瓷杯内隔水加热至 30 摄氏度左右，然后倒入白酒，用火点燃，再用筷子搅拌，待鸡蛋清变成白色时，趁热一次服下。1 日 1 次。

【功效】连服 45 天可根治支气管哮喘。

❖ 鹌鹑蛋液

【配方】鹌鹑蛋 3 个。

【用法】将蛋打破搅匀，沸水冲沏。连用 1 年可愈。

【功效】补益气血。主治支气管炎、哮喘、肺结核等。

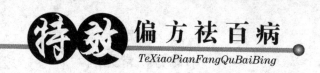

◇ 南瓜麦芽汁

【配方】南瓜 5 个，鲜姜汁 60 克，麦芽 1500 克。

【用法】将南瓜去子，切块，入锅内加水煮极烂为粥，用纱布绞取汁，再将汁煮剩一半，放入姜汁、麦芽，以文火熬成膏。每晚服 150 克，严重患者早、晚服用。

【功效】平喘。主治多年哮喘，入冬哮喘加重者。

◇ 核桃蜂蜜丸

【配方】核桃肉、苦杏仁（去皮尖）、生姜各 50 克，细米糖 100 克。

【用法】共捣烂，蜂蜜和成丸，每丸重 5 克，临睡前服。每次服 2 粒。

【功效】久患哮喘，身体较弱者。

◇ 陈醋冰糖饮

【配方】冰糖 500 克，陈醋 500 毫升。

【用法】将冰糖、陈醋放入锅内，以大火加热煮沸。每次服 10 毫升，每日 2 次。

【功效】陈醋可滋肾益肺。适用于阴虚哮喘痰鸣、口燥咽干、消瘦、烦热、舌质红、脉细数。

◇ 人参核桃饮

【配方】人参、核桃仁各 6 克。

【用法】水煎服。每日 2~3 次。

【功效】补肾温肺。主治肺肾功能不足而致气喘、咳嗽等。

◇ 鲜芦根汁

【配方】鲜芦根 100 克，竹茹 15~30 克，桑白皮 10 克，生姜 2 克。

【用法】将芦根洗净切段，与后 3 味一同入锅，水煎 40 分钟，取汁候温饮服。每日 1 剂。

【功效】清热化痰，降逆平喘。主治风热型喘症。

◇ 棉花子杏仁丸

【配方】棉花子 2500 克，杏仁 1000 克，麻黄 750 克。

【用法】棉花子炒熟去壳炒香，杏仁去皮炒熟，同麻黄共研细末，炼蜜为丸，每丸 6 克。每日 3 次，每次 1 丸。

【功效】主治支气管哮喘。

◇ 海鳔硝末

【配方】海鳔硝（墨鱼骨），红糖适量。

【用法】焙干研末。每次 15

克，用红糖拌吃。早晚各服1次。

【功效】主治哮喘、痰多、气急、气短。

◇ 鸡毛饮

【配方】鸡毛5~6克，香油适量。

【用法】将鸡毛放入香油中炸焦，捞出后研成细末，然后混合于香油100毫升中，即可饮用。每次3~5毫升，每日3次。腹泻者不宜使用本方。为了调味，也可在香油中加适量蜂蜜服用。

【功效】主治哮喘。

哮喘注意事项

❶扫除时或者寒冷时外出，要戴上口罩。老年人冬季不要到人多的地方去，可转移到温暖的地区，注意预防感冒。

❷背部前胸不要受凉，天寒或气候变幻不定时，用热水袋温暖前胸后背，可减少发作。

❸由于洗澡常常成为发作的诱因，所以在容易引起发作的季节，要在身体情况好时入浴，注意保持洗澡水的温度。

缩唇呼吸法

先用鼻子做两次深吸气，然后再从收成圆筒状的口唇间缓慢呼气。呼吸力求柔和舒适。时间长短可随意，但初练时宜短，然后再根据习惯和体力调整呼吸深度和频率。

贫 血

所谓贫血，是指循环血液单位容积内的血红蛋白、红细胞计数或红细胞比容（压积）低于正常值的下限。这个正常值可因性别、年龄、生活地区海拔高度的不同，以及生理性血浆容量的变化而有所差异。贫血的症状为头昏、眼花、耳鸣、面色苍白或萎黄、气短、心悸、身体消瘦、夜寐不安、疲乏无力、指甲变平变凹易脆裂、注意力不集中、食欲不佳、月经失调等。病因有缺铁、出血、溶血、造血功能障碍等。缺铁而引起的缺铁性贫血见于营养不良、长期少量出血。治疗应去除病因，并服铁剂。急性大量出血引起的出血性贫血必须输血或手术抢救。此外，还有红细胞过度破坏引起的溶血性贫血、缺乏红细胞成熟因素而引起的巨幼红细胞性贫血、缺乏内因子的巨幼红细胞引起的恶性贫血和造血功能障碍引起的再生障碍性贫血。中医认为，治疗贫血既要增加营养及补血，又要重视补气，因为气能生血。严重的必须从补肾着手，因为肾中精华能化生成血。

祛病小偏方

◇ 鲫鱼猪血粥

【配方】生猪血约 500 克，鲫鱼 1 条，白米 100 克，白胡椒适量。

【用法】生猪血洗净蒸块，切方丁，鲫鱼去鳞及内脏，洗净切段，白米淘洗干净，白胡椒洗净，共同煮粥。注意不可放盐。

【功效】常服可治贫血和头痛。

◇ 鸡汤黄芪粥

【配方】母鸡 1 只（重 1000~1500 克），黄芪 15 克，大米 100 克。

【用法】将母鸡煮熟，取鸡汤，将黄芪煎煮去药渣，鸡汤与黄芪汁混合后入大米煮粥。早晚趁热服食。

【功效】黄芪可益气血、填精髓、补气升阳、固表止汗。适用于久病体虚、气血双亏、营养不

良的贫血患者。感冒发热、外邪未尽者忌服。

◇ 猪皮黄酒

【配方】猪皮 100~150 克，黄酒半碗，红糖 50 克。

【用法】以黄酒加等量清水煮猪皮，待猪皮烂熟调入红糖。每日 2 次分服。

【功效】用于治疗贫血。适宜失血性贫血的治疗。

◇ 猪蹄花生仁汤

【配方】猪蹄 1 只，花生仁 50 克，大枣 10 枚。

【用法】共煮熟食。

【功效】补虚补血。治贫血、紫癜、白细胞减少症。

◇ 荷兰芹牛奶饮

【配方】荷兰芹 3 棵（约 50

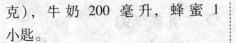

克），牛奶 200 毫升，蜂蜜 1 小匙。

【用法】荷兰芹洗净，去茎，芹叶切碎；将荷兰芹放入研钵中，用研磨棒压挤成糊状；倒入牛奶，搅拌均匀，再加入蜂蜜即可饮用。每日饮用200～300毫升。

【功效】荷兰芹中的铁和维生素C能起到补血的作用，而牛奶中的蛋白质又能生成红细胞，荷兰芹与牛奶双重营养结合在一起能有效预防贫血。

❖ 参须乌骨鸡

【配方】乌骨鸡 1 只，参须 20 克，调料适量。

【用法】乌骨鸡宰杀去毛、去内脏洗净，参须切小段一起放入大碗内，加调料和少许水，上笼蒸熟即成。单食或做工餐，每周2～3次，连服3周。

【功效】主治自幼细胞性贫血。

❖ 鲜藕大枣粥

【配方】鲜藕 100 克，大枣 7 枚，红糖、粳米各适量。

【用法】上药加水适量，同煮粥法，常煮喝粥。

【功效】适用于贫血。

❖ 牛蹄筋汤

【配方】牛蹄筋 100 克，鸡蛋

藤30克，补骨脂12克。

【用法】牛蹄筋洗净切碎，加水先煎20～30分钟，再下另2味中草药煎20分钟，去渣，饮汤。早、晚2次分服。

【功效】调养血脉。主治白细胞减少及贫血。

❖ 鸡肉葡萄干羹

【配方】马奶葡萄干 100 克，鸡肉 100 克，豆蔻 1 克，干姜 1 克，孜然粉适量。

【用法】将鸡肉用文火烤黄，烤时加适量孜然粉，再把另2种调料和马奶葡萄干放入锅里加水同鸡肉直至煮烂为止，滤汁供内服。每日 2 次，每次 30～50 毫升。

【功效】本方对各种原因引起恶性贫血有较好的治疗效果，久服滋补养血。

❖ 党参粳米粥

【配方】党参 30 克，粳米 50 克。

【用法】将党参与淘洗干净的粳米一同入锅，加 500 克水，用大火烧开后转用小火熬煮成稀粥，可加白糖调味。日服 1 剂。

【功效】适用于贫血。

❖ 番茄酸奶汁

【配方】番茄 1 个，酸奶 1/2 杯，柠檬汁少许。

【用法】用沸水把番茄烫 10 秒钟，然后用凉水将番茄冲一下，去皮、切成块；把番茄块和酸奶、柠檬汁一起放入搅拌器中搅拌即可食用。亦可按照个人口味加入蜂蜜。

【功效】番茄中的维生素 C 和酸奶中的蛋白质都能提高铁的吸收。

❖ 鸡血豆腐汤

【配方】豆腐 200 克，鸡血 1 块，调味品适量。

【用法】两者放入水中，加调味品少许煮熟。每日服用。

【功效】此汤味美价廉，具有丰富的营养，是贫血者的理想食品。

❖ 爆炒肝尖

【配方】猪肝或羊肝 250 克，鲜菠菜 150 克。

【用法】将肝切成薄片，挂芡，将菠菜洗净切成段，用植物油快速翻炒后食用。

【功效】主治贫血。

❖ 牛乳糯米粥

【配方】牛乳 200 克，糯米 100 克。

【用法】将牛乳与淘洗干净的糯米一同入锅，加 500 克水，用大火烧开后转用小火煮成稀粥，可加白糖调味。每日早晨空腹服用。

【功效】治贫血，凡脾胃虚寒作泻，有痰湿积饮者慎服。

❖ 赤小豆糯米粥

【配方】糯米 300 克，赤小豆、生山药各 30 克，大枣 20 枚，莲子、白扁豆各 15 克。

【用法】先将赤小豆、白扁豆煮烂，再加大枣、莲子、糯米同煮，最后将山药去皮切成小块加入粥内，以熟为度。早、晚分服。

【功效】适用于再生障碍性贫血。

❖ 猪肚末

【配方】全猪肚（猪胃）1 个。

【用法】将猪肚用盐水洗净，去油脂，切碎置于瓦上焙干，捣碎，研为细末，放于消过毒的瓶子内。每日服 2 次，每次 15 克，可用 1 月余。

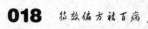

【功效】补虚劳，益血脉。适用于恶性贫血。

◇ 鸭血黄酒

【配方】鸭血 100 克，黄酒、精盐、香油各适量。

【用法】将鸭血切成小块，放在瓷碗中，注入清水 150 毫升，隔水蒸熟后，加入黄酒，再蒸片刻，下精盐，淋香油。分 1~2 次吃鸭血喝汤。

【功效】补血养血。适用于缺铁性贫血。

贫血注意事项

❶贫血患者应加强营养，注意多吃一些含铁及蛋白质较多的食物，如绿色蔬菜、精瘦肉、大豆、动物肝等。

❷患有脑贫血的人，睡觉时应将头部放低，经常饮用葡萄酒或浓茶也有助益。

❸平常用铁锅烧菜煮粥，对防治缺铁性贫血十分有效。

铁元素与贫血

铁是造血不可缺少的物质，缺铁则血红蛋白减少，就会形成小细胞低色素性贫血。

正常成年男性每日铁的需要量约为 10 毫克；成年女性每日铁的需要量约为 12 毫克；孕妇（前期）每日铁的需要量约为 15 毫克；孕妇（后期/哺乳期）每日铁的需要量约为 20 毫克。

消化不良

消化不良实际上是胃部不适的总称，是消化过程受到某种因素的干扰。现代医学认为，消化不良是由消化系统本身的疾病或其他疾病所引起的消化机能紊乱症候群。本病常因暴饮暴食、时饱时饥、偏食辛辣甘肥或过冷、过热、过硬之食物而引起。临床主要表现为腹胀、恶心、呕吐、嗳气、食欲不振、腹泻或便秘、完谷不化等。

祛病小偏方

◇ 牛肉砂仁汤

【配方】牛肉 1 千克，砂仁 5 克，陈皮 5 克，生姜 15 克，桂皮 3 克，精盐少许。

【用法】先炖牛肉至半熟，然后将以上各味共炖烂，服前加精盐调味，取汁饮用。

【功效】健脾醒胃。常用于脾胃虚弱而致的消化不良，久服能增进健康。

◇ 咖啡粉

【配方】咖啡粉 10 克，白糖少许。

【用法】将咖啡粉与白糖拌匀。用开水一次冲服。日服 2 次。

【功效】消食化积，止腹痛。

◇ 猪骨粥

【配方】猪大腿骨半根（其他骨头亦可），大米、小麦、小米、玉米、大豆、蚕豆、绿豆各 15 克。

【用法】上味一起放在锅里炒至焦糊后加 1.5 千克水熬开，待略凉时当开水喝（放点红糖更好）。1 次 1 大碗，隔 2 小时再喝，一般 2 次后便可见效。

【功效】主治消化不良。

◇ 醋茶

【配方】醋 15 毫升，细茶叶 1～3 克。

【用法】将茶叶、醋置于杯中，加开水冲泡，浸 5 分钟。分 3 次服。

【功效】健胃消食。适用于食积消化不良。

◇ 鸡内金

【配方】鸡内金若干。

【用法】将鸡内金晒干，捣碎，研末过筛。饭前 1 小时服 3 克，每日 2 克。

【功效】本方可消积化滞。适用于消化不良等。

◇ 麦芽神曲汤

【配方】大麦芽、六神曲各 20 克。

【用法】水煎。早、晚各 1 次空腹服。

【功效】益气调中，化食下气。主治胃肠虚弱而致的消化不良、饱闷腹胀。

◇ 五香锅粑散

【配方】锅粑焦 100 克，砂仁、

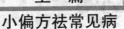

小茴香、橘皮、花椒、茅术各10克。

【用法】以上各味共捣碎，研成细末。每服 5 ~ 10 克，每日2次。

【功效】健脾开胃，消食化水。主治消化不良、膨闷胀饱、不思饮食，对慢性胃炎亦有疗效。

◇ 糖醋白萝卜

【配方】白萝卜、白糖、醋各适量。

【用法】将鲜白萝卜洗净切成丁，拍碎，加入白糖及醋腌半小时后即可食用。

【功效】消积导滞。适用于肉食积滞。

◇ 槟榔姜汤

【配方】槟榔 5 ~ 9 克，姜5克。

【用法】上 2 味加水煎汤饮。

【功效】健脾开胃，除烦燥，振食欲，消积化食，并有驱虫作用。

◇ 焖栗子鸡

【配方】栗子 250 克，鸡半只，盐、酱油各适量。

【用法】栗子去皮，鸡收拾干净，切块，加盐、酱油调味，置沙锅焖煮至栗熟起粉即成。

【功效】健脾开胃。治食欲不振、体倦乏力等虚症。

◇ 鹌鹑怀山药粥

【配方】鹌鹑 1 只，党参 25克，怀山药 50 克，盐少许。

【用法】鹌鹑去毛及内脏杂物，与其他各味加水共煮熟，吃肉饮汤。

【功效】补中益气，强筋壮骨。主治脾胃虚弱之不思饮食、消化不良等。

◇ 无花果饮

【配方】干无花果 2 个（鲜品加倍），白糖适量。

【用法】将干无花果洗净，捣烂，炒至半焦，加白糖冲服，代茶饮用。

【功效】本方可开胃助消化。适用于胃虚所致的消化不良。

◇ 萝卜酸梅汤

【配方】鲜萝卜 250 克，酸梅 2枚，盐少许。

【用法】将萝卜洗净，切片，加清水 3 碗同酸梅共煮，煎至 1 碗半，加食盐调味。

【功效】化积滞，化痰热，下气生津。治食积、饭后烧心、腹胀、肋痛、气逆等。

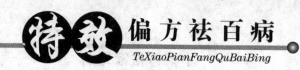

◇ 榛子仁汤

【配方】榛子仁 100 克，党参 25 克，怀山药 50 克，砂仁（后入）4 克，陈皮 10 克，莲子 25 克。

【用法】水煎服。每日 1 剂。

【功效】补益脾胃。用于治疗脾胃虚弱所致的饮食减少、身体瘦弱、气短乏力等。

◇ 山药粟米粥

【配方】粟米（即小米）50 克，怀山药 25 克，白糖适量。

【用法】按常法共煮作粥，后下白糖。每日食用 2 次。

【功效】补益脾胃，清热利尿。治消化不良及作小儿脾胃虚弱调养之用。

◇ 鲫鱼枸杞子汤

【配方】枸杞子 15 克，活鲫鱼 2 条（500 克），香菜 5 克，葱、姜、醋、胡椒粉、料酒、盐、味精、猪油、奶汤各适量。

【用法】将活鱼宰杀，去内脏及鳞，洗净，在鱼身上斜刀切成十字花，香菜及葱切小段。铁锅烧热放入猪油，下葱段、姜末，随后放入少量清水、奶汤、盐、醋，再放鱼和洗净的枸杞子，烧沸后，用中火炖 15 分钟，下香菜、味精即成。

【功效】适用于脾虚胃弱、不思饮食、精神倦怠等。

◇ 芡莲猪尾汤

【配方】猪尾 1 个（细小的加倍），芡实 75 克，莲子 75 克，红枣 7 个，酱油、盐少许。

【用法】把猪尾上的肥肉切去，洗净，切成小段。红枣去核。然后将芡实、莲子放进沙锅内，加水 3 大碗，大火煎煮。水沸下入猪尾，煮 2 小时以上，尾烂放调料即成。

【功效】健脾，补肾，止泻，去湿。对脾虚弱引起的消化不良、腹胀、便溏，或小便不利、肢体浮肿，甚而身体困倦、气短懒言等有效。常人食用，对健康也有裨益。

◇ 猪肚萝卜汤

【配方】猪肚 150 克，萝卜 120 克，调料适量。

【用法】按常法煮汤服食。每日 1 剂。

【功效】健脾养胃，消积化滞。适用于脾胃虚弱所致的消化不良。

消化不良注意事项

❶培养良好的饮食习惯。吃饭应定时定量，不可暴饮暴食。

要多食清淡、易消化食物，但应保持食物的多样化，注意增加营养。

❷忌酒、烟。过量饮酒会损害胃黏膜，使胃黏膜充血、水肿和出血等，可引起消化不良。抽烟对消化系统的运动、吸收和分泌功能均有不利影响。

节律提肛法

能促进肛周血液循环和静脉回流，有利于肛门括约肌的功能，可预防脱肛、直肠脱垂。其具体做法是，吸气时将注意力集中在会阴部，用力上提肛门，肛门紧缩持续片刻，然后随呼气放松肛门，可连续做10～20下，以肛门不疲劳为度，每日2次。

神经衰弱

神经衰弱是神经官能症中常见病症之一。多因长期情绪失调，用脑过度或病后体弱等原因引起。神经衰弱的临床表现较为广泛，涉及人体大部分器官和系统，但与心血管、神经系统的关系最为密切。主要表现为容易疲劳、易激动、注意力不集中、记忆力减退、头昏、头痛、失眠、乏力、烦躁、多疑、忧郁、焦虑等。一般病程较长，常反复波动。治疗主要是提高病人对疾病的认识，解除顾虑，树立战胜疾病的信心，进行适当的体育锻炼，给予必要的药物治疗。

祛病小偏方

◇ 枸杞子鸡蛋汤

【配方】枸杞子30克，大枣10枚，鸡蛋2个。

【用法】上3味放沙锅内加水适量同煮，蛋熟后去壳再共煮片刻，吃蛋喝汤。每天 1 次，连服数天。

【功效】滋肾养肝。适用于肝肾阴虚所致神经衰弱。

◇ 鸡蛋百合汤

【配方】百合 7 个，蛋黄 1 个，泉水适量。

【用法】用水将百合浸泡 1 夜，用泉水煮取 1 碗，去渣，冲入生蛋黄，每次服半碗。每日 2 次。

【功效】主治病后神经衰弱，坐卧不安或妇女的歇斯底里。

◇ 虾壳枣仁汤

【配方】虾壳 25 克，酸枣仁 15 克，远志 15 克。

【用法】共煎汤。日服 1 剂。

【功效】安神镇静。主治神经衰弱。

◇ 鲜花生叶汤

【配方】鲜花生叶 40 克。

【用法】洗净鲜花生叶后加水 2 大碗，煎至 1 大碗。早晚 2 次分服，连服 3 日。

【功效】镇静安神。适用于神经衰弱所致头痛、头晕、多梦、失眠、记忆力减退。对脑震荡后遗症引起的上述症状，亦有较理想的疗效。

◇ 鸽蛋浸五味子汁

【配方】五味子 50 克，鸽子蛋 30 枚。

【用法】五味子煎汁，鸽子蛋煮熟去壳后，放进五味子汁中略煮，然后浸泡在汁中 2 天。每次吃鸽蛋 3 枚，每日 1~2 次，每次吃前需加热煮沸。

【功效】一般连吃 2 周左右即见效或痊愈。

◇ 浮小麦红枣饮

【配方】浮小麦 30 克，红枣 10 颗，甘草 9 克，蜂蜜适量。

【用法】将上述诸药一同放入沙锅中，加适量水煎煮沸后继续用小火煮 10 分钟，滤取煎汁，加入蜂蜜即可饮用。

【功效】适用于神经衰弱。

◇ 双五茶

【配方】五加皮 9 克，五味子 3 克。

【用法】将原料放入杯中，冲入沸开水，盖上杯盖，大约 10 分钟即可饮用。可连续冲泡，直到没味为止。服用时间最好在睡前 2~3 小时。

【功效】主治神经衰弱。

◇ 桂圆酒

【配方】桂圆肉 250 克，白酒（60 度）400 毫升。

【用法】桂圆肉切碎，装入瓷瓶中，以白酒浸泡 15～20 天。每日 2 次，每次服 10～20 毫升。

【功效】补心脾。主治神经衰弱之失眠、健忘、心悸等。

◇ 人参猪脑五味汤

【配方】猪脑 2 个，人参、五味子各 6 克，麦冬、枸杞子各 15 克，生姜 4 片，盐少许。

【用法】把猪脑、人参、麦冬、五味子、枸杞子、生姜分别洗净，一起放入炖盅内，加沸水 500 毫升，加盖后用小火隔水炖 3 小时，然后加入盐调味即可。

【功效】人参有安神健脑之功。本方经常用于失眠症属心肺两虚、肾阴不足所致的头晕目眩，耳鸣多梦以及记忆力减退等的辅助治疗。

◇ 蝗虫粉

【配方】蝗虫。

【用法】蝗虫去足、翅，焙燥研粉。每日服 10 克，分 2 或 3 次饭后服。

【功效】主治神经衰弱、肺结核、咳喘等。

◇ 桑叶丸

【配方】桑叶 60 克，黑芝麻 60 克，核桃仁 60 克，蜂蜜适量。

【用法】桑叶以长流水洗净，去蒂晒干为末。黑芝麻、核桃仁煎取浓汁。蜂蜜炼至滴水成珠，与药汁混匀，调入桑叶末，制成蜜丸，每丸重约 4.5 克。每次服 1 丸，早晚各服 1 次。

【功效】主治神经衰弱。

◇ 枣仁黄花粉

【配方】酸枣仁 10 克，干黄花菜 20 根。

【用法】将酸枣仁、干黄花菜炒至半熟，捣碎研成细末，睡前 1 次服完。

【功效】疏肝健脾，宁心安神。适用于肝气郁结所致神经衰弱。

◇ 生地黄蒸鸡

【配方】生地黄 250 克，饴糖 150 克，乌鸡 1 只。

【用法】将生地黄切细，与饴糖和匀，纳入鸡腹中，蒸熟食之，不用盐、醋。

【功效】用于神经衰弱。

◇ 金缨子何首乌膏

【配方】金樱子 1000 克，何首乌 1000 克，蜂蜜适量。

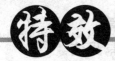
【用法】将金樱子、何首乌洗净，加水煮熬，2小时出汤后再加水煮，如此反复4次，合并药液，继续熬煮蒸发成膏，加入2倍体积的蜂蜜拌匀，冷后收贮瓶中。每服15克，温开水调服，日服2次。

【功效】适用于神经衰弱。

◇ 鲜百合饮

【配方】鲜百合50克，生、熟枣仁各15克。

【用法】鲜百合用清水浸泡一夜。取生、熟枣仁水煎去渣，用其汁将百合煮熟。连汤吃下。

【功效】长食清心安神。主治神经衰弱和更年期综合征，适于年老少寐者服食。

◇ 双茯人参汤

【配方】茯苓、茯神、白术、山药、寒水石、酸枣仁各3.15克，炙远志、炙甘草各2.1克，人参1.2克。

【用法】水煎，空腹服或睡前服。

【功效】适用于神经衰弱失眠、惊悸久不愈者。

◇ 莲子青芯茶

【配方】莲子青芯2克。

【用法】用开水浸泡。当茶饮。

【功效】清心开胃。主治心烦失眠、食欲差。

神经衰弱注意事项

❶在饮食上，应多食有镇静安神作用的食物，如龙眼肉、大枣、小麦、百合、莲子、猪心、羊心等，可有助于神经衰弱症状的减轻。

❷合理安排自己的生活、工作和学习，建立有规律的生活制度和紧张而有序的工作方法。注意劳逸结合、用脑卫生和睡眠卫生。

❸调整情绪，保持心情愉快。加强体育锻炼，多参加有益的社会活动。

艾灸与神经衰弱

取10颗米粒大小的干艾，放在第5节胸椎处的神堂穴，施以艾灸疗法，可有效缓解神经衰弱症状。每天早晚各施术1次，长期坚持，可以取到良好的效果。

支气管炎

支气管炎是由细菌、病毒以及物理或化学刺激等因素引起的支气管炎症。多因外感时邪、烟呛等而致痰饮内聚所致，发病季节以冬春多见。根据病情的长短，支气管炎症分为急性和慢性两种。急性支气管炎以流鼻涕、发热、咳嗽、咳痰为主要症状，并有声音嘶哑、喉痛、轻微胸骨后摩擦痛。初期痰少，呈黏性，以后变为脓性。烟尘和冷空气等刺激都能使咳嗽加重。慢性支气管炎主要表现为长期咳嗽，特别是早晚咳嗽加重。如果继发感染则发热、怕冷、咳浓痰。

祛病小偏方

◇ 北瓜饴糖汁

【配方】北瓜（桃南瓜）1个，等量饴糖（麦芽糖），姜汁适量。

【用法】将北瓜切碎加等量饴糖。略加水放陶器中，煮至极烂。去渣，将汁再煮。浓缩后再加生姜汁。约500毫升瓜汁中加姜汁60毫升。

【功效】每次服1匙（约15克），每日2~3次，开水冲服。

◇ 蜂蜜鸡蛋汤

【配方】蜂蜜40克，鸡蛋1个。

【用法】先将蜂蜜用锅微炒，然后加水少许，待沸后打入鸡蛋。每日早、晚空腹各服1次，吃蛋饮汤。

【功效】主治慢性支气管炎。

◇ 三子粉

【配方】炒苏子、炒萝卜子各9克，白芥子15克。

【用法】上药共捣末，以绢袋包之，水煎服。

【功效】每服半碗，日2次。甚效。

◇ 沙参百合茶

【配方】沙参、百合各15克，川贝母3克。

【用法】所有药材共研粗末，冲入沸水，加盖闷30分钟，代茶饮用。每日1剂。

【功效】百合可清热益肺、润燥生津。本方适用于燥热型急性支气管炎，症见干咳无痰，或痰中带血、鼻燥、咽干、大便干燥、小便黄少。

◇ 山药甘蔗汁

【配方】鲜山药适量，甘蔗汁半杯。

【用法】将鲜山药捣烂和甘蔗汁和匀。炖熟服之。每日2次。

【功效】用于治疗支气管炎。

◇ 葱须饮

【配方】葱须7个，梨1个，白糖15克。

【用法】水煎，吃梨喝汤。

【功效】清热燥湿，润肺止咳化痰。治疗支气管炎。

◇ 苏叶橘皮茶

【配方】苏叶10克，生姜10克，红糖10～15克，新鲜橘皮9克（或干橘皮3克）。

【用法】苏叶洗净，生姜切丝，与橘皮一起放入瓷杯内，以沸水冲泡，上盖，浸泡10分钟，再调入红糖搅匀，代茶热饮。

【功效】主治慢性支气管炎、风寒感冒、头痛、畏寒、无汗、鼻塞流涕、咳嗽等。

◇ 蚌花叶汤

【配方】蚌花叶（即剑麻叶）15克，木蝴蝶3克。

【用法】水煎服。

【功效】主治慢性支气管炎。

◇ 黄精冰糖方

【配方】黄精30克，冰糖50克。

【用法】将黄精洗净，用冷水发泡，置沙锅内加适量水慢煮，直至黄精烂熟，加冰糖服用。每日2次，吃黄精饮汤。

【功效】黄精可清肺、健脾、益肾。本方适用于肺燥干咳无痰、食少口干、肾虚腰痛支气管炎。

◇ 蒜炒猪肉

【配方】大蒜20头，猪瘦肉100克，盐、酱油各适量。

【用法】猪肉切片，于旺火锅上热油煸炒，下蒜瓣再炒片刻，再放入调料稍炒即成。

【功效】止咳化痰，治疗支气管炎咳嗽。

◇ 萝卜糖水

【配方】萝卜、饴糖。

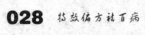

【用法】将萝卜（红皮萝卜更好）洗净不去皮，切成薄片，放于碗中，上面放饴糖（即麦芽糖）2～3匙，搁置一夜，即有溶成的萝卜糖水，取之频频饮服。

【功效】有止咳化痰之效。

◇ 南瓜蒸五味子

【配方】桃南瓜1个，五味子3克，冰糖适量。

【用法】桃南瓜去子，装入五味子、冰糖。蒸半小时，取出五味子。每日服1个。

【功效】主治慢性支气管炎。

◇ 秋梨膏

【配方】鸭梨20个，鲜藕1000克，生姜300克。

【用法】熬汁后加冰糖400克，浓缩成膏。早、晚分服。

【功效】用于治疗慢性支气管炎。

◇ 银耳鲜藕粥

【配方】银耳、糯米各50克，鲜藕（去节）500克。

【用法】藕洗净后绞取其汁，银耳和糯米加水如常法煮粥，粥将稠时加入藕汁，至熟时加入冰糖适量。

【功效】适用于支气管炎咯血、干咳少痰者。

◇ 大罗伞根汤

【配方】鲜大罗伞根（又名山大刀）30克。

【用法】水煎服。每日1剂，日服2次。

【功效】主治急性支气管炎。

◇ 灵芝参合汤

【配方】灵芝15克，南沙参、北沙参各10克，百合15克。

【用法】水煎服。

【功效】养阴清肺。用于治疗慢性支气管炎。

◇ 莲子豆腐汤

【配方】莲子30克，豆腐150克，精盐、味精各适量。

【用法】将莲子去芯，用清水泡发，豆腐洗净，切成小块，一同放入锅内，加水煮至莲子熟烂，调入精盐、味精即成。每日1剂。

【功效】健脾益肾，润燥止咳。主治慢性支气管炎。

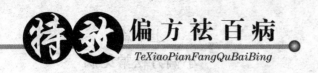
支气管炎注意事项

❶戒烟。不但要戒烟，还要避免被动吸烟。

❷做好环境保护，避免烟雾、粉尘和刺激性气体对呼吸道的影响，以免诱发慢性支气管炎。

❸急生支气管炎失治、误治，反复发作易成为慢性支气管炎，应早防早治。

❹加强体育锻炼，常通风换气，居室讲卫生。

敷足心法

取糯米、白胡椒、桃仁、杏仁各 7 粒，栀子 9 克，共研末，以鸡蛋清调和均匀后敷于足心，然后用布包好即可。此方对老年慢性支气管炎有很好的辅助治疗效果。

呃 逆

呃逆俗称"打嗝"，是指气逆上冲，喉间呃呃连声，声短而频，令人不能自制。有几分钟或半小时 1 次，亦有连续呃 7~8 声始停。其呃声或高或低，或疏或密，间歇时间不定，常伴有胸脘膈间不舒，嘈杂灼热，腹胀嗳气等症。多因受凉、饮食、情志等诱发。现代医学中的单纯性膈肌痉挛以及胃肠官能症、胃炎、胃扩张、肝硬化晚期、脑血管病、尿毒症、胃、食管手术后引起的膈肌痉挛均属呃逆的范畴。

祛病小偏方

◇ **南瓜蒂**

【配方】南瓜蒂 4 只。

【用法】水煎服。连服 3~4 次。

【功效】适用于呃逆。

◇ **橘皮汤**

【配方】橘皮 120 克，生姜 30 克，开口川椒 10 粒。

【用法】将上药入锅内，对 2

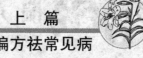
大碗水，煎至 1 碗时即可。

【功效】徐徐呷之即止。

◇ 冰糖芦根水

【配方】鲜芦根 100 克，冰糖 50 克。

【用法】加水共煮。代茶饮。

【功效】清热生津，祛烦止呕。治由于胃热引起的口臭烦渴、呃逆、呕吐等。

◇ 猪胆粉

【配方】猪胆 1 只，赤小豆 20 粒。

【用法】把赤小豆放入猪胆内，挂房檐下阴干后共研细粉备用。每日服 2 克，分 2 次用，白开水冲服。

【功效】主治顽固性呃逆。

◇ 橘皮竹菇汤

【配方】橘皮 10 克，竹茹 8 克，生姜 5 克，红枣 3 颗。

【用法】所有材料水煎 2 次，分次服用。每日 1 剂。

【功效】橘皮可疏理气机、调畅中焦、降逆止呃。适用于呕吐、呃逆。

◇ 加减六味地黄汤

【配方】熟地黄、泽泻、桃仁、赤芍药各 10 克，山萸肉、山药、茯苓、麦门冬各 15 克。若热象重者，加金银花连服。

【用法】水煎服。每日 1 剂。

【功效】主治术后顽固性呃逆。

◇ 鲜韭菜汁

【配方】鲜韭菜 30 克。

【用法】韭菜洗净，捣烂，取汁，加入 1 小杯烫热的黄酒趁热服下。如不饮酒，用沸水加入韭菜汁同服亦有同样效果。

【功效】韭菜的辛辣气味有散瘀活血、行气导滞作用。适用于跌打损伤、反胃、肠炎、吐血、胸痛等症。

◇ 荔枝粉

【配方】荔枝 10 枚。

【用法】荔枝连皮核烧干存性，研为末。白水送服。

【功效】通神益气，散滞气。主治呃逆不止，咽喉肿痛。

◇ 二石龙牡汤

【配方】代赭石、磁石、生龙骨、生牡蛎各（先下）20 克，陈皮 12 克，人参 10 克，木香 6 克。

【用法】水煎服，每日 1 剂，6 剂 1 个疗程，病情好转停药 1 ~ 2 日，再服第二个疗程。

【功效】主治顽固性呃逆。

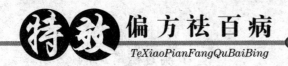
◇ 首乌鸡蛋羹

【配方】蒸首乌30~40克，鸡蛋2个。

【用法】将首乌放在锅内加水500毫升，煎至300毫升，去渣后打入鸡蛋。每日2次，服药吃鸡蛋，连服3日。

【功效】治顽固性膈肌痉挛致呃逆。

◇ 青皮鸭蛋汤

【配方】青皮鸭蛋1个。红糖适量。

【用法】将青皮鸭蛋磕入碗中，搅拌均匀，加入红糖。温开水冲服。

【功效】可理气止呃。适用于病后呃逆。

◇ 米醋

【配方】米醋适量。

【用法】呃逆发作时服米醋10~20毫升，一般可立即生效，止后复发再服仍效。

【功效】用于中焦虚寒胃气上逆之呃逆。

◇ 温开水

【配方】九分满的温开水1杯。

【用法】把温开水放在比自己肚脐低一些的地方，然后慢弯腰，用上唇靠杯子的前缘，开始用下唇一小口一小口地吸水咽下，至吸不到水为止。

【功效】治呃逆效果好。

◇ 荜拔饮

【配方】荜拔3克，干姜5克，厚朴6克。

【用法】所有材料用水煎2次，早晚服用。每日1剂。干姜味辛、性热。

【功效】本方可温中散寒、回阳通脉、温肺化饮。适用于胃寒脘腹冷痛、呕吐、呃逆、泄泻等。

◇ 竹菇陈皮汤

【配方】竹茹、陈皮各10克，半夏6克，生姜3片。

【用法】水煎服。

【功效】理气健脾，和胃降逆。主治顽固性呃逆。

◇ 黑芝麻粉

【配方】黑芝麻、白砂糖各适量。

【用法】炒熟、杵碎，拌入白砂糖，服食数匙。

【功效】滋养肝肾，润肠通便。

➡️ **呃逆注意事项** ⬅️

❶ 不抽烟，不喝酒。生活要有规律，不熬夜，保持心情愉快。

❷ 注意保暖，适时增添衣物。加强体育锻炼，提高机体抗病能力。

❸ 不食过冷、过烫、过硬、过辣、过黏的食物，更忌暴饮暴食。

按摩与呃逆

将手掌放在上腹部，以中脘穴为中心，顺时针方向抚摩，反复50圈，至腹部发热为宜。

双手微蜷，食指贴于额头着力，以拇指指腹按压眉头（攒竹穴），力道要均匀、持久、柔和，以自觉胀痛为最佳效果。一次按压持续5～10秒钟，3～5次便可见效。

痛 风

痛风又叫做"高尿酸血症"，是一种由于嘌呤代谢产生障碍使尿酸累积而引起的一种疾病。人体内一种叫做嘌呤的物质的新陈代谢发生了紊乱，尿酸的合成增加或排出就会减少，造成高尿酸血症。当血尿酸浓度过高时，尿酸即以钠盐的形式沉积在关节、软组织、软骨和肾脏中，引起组织的异物炎性反应，以此形成痛风。

祛病小偏方

◇ **苍术黄柏汤**

【配方】苍术、黄柏各10克，川牛膝15克，薏苡仁20克，银花藤18克，延胡索、当归尾各8克，蒲公英13克，滑石25克。

【用法】水煎服。

【功效】苍术味辛、苦，性温。可祛风散寒。适用于外感湿温、关节肿痛、痿软无力。

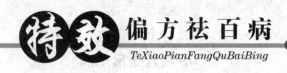
◇ 薏苡仁汤

【配方】薏苡仁 30 克，当归、独活、川芎、生姜各 5 克。

【用法】所有材料洗净后，将药泡透，加适量水，然后用大火烧沸，再用小火熬 30 分钟，过滤即可。每日 1 剂，饭前 1 小时服。

【功效】薏苡仁利尿；当归解热、抗炎、抗贫血；独活有抗关节炎、镇痛、镇静、催眠等作用。本方有镇痛、解热、抗感染、改善血液循环、抗关节炎等作用。

痛风注意事项

❶ 在饮食上要多饮水，还应多食蔬菜、水果等碱性食物，以碱化尿液，促进尿酸的排泄，并可减轻尿酸对肾脏的损害。

❷ 保持理想体重，超重或肥胖就应该减轻体重。不过，减轻体重应循序渐进，否则容易导致酮症或痛风急性发作。

易引发痛风的食物

动物脑、心、肾、肝及鹅肉、鹧鸪、鲭鱼、沙丁鱼、鱼子、海参、干贝、蚝、蚧贝、酵母、干豆类、扁豆、龙须菜、菠菜、蘑菇等含嘌呤较高，食用过多容易诱发痛风。

糖尿病

糖尿病是由多种病因引起以慢性高血糖为特征的代谢紊乱。它可分为 4 大类型，即 I 型糖尿病、II 型糖尿病、其他特殊类型糖尿病和妊娠期糖尿病。

糖尿病除出现糖类代谢障碍外，脂肪和蛋白质的代谢也会发生异常。其特性表现为"三多一少"，即多饮、多食、多尿和体重减轻，还可伴有皮肤瘙痒，尤其是外阴瘙痒，以及视力模糊等表现。病情严重或应激时，可发生急性代谢紊乱，如酮症酸中毒、高渗性昏迷等。

▐▐▐▐▐▐▐ **祛病小偏方** ▐▐▐▐▐▐▐▐▐▐▐▐▐▐▐▐▐▐▐▐ ➤

◇ 猪脊汤

【配方】猪脊骨1具，大枣150克，莲子100克，木香3克，甘草10克。

【用法】猪脊骨洗净、剁碎，枣及莲子去核、心，木香、甘草用纱布包扎。同放锅内加水适量，小火炖煮4～5小时。分顿食用，以喝汤为主，亦可吃肉、枣和莲子。

【功效】滋阴清热，健脾行气。主治糖尿病口渴、善饥、尿频等。

◇ 兔肉太子参汤

【配方】太子参30克，麦冬20克，兔肉60克，精盐适量。

【用法】以上食材分别洗净，放入锅中，加水适量，武火烧沸后，改用文火炖至兔肉熟烂，加食盐调味后即可食用。

【功效】可用效预防各种并发症。

◇ 地骨皮粥

【配方】地骨皮30克，桑白皮15克，麦冬20克，面粉100克。

【用法】先煎三味药，去渣取汁，再与面粉共煮为稀粥。渴即食之，不拘时。

【功效】地骨皮可清肺、生津止渴。适用于糖尿病多饮身体消瘦者，肺病有热咳嗽、身体消瘦等。

◇ 枸杞子茶

【配方】宁夏枸杞子10克。

【用法】将枸杞子加水300毫升，煮沸1～2分钟，待冷后，早餐前将浓汁服完，之后反复冲开水当茶饮，每天4～5杯（每杯200毫升），临睡前将残存枸杞子连水一起细嚼咽下。

【功效】主治糖尿病。

◇ 山药猪胰汤

【配方】山药60克，猪胰1具，精盐、味精各适量。

【用法】将猪胰刮去油膜，洗净；山药洗净，与猪胰一同放入锅中，加清水适量，武火烧沸后，改用文火煮2小时，加食盐和味精调味即可。适量饮汤，食猪胰。

◇ 猪胰黄芪饮

【配方】猪胰1个，黄芪31克。

【用法】水煎温服。每日1剂。

【功效】对初患糖尿病的病人有特效。

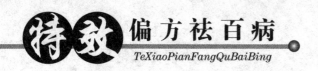

◇ 生地黄粥

【配方】鲜生地黄、大米各50克。

【用法】生地黄洗净，捣烂，用纱布挤汁；大米加水500毫升，煮成稠粥后，将生地黄汁加入，小火再煮一沸，即可食用。每日1次。

【功效】生地黄可清热凉血，养阴生津。本方可缓解阴虚热盛型糖尿病烦渴多饮、多食易饥、大便干结等症。

◇ 鲍鱼萝卜汤

【配方】鲍鱼1.9克，萝卜1个。

【用法】用8碗水煎至1碗1次服，2天服1次，轻者6~7次痊愈，重症15~20次痊愈。

【功效】对糖尿病有神奇效果。

◇ 双豆窝头

【配方】绿豆、豌豆共250克，玉米面1250克。

【用法】将绿豆和豌豆煮八成熟，再加入玉米面或荞麦面和两杯半生水，做成30个窝头，蒸20分钟。每日分5次，共食4~5个。

【功效】对控制血糖有效。

◇ 桃胶玉米须饮

【配方】桃树胶15~25克，玉米须30~60克。

【用法】两味加水共煎汁。日饮2次。

【功效】平肝清热，利尿祛湿，和血益气。用于治疗糖尿病。

◇ 白扁豆天花粉丸

【配方】白扁豆、天花粉各100克，蜂蜜适量。

【用法】将白扁豆浸泡去皮，晒干研末，天花粉研末，蜂蜜加入药末搅拌为丸，如梧桐子大，每次20~30丸，以天花粉15克煎汁送服。

【功效】白扁豆能补气以健脾，兼能化湿，药性温和，补而不滞，可消热、健脾、止咳。适用于糖尿病口渴引饮。

◇ 煮西瓜皮

【配方】西瓜皮（不是无子西瓜，也不是小西瓜）。

【用法】将西瓜皮削去红肉和外层绿皮，剩白肉部分，用适量清水煮，煮到白肉部分烂后捞掉，取其汁液，口渴时喝，不渴也可以喝。轻者3个月可治好，重者自西瓜上市一直到西瓜淡季为止。

【功效】对轻重型糖尿病患者均有疗效。

◇ 番薯叶冬瓜汤

【配方】番薯叶 150 克，冬瓜（连皮）200 克。

【用法】将番薯叶和冬瓜加水 500 毫升，煮至冬瓜酥烂。分 1 ~ 2 次服用。

【功效】适用于糖尿病。

◇ 双瓜皮天花粉

【配方】西瓜皮、冬瓜皮各 15 克，天花粉 12 克。

【用法】加水煎服。每日 2 次，每次半杯。

【功效】清热祛湿，利水。用于治疗糖尿病之口渴、尿浊。

◇ 芹菜汁

【配方】芹菜 300 克。

【用法】绞汁，煮沸服。

【功效】醒脾健胃，清利湿热。适用于糖尿病。

◇ 黑木耳扁豆粉

【配方】黑木耳、扁豆各等份。

【用法】将上述 2 味洗净晒干，共研成面。每次 9 克，白水送服。

【功效】益气清热，祛湿。主治糖尿病。

◇ 糯米花汤

【配方】糯米爆成的米花 50

克，桑根白皮 50 克。

【用法】水煎。日分 2 次服。

【功效】补中益气，清热。用于治疗糖尿病之口渴。

◇ 香菇烧豆腐

【配方】嫩豆腐 250 克，香菇 100 克，盐、酱油、味精、香油各适量。

【用法】豆腐洗净切成小块。在沙锅内放入豆腐、香菇、盐和清水。中火煮沸改文火炖 15 分钟，加入酱油、味精，淋上香油即可食用。适量服食，不宜过热。

【功效】清热益胃，活血益气。主治烦热、消谷善饥，兼见瘀血型糖尿病。

◇ 煮玉米粒

【配方】玉米粒 500 克。

【用法】加水煎煮至粒熟烂。分 4 次服食。

【功效】清热利尿，降低血糖。主治糖尿病。

◇ 豇豆汤

【配方】带壳豇豆（干品）100 克。

【用法】水煎。每日 1 剂，吃豆喝汤。

【功效】益气，清热。用于治疗糖尿病之口渴、小便多。

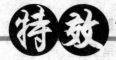
◇ **蚕蛹汤**

【配方】蚕蛹 10 个。

【用法】水煎。日服 2 次。

【功效】止渴，益肾。适用于糖尿病。

◇ **蚕茧汤**

【配方】蚕茧（连蛹）10 枚，或乱丝绵 15 克。

【用法】煎汤代茶饮。

【功效】主治上消大渴之糖尿病患者。

◇ **田螺黄酒汤**

【配方】大田螺 10 个，黄酒 100 毫升，姜丝、精盐、味精、香油各适量。

【用法】将田螺用清水静养 2 ~ 3 天，取净肉洗净，放于沙锅中，注入黄酒和清水 100 毫升，煮开后，加入姜丝和精盐，转用小火煮至熟透，下味精，淋香油。分 1 ~ 2 次趁热食螺肉喝汤。

【功效】适用于糖尿病口渴多饮，随饮随尿，口干舌燥，唇红。

◇ **糯米桑根茶**

【配方】糯米（炒黄）、桑白皮各等份。

【用法】每用 30 ~ 50 克，水 1 大碗，煮至半碗。渴则饮之，不拘时。

【功效】用于治疗糖尿病。

◇ **菟丝子丸**

【配方】菟丝子适量。

【用法】拣净水洗，酒浸 3 日，滤干，乘润捣碎，焙干再研细末，炼蜜为丸，如梧桐子大。日服 2 ~ 3 次，饭前服 5 ~ 10 克。或用胶囊灌服，米汤调下。

【功效】主治上消饮水不止之糖尿病患者。

➡ 糖尿病注意事项 ⬅

❶饮食清淡、多吃新鲜蔬菜水果，控制糖的摄入，忌食肥甘厚味。

❷生活有规律，注意个人卫生，防止各种感染。学会做尿糖测定及使用降糖药，Ⅰ型糖尿病患者尤应学会注射胰岛素技术。

❸长期坚持饮食治疗。每日总热量按每千克体重为 25 ~ 40 千卡热量计算。糖类占 60%，蛋白质占 15%，脂肪占 25%，多食粗纤维及维生素高的食物。

洋葱与糖尿病

不论生或熟的洋葱都能降低血糖，这是因为洋葱含有一种抗糖尿病的化合物，其成分与一般常服的降血糖剂甲磺丁胺相类似，具有刺激胰岛素合成及释放的作用。

高血压

心脏泵入动脉的血液在流动过程中会对动脉壁产生压力，如果这种压力太大，时间太长，就会对动脉管造成损害，进一步就可能导致高血压。

高血压病指在静息状态下动脉收缩压和舒张压增高（≥140/90 毫米汞柱），常伴有脂肪和糖代谢紊乱以及心、脑、肾和视网膜等器官功能性或器质性改变，以器官重塑为特征的全身性疾病。中间间隔 5 分钟以上，两次以上非同日测得的血压≥140/90 毫米汞柱可以诊断为高血压。高血压病的发病率会随着年龄的增加而升高。

祛病小偏方

◇ 黑木耳柿饼

【配方】黑木耳 6 克，柿饼 50 克，冰糖少许。

【用法】加水共煮至熟烂。此量为 1 日的服用量，久食有效。

【功效】清热、润燥。适用于老年人高血压。

◇ 松花淡菜粥

【配方】松花蛋 1 个，淡菜 50 克，大米 50 克。

【用法】松花蛋去皮，淡菜浸泡洗净，同大米共煮作粥，可加少许盐调味。食蛋菜饮粥，每早空腹用。

【功效】清心降火。治高血压、耳鸣、眩晕、牙齿肿痛等。

◇ 槐米菊花水

【配方】槐米 100 克，野菊花 80 克，苦丁茶 5 克。

【用法】各上药加水适量，煎

煮30分钟，去渣取汁，与1500毫升开水同入脚盆中，先熏蒸，待药温适宜时浸泡双脚。每日1次，每次30～40分钟。20天为1个疗程。

【功效】滋补肝肾，软化血管，清热降压。主治肝肾不足型高血压。

❖ 玉米穗汁

【配方】玉米穗60克，决明子9克，甘菊花6克。

【用法】一起加水煮，将残渣除去，汁液分2次喝完。

【功效】玉米穗有利尿作用，对肾脏发炎、水肿等有显著的治疗效果，尤其对肾性的高血压，其功效尤佳。

❖ 杜仲淫羊藿

【配方】杜仲250克，淫羊藿60克，鸡蛋12枚。

【用法】将3味共煮3个小时，再把蛋壳打碎煮，待鸡蛋变色后即成。每日早、晚吃鸡蛋2枚，用药汤送下。

【功效】原发性高血压。症见头晕眼花，四肢麻木，心悸怔忡。

❖ 柠檬马蹄汤

【配方】柠檬1个，马蹄（荸荠）10个。

【用法】水煎。可食可饮，常服有效。

【功效】主治高血压，对心肌梗死患者改善症状也大有益处。

❖ 荞麦藕节汤

【配方】荞麦茎叶60克，藕节30克。

【用法】水煎服。

【功效】用于治疗高血压病。

❖ 花椒鹅蛋

【配方】鹅蛋1个，花椒1粒。

【用法】在鹅蛋顶端打一小孔。将花椒装入，面糊封口蒸熟。每日吃1个蛋，连吃7天。

【功效】清热解毒。适用于高血压。

❖ 醋浸花生米

【配方】生花生米、醋各适量。

【用法】生花生米（带衣者）半碗，醋倒至满碗，浸泡7天。每日早、晚各吃10粒。血压下降后可隔数日服用1次。

【功效】清热、活血。对保护血管壁，阻止血栓形成有较好的作用。

❖ 白芍杜仲汤

【配方】生白芍、生杜仲、夏

枯草各15克，生黄芩6克。

【用法】将生白芍、生杜仲、夏枯草先煎半小时，再入生黄芩，继煎5分钟。早、晚各服1次。

【功效】主治单纯性高血压头晕、别无他症者。

❖ 荠菜车前草汤

【配方】荠菜、车前草各15克。

【用法】切碎，水煎服。

【功效】用于治疗高血压病。

❖ 黄连杜仲酒

【配方】黄连60克，杜仲120克，酒500毫升。

【用法】以酒泡药。每日1汤匙。

【功效】主治原发性高血压。

❖ 鲜葫芦汁

【配方】鲜葫芦、蜂蜜各适量。

【用法】将鲜葫芦捣烂绞取其汁，以蜂蜜调匀。每服半杯至1杯，每日2次。

【功效】除烦降压。治高血压引起的烦热口渴症。

❖ 棕皮葵花盘汤

【配方】鲜棕皮18克，鲜向日葵盘40克。

【用法】水煎服。每日1剂。

【功效】用于治疗高血压病。

❖ 茶叶玉米须水

【配方】玉米须60~80克，茶叶适量。

【用法】将玉米须洗净，一同与茶叶用沸水冲泡，代茶饮。

【功效】玉米须具有利尿作用。适用于高血压合并肾炎见有眼睑水肿、下肢轻微水肿的患者。

❖ 黄瓜藤汤

【配方】干黄瓜藤1把。

【用法】洗净加水煎成浓汤。每日2次，每次1小杯。

【功效】清热利尿。适用于高血压。

❖ 柿漆牛奶饮

【配方】柿漆（即未成熟柿子榨汁）30毫升，牛奶1大碗。

【用法】牛奶热沸，倒入柿漆。分3次服。

【功效】清热降压。主治高血压。对有中风倾向者，可作急救用。

◇ 菊花糯米酒

【配方】甘菊花10克（剪碎），糯米酒适量。

【用法】将两种材料放入锅内拌匀，加入适量水煮沸后食用。每日2次。

【功效】糯米酒温中益气，菊花有清热散风的作用。本方适用于高血压肝阳上亢见有眩晕、面红目赤、急躁易怒、口苦咽干等症。

◇ 绿豆猪胆汁

【配方】绿豆60克，猪胆6克。

【用法】将绿豆与猪胆和匀晒干研末。每服3克，日服3次。

【功效】用于治疗高血压病。

◇ 醋泡黄豆

【配方】黄豆、米醋各适量。

【用法】浸泡5日后食用，每天清晨空腹吃10粒。

【功效】本方具有祛瘀生新、消食健胃、补中益气、清热的功效。适用于高血压偏于阴虚和血脉瘀滞者。还可用于软化血管。在服用过程中应注意观察血压下降情况，待血压稳定后，可每隔2～3日服用1次。

◇ 海带根粉

【配方】海带根适量。

【用法】将海带根晒干粉碎为末。每次服6～12克，每日1～2次，温水送服。

【功效】清热利水，祛脂降压。用于治疗高血压病。

◇ 西瓜翠衣茶

【配方】西瓜翠衣12克，草决明9克。

【用法】煎汤代茶饮。

【功效】主治高血压病。

◇ 豆浆粳米粥

【配方】豆浆250毫升，粳米100克，白糖适量。

【用法】将粳米淘洗干净，加水煮成稠粥，放入豆浆，再煮1～2沸，调入白糖即成。每日清晨空腹服用1剂。

【功效】补虚润燥，清肺化痰。适用于痰浊中阻型高血压，症见形体肥胖、体倦痰多、恶心纳差、胸闷、眩晕、心悸等。

高血压注意事项

❶应减少食盐的摄取量，不要吃蒜味腊肠及腌黄瓜等含盐量高的食物，也不要吃加盐制作的洋芋片及干果等食物。市场上出售的加工食品及蒸馏食品应避免食用。

❷进行有氧运动。运动可以帮助血压降低。许多研究显示有氧运动对高血压有多种益处，运动的用意在于迫使血管舒张，以降低血压。即使运动期间血压回升，运动结束后也会再下降。当血压回升时，也不会上升过多。游泳、步行、骑车等，都是有益高血压的运动。

❸时刻监视血压。患者在家里量血压是最能监视血压的方式。除了追踪血压情况，自己量血压还可帮助你了解饮食、运动及药物如何影响你的血压。这也可帮助你克服门诊的恐惧。有些人一见到医生，立刻紧张起来，血压也急骤上升。

李时珍药枕法

野菊花、淡竹叶、冬桑叶、生石膏、白芍、川芎、磁石、蔓荆子、青木香、蚕沙、薄荷各 20 克，装到枕头里面，每天枕的时间不能少于 6 小时。

低血压

低血压主要是由于高级神经中枢调节血压功能紊乱所引起，以体循环动脉血压偏低为主要症状的一种疾病。

世界卫生组织对高血压的标准有明确规定，但低血压的诊断尚无统一标准，一般认为成年人肢动脉血压低于 90/60 毫米汞柱即为低血压。低血压是由于血压降低而引起的一系列症状，如头晕、晕厥等，女性可有月经量少，持续时间短的表现。中医学认为，本病与身体虚弱、气血不足有关。

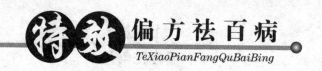
|||||| 祛病小偏方 |||||||||||||||||||||||||||||||➤

◇ 开水焐鸡蛋

【配方】鸡蛋 1 个，沸水、茶叶各适量。

【用法】每天早晨将鸡蛋磕入茶杯内，用沸水避开蛋黄缓缓倒入，盖上杯盖焐 15 分钟。待蛋黄外硬内软时取出，用淡茶水冲服。每日 1 个。

【功效】主治低血压。

◇ 肉桂桂枝茶

【配方】肉桂、桂枝、炙甘草各 9 克。

【用法】开水泡，当茶饮，连服 10 ~ 20 天。

【功效】适用于低血压。

◇ 当归鸡肉

【配方】鸡肉 250 克，当归 30 克，川芎 15 克。

【用法】一起放入蒸锅中蒸，熟后趁热吃。每日 1 次，连吃 3 天。

【功效】治低血压。

◇ 鹿茸粉

【配方】鹿茸粉 0.3 克。

【用法】灌入胶囊，每服 1 丸，或纳入鸡蛋内蒸熟吃。每日空腹服，连服 10 ~ 20 日，血压正常即停。

【功效】主治低血压病。

◇ 当归姜草汤

【配方】当归、大枣各 50 克，羊肉 250 克，生姜 15 克，调料适量。

【用法】生姜切片，羊肉、生姜、大枣文火熬成 3 碗，加入调料；另煎当归 24 毫升。将药液、羊肉汤分别依次饮用。每日 2 次。

【功效】补益气血，调和营卫。适用于低血压性眩晕。

◇ 鱼鳔当归汤

【配方】鱼鳔、当归各 10 克，红枣 10 颗。

【用法】将上三味水煎。每日 2 次，早晚分服。适合长期服用。

【功效】当归能够补血养血，本方可大补气血。适用于再生障碍性贫血所导致的头晕，以及血压偏低者。

◇ 参麦汤

【配方】人参、麦冬、五味子各 6 ~ 9 克。

【用法】煎水。频服，连服 1 周。

【功效】主治低血压病。

◇ 独参汤

【配方】人参9克。

【用法】煎汤服。

【功效】用于治疗低血压病。

◇ 制附片枸杞子

【配方】制附片、熟地、山萸肉各10克，肉桂、仙灵脾、枸杞子各9克，补骨脂12克，黄精2克。

【用法】水煎服。每日1剂。

【功效】本方温肾填精。适用于肾精亏损所致低血压。主治头晕耳鸣、健忘、神疲嗜睡、怯寒、手足不温、夜多小便。

◇ 黄芪白术饮

【配方】黄芪、白术、陈皮10克，党参、炙甘草、熟地、葛根各9克，当归12克。

【用法】水煎服。每日1剂，分2次服。

【功效】补益心脾。适用于心脾两虚所致的低血压，其临床症状主要为：神疲气短，肢体倦怠，动则头晕目眩，心悸，自汗，食少，面黄少华，苔薄、舌质淡，脉细弱。

◇ 虫草鸭

【配方】鸭1只，冬虫夏草12克，调料适量。

【用法】将鸭宰杀，去毛及内脏，洗净，腹内纳入冬虫夏草，放入锅内，加水及调料，炖熟后食用。每3日1剂。

【功效】补虚损，益精气，滋阴利水。适用于低血压。

◇ 桂圆粥

【配方】桂圆肉30克，小米50～100克，红糖适量。

【用法】将小米与桂圆肉同煮成粥；待粥熟，调入红糖。空腹食，每日2次。

【功效】桂圆可补益心脾、养血安神。适用于低血压见气血不足、身体瘦弱、失眠多梦者。

◇ 西洋参瘦肉汤

【配方】西洋参切片6克，茯苓片12克，麦冬15克，五味子6克，生姜3片，精瘦肉100～150克，精盐、味精各适量。

【用法】先将药物放入沙锅内，加冷水浸泡20分钟后，武火煮沸入瘦肉，文火炖煮25～30分钟即可，加精盐和味精适量。日1剂，分2次喝汤食肉，连进5～7剂。

【功效】治低血压病。

低血压注意事项

❶注意改善营养，多吃动物蛋白等营养成分较高的食物，多饮水。

❷要多运动，尤其是平时体力活动较少的女性，应适当参加一定的体育锻炼，以减少低血压的出现。

❸有些表现为排尿时出现低血压发作。这类患者最好使用坐便器，排尿时最好用手扶住一个固定物以防跌倒。

孕妇与低血压

应从妊娠 28 周（孕 7 个月）开始，对孕妇进行此项监测，一是孕妇个人要留心在仰卧一定时间以后有无低血压综合征出现；二是让孕妇仰卧 10 分钟左右测定其血压，看血压是否降低，这样就可能及时发现问题。

防治低血压综合征的办法很简单，就是改变卧姿，多采取左侧卧位，改变仰卧的习惯，起码不要长时间仰卧。

心律失常

心律失常指心律起源部位、心搏频率与节律以及冲动传导等任意一项异常。心律失常既包括"心律紊乱"或"心律不齐"，又包括频率的异常。

正常心律起源于窦房结，频率 60～100 次/分（成人），比较规律。窦房结冲动经正常房室传导系统顺序激动心房和心室，传导时间恒定（成人 0.12～1.21 秒）；冲动经束支及其分支以及浦肯野纤维到达心室肌的传导时间也恒定（<0.10 秒）。

祛病小偏方

◇ **党参桂枝汤**

【配方】党参 30 克，桂枝 20 克，炙甘草 10 克。

【用法】所有药材水煎 2 次，

混合药液，分 2 次服用。每日 1 剂。

【功效】党参味甘、性平，归脾、肺经，质润气和，具有健脾补肺、益气养血生津的功效。本方可温通心脉。适用于心律失常之窦性心动过缓。

◇ **山楂茶**

【配方】山楂适量。

【用法】水煎服，代茶饮。

【功效】治心气不足、恍惚健忘。常喝安神定志。

心律失常注意事项

❶在饮食上，要注意以低脂、易消化、富营养、无刺激性食物为主。少量多餐，避免过饱，不食刺激性食物，不喝浓茶与咖啡，不吸烟，不酗酒。

❷生活要规律，应按时休息，保证睡眠，运动要适量，量力而行，可选择气功、太极拳等。

❸每日测量脉搏 1 次，每次 1 分钟以上。若发现脉搏小于 60 次/分钟或持续大于 100 次/分钟，脉搏节律不齐，每分钟间歇达 5 次以上时，应及时找医生诊治。

耳针法治心律失常

主穴：内分泌、心、交感、神门、枕。

配穴：皮质下、小肠、肾，心动过速加耳中，心房颤动加心脏点。

操作：用短毫针刺，留针 20 ~ 30 分钟。

冠心病

冠心病是冠状动脉性心脏病的简称，常因冠状动脉血液供应不足或冠状动脉粥样硬化产生管腔狭窄或闭塞，导致心肌缺氧而引起，是临床上最为常见的一种心血管疾病，在我国发病率甚高。

症状表现为胸腔中央发生一种压榨性的疼痛，并可迁延至颈、颌、

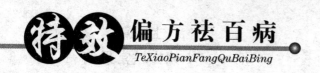
手臂、后背及胃部。发作的其他可能症状有眩晕、气促、出汗、寒颤、恶心及昏厥。严重患者可能因为心力衰竭而死亡。

祛病小偏方

◇ 山楂益母草饮

【配方】山楂30克，益母草10克，茶叶5克。

【用法】将上3味放入杯中，用沸水冲泃。代茶饮。每日饮用。

【功效】适用于冠心病患者。

◇ 薤白粳米粥

【配方】薤白15克（鲜品45克），粳米100克。

【用法】将薤白与淘洗干净的粳米一同入锅，加1000克水，用大火烧开后转用小火熬煮成稀粥。每日早晚温热服食。

【功效】适用于冠心病。

◇ 三七红枣鲫鱼汤

【配方】三七10克，红枣15颗，去内脏鲫鱼1条（约250克），陈皮5克，精盐适量。

【用法】将所有材料加清水1000毫升，共煲2小时，加盐少许调味。

【功效】三七可活血化瘀、止痛、防治冠心病。

◇ 丹参绿茶

【配方】丹参9克，绿茶3克。

【用法】将丹参制成粗末，与绿茶以沸水冲泡10分钟即可。每日1剂，不拘时饮服。

【功效】主治冠心病。

◇ 香蕉茶

【配方】香蕉50克，蜂蜜少许。

【用法】香蕉去皮研碎，加入等量的茶水中，加蜜调匀当茶饮。

【功效】降压，润燥，滑肠。主治冠心病、高血压、动脉硬化及便秘等。

◇ 海带决明子汤

【配方】海带10克，决明子15克，新鲜生藕20克。

【用法】所有材料水煎约1小时，调味饮汤，食用海带、莲藕。

【功效】决明子味苦、性微寒，有清肝明目的功效。适用于肝热目赤、肝肾阴虚等症，还有润肠通便的作用。

◇ 牛砂蛋黄油

【配方】鸡蛋黄油30克，牛砂、珍珠粉各3克。

【用法】共入油内拌匀。每日1

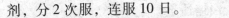

剂，分 2 次服，连服 10 日。

【功效】用于治疗冠心病、心绞痛、心肌梗死后心绞痛。

◇ 姜椒羊肉汤

【配方】生姜 30 克，羊肉 200 克，花椒 6 克。

【用法】煮汤饮用。

【功效】适用于寒凝心脉型冠心病。

◇ 丹参降香茶

【配方】丹参 15 克，降香 3 克。

【用法】将丹参、降香用开水冲泡，代茶饮，至味淡为止。每日 1～2 次。

【功效】丹参可活血止痛、凉血清心。适用于冠心病瘀血阻滞证，症见胸闷、胸痛。

◇ 三根饮

【配方】老茶树根、余甘根各 30 克，茜草根 15 克。

【用法】以上 3 味加适量水煎沸 15～25 分钟即可。每日 1 剂，不拘时饮服，每周服 6 日，连服 4 周为 1 疗程。

【功效】对冠心病患者有极好疗效。

◇ 白果叶汤

【配方】白果叶、瓜蒌、丹参

各 15 克，薤白 12 克，郁金 10 克，甘草 4.5 克。

【用法】共煎汤。每日早、晚各服 1 次。

【功效】宽胸，解郁。用于治疗冠心病心绞痛。

◇ 三七红花酒

【配方】红花 20 克，三七 15 克，白酒 500 毫升。

【用法】将红花、三七浸入酒中，密封贮存，15 日后即成。每服 10～80 毫克。每日 1～2 次。

【功效】活血化瘀，消肿止痛。适用于冠心病。

◇ 咸金橘糖茶

【配方】咸金橘 2～4 个，白糖适量。

【用法】每次取咸金橘，捣烂加白糖适量，冲入开水拌匀，去渣饮用（食渣亦可）。

【功效】适用于冠心病。

◇ 香菇大枣汤

【配方】香菇 50 克，大枣 7～8 枚。

【用法】煮汤。每天 1 次。

【功效】益阴助阳。适用于阴阳俱虚的冠心病。

◇ 菊花炖粉条

【配方】猪瘦肉 250 克，鲜菊

花 30 克,粉条 100 克,豆瓣酱 50 克,精盐、味精、食用油各适量。

【用法】将菊花洗净,摘下花丝,粉条用热水浸软,猪肉切丝,备用。炒锅上火,放入食用油烧热,下肉丝煸炒,再入豆瓣酱炒至油呈红色,下清汤、粉条翻炒,用旺火收汁后,再下菊花炒匀,点入精盐、味精即成。

【功效】疏风清热,滋阴润燥。主治冠心病、高血压等。

◇ **银杏叶绿豆汤**

【配方】银杏叶(鲜品 50 克)15 克,绿豆 60 克,大枣 12 枚,白糖适量。

【用法】将银杏叶洗净加水煎沸 20 分钟,去渣留汁,再入洗净的绿豆、大枣煮至烂熟,调入白糖服食。每日 1 剂,2 次分服。

【功效】益气养心,活血通脉,降脂降压。适用于气滞血瘀、心络受阻型冠心病。

◇ **银杏叶茶**

【配方】银杏叶 30 克。

【用法】煎水常服。

【功效】降压作用。用于治疗冠心病。

冠心病注意事项

❶合理膳食,少进食油脂、糖类等食物,多吃水果和蔬菜。

❷生活规律,适当参加体育锻炼和运动。

❸创造安静、舒适的治疗环境,控制声音、光线、颜色等各种不良环境因素。

穴位与冠心病

神门穴是全身安神养心最好的穴位之一,位于腕部,腕掌侧横纹尺侧端,尺侧腕屈肌腱的桡侧凹陷处。点揉神门时,因皮下组织结构较内关更致密,因此可以稍加点压的力量,点揉此穴能够松弛白天过度紧张焦虑的中枢神经以扩张冠状动脉,增加冠状动脉血液流量,还有益气血、安神补心的功能。点揉每侧各 1 分钟,最适合晚间睡前操作。

风湿性心脏病

风湿性心脏病是一种常见的心脏疾病，简称风心病。

风湿性心脏病是由于风湿热活动累及心脏瓣膜而造成的心脏病变。表现为二尖瓣、三尖瓣、主动脉瓣中有一个或几个瓣膜狭窄和（或）关闭不全。

本病在代偿期多无明显症状；失代偿期可出现心悸、气促，呼吸困难、口唇紫绀、咯血、胸痛、头晕、水肿、咳嗽、压迫等症状，严重时出现心力衰竭和房颤。

祛病小偏方

◇ 桑葚砂糖膏

【配方】干桑葚 200 克，白砂糖 500 克。

【用法】将白砂糖放入沙锅内，加少许水用小火煎熬至较稠时，加入干桑葚碎末，搅匀，再继续熬至用铲挑起即成丝状而不黏手时停火，将其倒在表面涂过食用油的大搪瓷盆中，待稍冷，分割成小块，即可食用。

【功效】本方具有补血滋阴、生津止渴、润肠燥等功效。可辅助治疗风湿性心脏病肝肾阴虚者。

◇ 狗骨玉竹饮

【配方】狗骨节 15 克，玉竹 15克，黄芪 15 克，枣仁 15 克，防己 15 克。

【用法】水煎服，酌加冰糖调服。日 2 次。

【功效】狗骨节系昆明民间常用草药，有活络止痛除风湿的功效。

◇ 枣树皮红糖饮

【配方】大枣树皮 30 克，红糖 15 克。

【用法】将大枣树皮洗净，水煎取汁，调入红糖饮服。每日 1~2 剂。

【功效】祛痰镇咳，活血止血，止痛。适用于风湿性心脏病之咳嗽、咯血等。

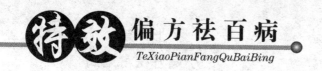
◇ 梅花大米粥

【配方】梅花 5～10 克，大米 50～100 克，白砂糖适量。

【用法】大米入锅中，加水煮粥，待粥半熟时，加入梅花、白砂糖同煮即可。早餐服用，每日 1 次，连服 7 天。

【功效】大米能提高人体免疫功能，促进血液循环，从而减少患心脏病、高血压的机会。辅助治疗风湿性心脏病肝气郁滞者。

◇ 猪心琥珀汤

【配方】猪心 1 个，琥珀粉、党参各 5 克。

【用法】将猪心冲洗干净，放入琥珀粉、党参粉，置沙锅内加水用小火炖煮熟透。食肉喝汤，隔天 1 次，连服数剂。

【功效】补心安神，益气强身。主治风湿性心瓣膜病引起的心悸、气短、眩晕、乏力、纳差。

◇ 竹叶菜汁

【配方】竹叶菜 30～60 克，肥玉竹、生地各 12 克，甘草 6 克。

【用法】水煎服。每日 1 剂，分 2～3 次服。

【功效】此方可改善风湿性心脏病引起的心悸、气喘等症状。

◇ 薏米海带汤

【配方】薏米 30 克，水发海带 60 克，鸡蛋 2 个，调料适量。

【用法】将薏米、海带一同放入锅内，加水煮沸 20 分钟，打入鸡蛋搅匀，调味即成。每日 1 剂，2 次分服。

【功效】利尿强心，活血软坚。主治风湿性心脏病、高血压、冠心病等。

◇ 煮鸽子肉

【配方】鸽子 1 只，炙山甲 6 克。

【用法】鸽子去毛及内脏，洗净切块。与炙山甲同入锅用清水煮烂，去掉山甲不用。所余肉和汤 1 日内吃完，连服 10 剂。

【功效】养血活血，通络化瘀。主治早期风湿性心脏病，有较好疗效。

◇ 鸡血藤饮

【配方】鸡血藤 30 克，桂枝 10 克，川芎 12 克，生姜 10 克。

【用法】以上材料水煎内服。每日 1 剂，分 3 次服。

【功效】本方主治风湿性心脏病。适用于心血不足、面色少华、四肢乏力的病人。

风湿病心脏病注意事项

❶饮食保持七八分饱，远离烟、酒，尽量减少盐的摄入量。

❷风湿性心脏病的治疗原则主要是保持和改善心脏的代偿功能，限制体力活动，防治链球菌感染，防止风湿复发，注意预防并发症，如出现心功能不全或心房纤颤等并发症时，应积极进行治疗。

胃 痛

胃痛是由于脾胃受损、气血不调所引起的胃脘部疼痛的病症，又称胃脘痛。历代文献中所称的"心痛""心下痛"，多指胃痛而言。

其发病原因是由于饮食不调，情志刺激，脾阳素虚，感觉外寒，胃火和降所致。

祛病小偏方

◇ **玫瑰花白砂糖膏**

【配方】玫瑰花 100 克，白砂糖 300 克。

【用法】将玫瑰花捣碎，与白砂糖混匀，置阳光下，待糖溶化后服用。每日服 3 次，每次 10 克。

【功效】本方适用于胃痛、消化不良、肺结核咯血。此膏可以长期食用，具有强身健体、和脾健胃、润肤美容之功效。

◇ **沉香散**

【配方】苏打 125 克，沉香、木香、砂仁、豆蔻各 8 克。

【用法】将原料共研为细末，瓶装备用。成人每次服 3 克，小孩酌减。每日 2 ~ 3 次，白开水送下。

【功效】主治顽固性呕吐、胃痛。

◇ **鲤鱼汤**

【配方】鲤鱼 250 克，胡椒、生姜、鸡内金、荸荠各少许。

【用法】将以上共煮汤服用。

【功效】主治胃痛、胸前胀痛、消化不良。

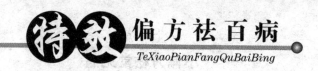

◇ 土豆泥

【配方】土豆（不去皮）250 克。

【用法】将土豆洗净加水煮熟，捣烂成糊状。服时加蜂蜜少许。清晨空腹食用，连服半月。

【功效】土豆可和中养胃。本方用于胃脘隐痛不适。禁食发芽的土豆，否则轻者导致泻痢，重者中毒呕吐。

◇ 山羊血

【配方】山羊血 100 克。

【用法】将山羊血装沙锅置炭火浓缩为末。分 3 次服，服用时可加白糖少许。

【功效】主治胃痛，止痛如神。

◇ 酒烧鸡蛋

【配方】二锅头白酒 50 克，鸡蛋 1 个。

【用法】二锅头白酒倒入茶盅，打入鸡蛋，把酒点燃，酒烧干了，鸡蛋也熟了。早晨空腹吃，轻者吃 1～2 次可愈，重者 3～5 次可愈。注意调制鸡蛋不加任何调料。

【功效】主治胃痛、胃胀。

◇ 洋白菜粥

【配方】洋白菜 500 克，粳米 50 克。

【用法】洋白菜洗净，切碎煮半小时，捞出菜不用，下米煮粥。每日食 2 次。

【功效】缓急止痛。适用于胃脘拘急疼痛。

◇ 香油炸姜片

【配方】香油、鲜姜、绵白糖各适量。

【用法】将鲜姜洗净，切成薄片，带汁放在绵白糖里滚一下，放入烧至六七成热的香油锅内，待姜片颜色变深，轻翻后再稍炸一下，即可出锅。每次吃 2 片，饭前吃（热吃），每日 2～3 次，一般 10 日左右见效，半月可痊愈。

【功效】对久治不愈的胃痛很有效果。

◇ 姜泡醋

【配方】生姜 100 克，米醋 250 克。

【用法】先将生姜洗净，切成丝，放入米醋中，密封浸泡 7 天后即可食用。每日空腹服 10 克。

【功效】适用于脾胃虚寒型慢性胃炎。

◇ 鸡蛋壳

【配方】鸡蛋壳 1 个。

【用法】取鸡蛋壳烤焦，研为末。早晨用米汤或用酒服。

【功效】适用于胃病。

◇ 桂花根

【配方】桂花根、橄榄根、狗尾草各20克。

【用法】酒水各半炖服，加入瘦猪肉也可以。

【功效】适用于胃痛不适。

◇ 青木瓜汁

【配方】青木瓜。

【用法】将长到拳头大的木瓜用水洗净，然后割下切开，取出子，放进榨汁机，用细布过滤其渣。一碗可分3次喝。

【功效】主治胃痛。

◇ 牛奶生姜汁

【配方】鲜牛奶1杯，生姜汁1匙，白糖少许。

【用法】将上3味混匀，隔水炖沸，候温饮服。每日2剂。

【功效】温中散寒，和胃止痛。适用于胃寒疼痛。

◇ 高良姜糯米粥

【配方】高良姜30克，粳米50克。

【用法】先用高良姜加适量的水，在沙罐内煎取药汁；再用药汁和粳米煮粥，空腹食之。每日1次，连服3~7天。

【功效】本方适用于胃寒性胃疼。

◇ 黄豆花椒

【配方】黄豆30克，花椒15克。

【用法】将黄豆和花椒加水同煎2次，每次用水300毫升，煎半小时，2液混合，去渣取汁。分2次服。

【功效】温中散寒，除湿止痛。适用于因食生冷引起的胃脘冷痛、呕吐。

➡ 胃痛注意事项 ⬅

❶胃痛与饮食关系密切，平时生活中要多食清淡，少食肥甘及各种刺激性食物，如含乙醇及香料的食物，饮食定时定量。

❷胃痛也受情绪的感染。郁怒、紧张、过度兴奋等都不利于胃病的预防和缓解。因此，经常胃痛者要控制好自己的情绪。

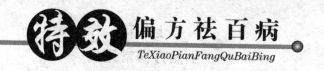
敷脐与胃痛

取制附子、广木香、延胡索各 10 克，甘草 4 克，共研细末，生姜汁调匀，制成药饼，敷于脐腹部疼痛最明显处。此方可温中行气，散寒止痛。适用于脾胃虚寒型胃脘痛。

胃下垂

胃下垂是内脏下垂中最常见的疾病。胃下垂是胃体下降至生理最低线以下的位置。多因长期饮食失节，或劳倦过度，致中气下降，升降失常所致。

病程较长者，由于心理精神因素或贫血、消瘦等因素，患者常有头昏、头痛、失眠、心悸、乏力等症状，少数甚至出现忧郁症的症状；严重者同时伴有肝、脾、肾、横结肠等下垂。

祛病小偏方

◇ 鲫鱼黄芪汤

【配方】鲫鱼 500 克，黄芪 40克，炒枳壳 15 克。

【用法】将鲫鱼洗净，同两味中药加水煎至鱼熟烂。食肉饮汤，每日 2 次。

【功效】补中益气。主治胃下垂、脱肛等。

◇ 白胡椒猪肚汤

【配方】猪肚 250 克，白胡椒15 克。

【用法】将猪肚、白胡椒一起炖烂食用。每日 1 剂，连服 1 周。

【功效】适用于胃下垂。

◇ 龟肉汤

【配方】乌龟肉 250 克，炒枳壳 20 克。

【用法】将以上共煮熟去药。可加盐或酱油调食。

【功效】补气益脾胃。治疗胃下垂、子宫脱垂。

◇ 党黄茯苓饮

【配方】党参 16 克，黄芪、云茯苓各 9 克，白术、陈皮、半夏

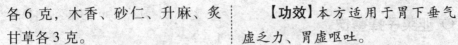

各 6 克，木香、砂仁、升麻、炙甘草各 3 克。

【用法】水煎服。每日 1 剂。

【功效】主治胃下垂。

◇ 龙眼肉鸡蛋羹

【配方】鸡蛋 1 个，龙眼肉 10 多粒。

【用法】先将龙眼肉加小半碗水煮开，放凉；再用煮龙眼肉的水与鸡蛋打匀与龙眼肉同蒸。或将鸡蛋打入小碗，不要搅散，将少许白糖撒在上面，加水蒸 2～3 分钟，此时蛋白已凝固，蛋黄仍未熟，将洗净的龙眼肉塞入蛋黄内，再蒸 10 分钟，即可食用。每日 1～2 次。

【功效】主治胃下垂。

◇ 山楂枳壳汤

【配方】山楂（以野山楂最佳）、苏枳壳各 15 克。

【用法】水煎去渣。每日分 2 次服下，连续服用。

【功效】收敛。主治胃下垂。

◇ 黄芪升麻半夏汤

【配方】黄芪 15 克，升麻 8 克，半夏 9 克。

【用法】所有药材用水煎 2 次。早晚分服，每日 1 剂。

【功效】本方适用于胃下垂气虚乏力、胃虚呕吐。

◇ 蓖麻子膏

【配方】蓖麻子仁、五倍子各 1.5 克。

【用法】上 2 味共研成细末，水调成糊状，备用。敷于疼痛中心处，再用胶布固定。贴后每日早、晚用热水袋熨 5～10 分钟，第四天晨揭去膏药。休息 1 日，如法再贴第二个疗程，连续 6 次可愈。

【功效】用于治疗胃下垂病人。

◇ 榛子山药粉

【配方】榛子仁、怀山药各 60 克，党参 30 克，砂仁、陈皮各 15 克，白糖 50 克。

【用法】将前 5 味共研细末，加入白糖拌匀，每服 10～15 克，开水冲服。每日 3 次。

【功效】补中益气，健脾养胃。主治胃下垂。

◇ 蚕蛹粉

【配方】蚕蛹。

【用法】将蚕蛹焙燥，研成粉状。每日服 2 次，每次 3～5 克。但要注意此粉须干燥保存。

【功效】主治胃下垂。

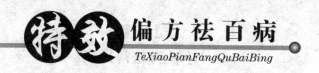
❖ 韭菜子蜂蜜饮

【配方】韭菜子 60 克，蜂蜜 120 克。

【用法】将韭菜子捣烂，调入蜂蜜，以开水冲服。每日服 1～2次。

【功效】温肾益阳。适用于胃下垂。

胃下垂注意事项

饮食宜柔软、清淡、富有营养且易于消化。忌暴饮暴食，宜少吃多餐。

胃下垂运动疗法

仰卧在床上，两手扶住头的后脑勺，头尽量往上抬，停 2 秒钟后落下。每天早晚各做 10～20 次。

仰卧位，两腿并拢，直腿举起，悬在离床 20～30 厘米高处停止不动，持续约 10 秒钟，然后还原做第二次。每天早晚各做 10～20 次。

慢性胃炎

慢性胃炎是一种常见病，是指不同病因引起的各种慢性胃黏膜炎性病变，其发病率居各种胃病之首，年龄越大，发病率越高，特别是 50 岁以上的更为多见，男性发病率高于女性。

慢性胃炎常有一定程度的黏膜萎缩（黏膜丧失功能）和化生，常累及贲门，伴有细胞丧失和胃泌素分泌减少，也可累及胃体，伴有泌酸腺的丧失，导致胃酸、胃蛋白酶和内源性因子的减少。

祛病小偏方

❖ 地龙末

【配方】地龙适量。

【用法】烤干研末。每次服 2 克，每日 3～4 次，饭后 1 小时服。

【功效】本方可活血化瘀、理气止痛。适用于慢性胃炎瘀血阻滞，症见胃脘疼痛，痛有定处而拒按，痛如针刺或刀割，病程日久。

◇ 蛋清糖酒羹

【配方】绵白糖 50 克，白酒 40 克，鸡蛋清 2 个。

【用法】将所有材料放在碗中搅匀，再倒入铁锅用文火焙至水分蒸发完，呈杏黄色（不要糊），中午饭前 1 小时服下。日服 1 次，一般连用 3~5 天可愈。

【功效】治慢性胃炎。

◇ 乌药仙鹤草汤

【配方】乌药、三叶草（又名夜关门）各 9 克，仙鹤草 30 克。

【用法】水煎分 2 次服。每日 1 剂。

【功效】用于治疗慢性胃炎、胃溃疡。

◇ 蒲公英汤

【配方】蒲公英叶和根以 2:1 的比例混合。

【用法】水煎服。

【功效】强化胃肠。主治因饮食不慎而导致的消化不良。

◇ 玉米扁豆

【配方】玉米、白扁豆各 60 克，木瓜 15 克。

【用法】水煎服。

【功效】和胃，健脾化湿。适用于胃炎呕吐，胀满。

◇ 生姜橘子皮汤

【配方】生姜、橘子皮各 20 克。

【用法】2 种材料用水煎 2 次，药液混合。每日 2 次或 3 次分服。

【功效】生姜可温中健胃、燥湿行气。本方适用于慢性胃炎之胃痛、呕吐黏液或清水。

◇ 蛋壳粉

【配方】鸡蛋壳 1 个。

【用法】将鸡蛋壳洗干净，放入锅内炒至焦黄色后研为细粉，用开水冲服。每日早饭前开水冲服 1 次。

【功效】治慢性胃炎，以饥饱胃痛，嗳气吐酸水为主要症状者。

◇ 鲫鱼粥

【配方】鲫鱼 1~2 条，糯米 50~100 克，调料适量。

【用法】将鲫鱼去肠杂，洗净，与糯米同入锅，加水煮粥，粥熟后去掉鱼刺，加入调料即可食用。每日 1 剂。

【功效】补中益气，健脾和胃。主治脾胃虚寒所致的慢性胃炎。

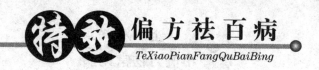

◇ 蒲公英地榆粉

【配方】蒲公英、地榆各等份。

【用法】共捣研为末。日服 3 次，每服 6 克，生姜茶送服。

【功效】适用于慢性胃炎、胃溃疡。

◇ 姜醋粉

【配方】生姜 30 克，醋适量。

【用法】加水 1 碗半、醋共煮沸。代茶饮，2 周至 1 个月见效。

【功效】主治食积、完谷不化。

◇ 大葱蒸红糖

【配方】大葱 4 棵，红糖 120 克。

【用法】共捣烂，放锅内隔水蒸熟。日服 3 次，每次 9 克。

【功效】适用于慢性胃炎，症见胃痛、胃酸过多、消化不良。

◇ 羊肉粳米粥

【配方】精羊肉 300 克，粳米 120 克。

【用法】将羊肉洗净切块，与洗净的粳米一同入锅，加水煮粥食用。每日 1 剂，2 次分服，连服 7 剂。

【功效】补中益气，健脾和胃。

主治脾胃虚寒所致的慢性胃炎。

◇ 韭菜蜂蜜丸

【配方】韭菜子、蜂蜜各 30 克。

【用法】先将韭菜子研成细末，再同蜂蜜和为丸。早、晚各服 10 克。

【功效】主治胃痛。

◇ 凤凰衣壳粉

【配方】凤凰衣壳 60 克，红糖 120 克。

【用法】将凤凰衣壳研粉，与红糖拌匀。日服 3 次，每次 9 克。连服 7 天为 1 个疗程。

【功效】主治胃炎、胃气痛。

◇ 大米姜汤

【配方】大米 100 克，姜汁适量。

【用法】将大米用水浸泡后，用麻纸五六层包好，烧成灰，研细末。分早、晚 2 次，饭前用姜水冲服。轻者 1 剂，重者连服 3 剂。服药后 1 周内以流食为主，勿食生冷油腻食物。

【功效】补中益气，调养脾胃。主治慢性胃炎及腹泻。

慢性胃炎注意事项

❶在饮食上要注意。避免各种刺激性食物，如烈性酒、浓茶、生姜等。同时避免食用过硬、过软、过辣、过冷、过热、过于粗糙的食物，进食时要细嚼慢咽。

❷患者平时应注意卧床休息，适量饮水。若出现剧烈胃痛、寒颤、高热或全腹硬满，疼痛拒按时，不能滥用止痛剂，应立即就医。

揉穴与慢性胃炎

患者取坐位或仰卧。以拇指、食指分置于内关（将一只手中间三指并拢，无名指放在另一只手的手腕中间的横纹的中央上，则食指下方按之凹陷并酸痛处）、外关穴（手腕横纹向上 3 指宽处，与正面内关相对）上，相对用力捏挤 1~2 分钟。两手交替施治，用力大小要以自己能忍受为度。

胃及十二指肠溃疡

胃溃疡的发生，现代医学认为是胃黏膜的血液循环不良时，该部位的抵抗力减低，在这些抵抗力较弱的地方，由于受到过多的胃酸刺激，而产生溃疡，所以，胃酸过多是溃疡的主因。

患者有周期性上腹部疼痛、泛酸、嗳气等症状。常因情绪波动、过度劳累、饮食失调、吸烟、酗酒、某些药物的不良作用诱发。

祛病小偏方

◇ 海蜇糖枣膏

【配方】海蜇 450 克，红枣 500 克，红糖 250 克。

【用法】将海蜇、红枣先煎 15 分钟后，加入红糖小火熬成膏状。

每次 1 匙，每日 2 次。

【功效】本方清肠热。适用于胃及十二指肠溃疡。

◇ 土木香粉

【配方】土木香 6~9 克。

【用法】研末，开水冲服。每日 1～2 剂。

【功效】主治十二指肠溃疡。

◇ 甘陈汤

【配方】生甘草 12 克，陈皮 6 克，蜂蜜 60 毫升。

【用法】先煎前 2 味药至 200～400 毫升，冲入蜂蜜。每日 3 次分服。

【功效】主治胃及十二指肠溃疡。

◇ 小白菜汁

【配方】小白菜 2 棵，白糖少许。

【用法】将小白菜全棵洗净，绞汁加白糖。每日饮 1 小杯。

【功效】清热，解毒。对胃溃疡有较好的治疗作用。

◇ 莲草红枣汤

【配方】鲜旱莲草 50 克，红枣 8～10 颗。

【用法】将旱莲草、红枣加水煎煮半小时。滤出药液，再煎一次，2 次药液混合，分次服用。

【功效】红枣可滋阴补血、止血。本方适用于胃、十二指肠溃疡出血以及失血性贫血等。

◇ 大枣乌梅粉

【配方】大枣 3 枚，乌梅 1 枚，胡椒 7 粒。

【用法】将大枣去核，与乌梅、胡椒共捣烂，以温开水送下。每日 1～2 剂。

【功效】止酸，止痛。适用于胃及十二指肠溃疡。

◇ 芦荟酒

【配方】芦荟叶、烧酒、蜂蜜各适量。

【用法】取芦荟叶，去刺，细捣，加其 1 倍的烧酒和 1/4 烧酒量的蜂蜜，放置 20 日便成芦荟酒。芦荟酒越陈越好。1 次 1 酒盅，每日服 3 次。

【功效】长期服用，可根治十二指肠溃疡。

◇ 猪肚浸姜汁

【配方】猪肚 1 个，生姜 250 克。

【用法】将猪肚洗净，生姜切碎。将生姜塞入猪肚内，结扎好后放入瓦锅，加水若干，以文火煮至猪肚熟而较烂为度，使姜汁渗透到猪肚。服时只吃猪肚和汤，不吃姜。如汤味辣，可冲开水。每个猪肚可吃 3～4 天，连续吃 8～10 个。

【功效】治疗寒、湿、虚症的胃及十二指肠溃疡。

◇ 二皮苏打散

【配方】白鲜皮 200 克，牡丹皮、乌贼骨、炒苍术各 100 克，药用碳酸氢钠 50 克。

【用法】将前 4 味药研末过筛，加入小苏打拌匀备用。成人每次服 10 ~ 15 克，小儿酌减。日服 2 ~ 3 次，饭前或发作时用温开水送下。

【功效】适用于胃及十二指肠溃疡。

◇ 乌贝散

【配方】乌贼骨 120 克，川贝 15 克。

【用法】将乌贼骨去盖研末，川贝母去心研末，2 药混合拌匀，瓶装备用。空腹日服 2 次，每次 6 克。重者夜加一服。服后休息 30 分钟，即有舒服感觉，轻者 2 ~ 3 日愈，重者 5 ~ 7 日愈。

【功效】主治十二指肠溃疡。

◇ 鲤鱼泡酒

【配方】鲤鱼 1 条，白酒、冰糖各适量。

【用法】将鲤鱼去内脏（不去鳞），切成小块用白酒浸泡（以淹没鱼块为度），加盖焖数小时，然后将酒过滤，去渣，取汁约 500 毫升，加冰糖 50 克。每日饭后 2 小时服 100 毫升，每日服 2 ~ 3 次。

【功效】胃及十二指肠溃疡及其他胃病。

胃及十二指肠溃疡注意事项

❶饮食宜清淡，易于消化，避免食用过于粗糙、过凉、过酸、过甜及辛辣食物。另外，食物烹调方法以蒸、煮、炖、烩为主，不宜油炸、凉拌、熏烤、腌制。

❷讲究生活规律，注意气候变化。溃疡病病人生活要有一定的规律，不可过分疲劳，劳累过度不但会影响食物的消化，还会妨碍溃疡的愈合。另外，还要注意气候变化，根据节气冷暖及时添减衣被。

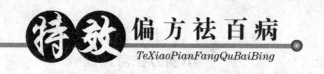

按揉丹田法

患者保持直立状态，双脚分开与肩同宽，双手自然下垂放于身体两侧，眼睛平视前方，自由呼吸，将注意力集中在丹田穴位，舌顶上腭，然后将右手放在神阙部位做固定，左手顺时针按摩丹田。

范围可逐渐扩大，直至按摩整个腹部，一次按摩9~10次为宜。最后再换左手固定，右手逆时针从腹部外沿向里一圈圈按摩，一直按摩到丹田，按摩9~10次。

肺结核

肺结核是由结核杆菌传染而引起的慢性传染病，又称肺痨病。此病颇顽固，它的症状是感觉全身不适、疲倦厌食、心跳加速、盗汗、消瘦、精神改变，女性会月经失常，同时咳嗽，引起胸痛，脸颊潮红，有时肺组织损坏会导致吐痰、咯血。

祛病小偏方

◇ 蒸猪肺贝母

【配方】猪肺1个，贝母15克，白糖60克。

【用法】将猪肺开一小口，装入贝母及白糖蒸熟，食用。每日2次。吃完后再继续蒸食。

【功效】本方可润肺清热，使结核病灶很快被吸收。

◇ 蛤蜊肉煮韭菜

【配方】韭菜150克，蛤蜊肉200克，调味品适量。

【用法】将韭菜和蛤蜊肉入锅，加水适量煮熟，调味服食，佐饭亦佳。

【功效】滋阴健胃，止消渴。主治肺结核虚弱。

◇ 高丽菜汁

【配方】高丽菜适量。

【用法】将高丽菜叶一片片剥下，将菜叶拧出汁液盛在碗中，就此喝下。

【功效】主治肺结核。

❖ 冬虫夏草炖鸭

【配方】冬虫夏草4根，雄鸭1只，姜、盐、酱油、味精各适量。

【用法】将鸭开膛去内脏，加适量水，下冬虫夏草及各种调料，炖至鸭熟为止。食肉饮汤，每日2次。

【功效】本方可滋阴补肾。适用于肺结核属于肺肾两虚者。

❖ 抗痨丸

【配方】冬虫夏草、川贝母、白及各94克，百部63克，蜂蜜适量。

【用法】将以上研细末，炼蜜为丸，如豆大，做45粒。每天早、中、晚各服1丸，分15日服完，未好再做，继续吃，以愈为度。

【功效】主治各型肺结核吐血症。

❖ 白果仁夏枯草汤

【配方】白果仁12克，白毛夏枯草30克。

【用法】将白果仁捣碎，同夏枯草共煎汤。每日1剂，分早、晚2次服下。

【功效】温肺益气。主治肺结核。

❖ 猪肝白及粉

【配方】猪肝、白及粉各适量。

【用法】将猪肝切片，晒干，研成细粉，与白及粉相等量调匀。每服15克，每日3次，开水送下。

【功效】敛肺止血，消肿生肌。主治肺结核。

❖ 卞萝卜蜂蜜膏

【配方】卞萝卜（红皮白心圆萝卜）1000克，明矾10克，蜂蜜100毫升。

【用法】先将明矾用水溶化，备用。卞萝卜洗净，切碎捣为泥，以纱布挤压取汁。把萝卜汁放在锅内煮沸后，改用文火煎沸至黏稠时加明矾水，调匀，再下蜂蜜至沸，晾凉，装入瓶内即成。每次1汤匙，日服3次，空腹时饮用。

【功效】润燥，止血。用于治疗肺结核之咯血。

❖ 大蒜泥

【配方】大蒜1~2头。

【用法】将大蒜捣烂为泥，吸其挥发气味。每日1~2次，每次1~3小时。

【功效】主治肺结核。

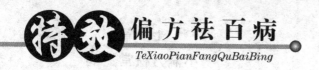

◇ 燕窝白及汤

【配方】燕窝、白及各 6 克，冰糖适量。

【用法】文火炖烂，滤去渣，加冰糖少许，再炖。每日早、晚各服 1 次。

【功效】主治空洞型肺结核。

◇ 雪梨黑豆汤

【配方】雪梨 1～2 个，黑豆 30 克。

【用法】按常法煮汤服食。每日 2 剂，连服 15 日。

【功效】滋阴降火，润肺养肾。适用于阴虚火旺，肺肾亏虚型结核。

◇ 蜈蚣末

【配方】蜈蚣（去头足）适量。

【用法】焙干研末。内服。每日 2～3 条。

【功效】主治不同类型的结核，如结核性胸膜炎、结核性肋膜炎、散性结核、骨结核、乳腺结核、颈淋巴结核。

◇ 油炸鳝鱼

【配方】鳝鱼（白鳝）150 克，去皮大蒜 2 头，葱、姜、油、盐各适量。

【用法】将鳝鱼开膛洗净、切段。将锅置于旺火上，加油适量烧热，放入鳝鱼煎炸至呈金黄色，下大蒜及调料，加水 1 碗用小火焖煮至鱼熟即成。

【功效】补虚赢，祛风湿，杀菌。有抑制结核杆菌的作用。

◇ 活血草末

【配方】干活血草 10 克。

【用法】研末。每日分 3 次服。

【功效】适用于肺痨病。

肺结核注意事项

❶患者应尽量吃些高热量、高蛋白及维生素 A、维生素 B 族、维生素 C、维生素 D 含量较高的食物，如鸡蛋、牛奶、瘦肉、动物内脏，还有鳗鲡、龟、鳖、泥鳅、小鱼、小虾、排骨等含钙较高的食物和各种蔬菜、鲜果、豆浆、豆腐皮、百合、山药、苡米仁等。

❷注意休息，避免劳累，有发热、咯血时应卧床休息。

内关穴与肺结核

患者取坐位，以一手拇指指端置于内关穴上，内关穴在腕掌横纹上3横指，掌长肌腱与桡侧腕屈肌腱之间。着力按压3～5分钟，指按后可配合指揉，局部有酸胀感，并向上肢放射。此方可有效缓解肺结核。

肺气肿

肺气肿是慢性支气管炎最常见的并发症。它是由于支气管长期炎症，管腔狭窄、阻碍呼吸，而导致肺泡过度充气膨胀、破裂，从而损害和减退肺功能而形成的。常见有两种损害形式，一是先天性，缺少某类蛋白质抑制的分解酵素，从而侵犯肺泡壁而变薄，气压胀大使肺泡破裂，壮年为多；另一种因空气污染，慢支发作，肺上端受侵害所致。其主要祸首是抽烟。慢支、支气管哮喘，硅沉着病（矽肺）、肺结核均可引起本病。主要症状有咳嗽、多痰、气急、发绀，持续发展可导致肺心病。阻塞性肺气肿起病缓慢，主要表现是咳痰、气急、胸闷、呼吸困难，合并感染加重导致呼吸衰竭或心力衰竭。

祛病小偏方

◇ 猪肺汤

【配方】猪肺500克，桑白皮、甜杏仁各30克，黄酒1匙，盐少许。

【用法】将猪肺切块，同桑白皮、甜杏仁入锅中，加水适量煮沸，加黄酒、盐后再转小火炖2小时，弃渣吃肺喝汤，每日2次，2天食完。

【功效】本方适用于慢性支气管炎伴有肺气肿。

◇ 紫白百甘汤

【配方】紫苏12克，白前10克，百部8克，甘草6克。

【用法】水煎服。早晚各1次。

【功效】主治肺气肿。

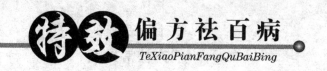
◇ 百尾笋炖鸡

【配方】鸡肉 200 克。百尾笋 30 克，白鲜皮、鹿衔草各 15 克。

【用法】鸡肉洗净，切块；百尾笋洗净，再将百尾笋、白鲜皮、鹿衔草一起放入煎锅中，加入适量清水，用大火煮沸后，转小火煎至汤汁浓郁，加入鸡肉块，放入汤汁中继续熬煮，熬至鸡肉完全熟透后，熄火，取汤汁。每日服用。

【功效】百尾笋可润肺止咳、健脾消积。适用于虚损咳喘、痰中带血、肠风下血、食积胀满。

◇ 鲜荷叶五味子汤

【配方】鲜荷叶 1 片，五味子 6 克。

【用法】水煎服。

【功效】敛肺平喘。适用于肺气肿。

◇ 南瓜麦芽膏

【配方】南瓜 3 个，麦芽 1000 克，鲜姜汁 50 克。

【用法】南瓜去子，切块加水煮烂取汁，添入麦芽及鲜姜汁，文火熬成膏。日服 70 克，早晚分服。

【功效】治肺气肿。

◇ 洋铁叶根汁

【配方】洋铁叶根 50 克，红壳鸡蛋 1 个。

【用法】鲜洋铁叶根洗净切片，水煎取汁，用此汁煮红壳鸡蛋吃，喝少量汁。每日 1 次。

【功效】此方对气管炎、肺气肿均有很好疗效。

◇ 黄芩瓜蒌仁

【配方】黄芩、瓜蒌仁、半夏、胆星、橘皮、杏仁泥、枳实、姜竹茹各 6 克。

【用法】以上水煎服。每日 1 剂，早晚分服。

【功效】本方清肺化痰。适用于痰热所致的肺气肿患者。

◇ 茄根红糖膏

【配方】茄根 30 克，红糖 15 克。

【用法】茄根洗净，切碎，煎成浓汁，加入红糖成膏。早晚分服。

【功效】主治肺气肿。

◇ 鸡骨丹汤

【配方】鸡骨丹（即紫玉簪花）茎、叶、花 9 ~ 15 克。

【用法】上药加水煎服。

【功效】主治肺气肿、咳喘。

◇ 川贝粳米粥

【配方】川贝粉末 5 ~ 10 克，粳米 60 克，砂糖适量。

【用法】先以粳米、砂糖适量煮粥，待粥将成时，调入川贝粉，再煮二三沸即可。温热服食。

【功效】润肺养胃，化痰止咳。治肺气肿、咳嗽气喘等症。

◇ 党参茯苓汤

【配方】党参、茯苓各 15 克，白术、法半夏各 9 克，炙甘草、陈皮各 6 克。

【用法】水煎服。上、下午各服 1 次，每日 1 剂。

【功效】益气补肺。适用于肺气虚弱型慢性气管炎、肺气肿、病后虚弱、面色苍白、气短喘促、声低懒言、泛力自汗、咳嗽无力、痰稀白、易感冒等。

◇ 莱菔子粳米粥

【配方】莱菔子适量，粳米 100 克。

【用法】将莱菔子炒熟后研末，每次取 10 ~ 15 克，同粳米煮粥。

【功效】化痰平喘，行气喘，行气消食。适用于咳嗽多痰，胸闷气喘，不思饮食，嗳气腹胀之肺气肿。

◇ 鳖鱼阿胶汤

【配方】鳖甲 30 克，阿胶 15 克，芦根 40 克。

【用法】水煎内服。每日 1 剂，日服 3 次。

【功效】养阴润肺，化痰止咳，平喘。适用于肺气肿。

➡ 肺气肿注意事项 ⬅

❶ 多走动，多锻炼，经常做呼吸体操，坚持在早上进行深呼吸运动，锻炼腹式呼吸，或做以肋间肌运动为主的胸式呼吸。

❷ 保持环境卫生，减少空气污染，远离工业废气。

❸ 注意消毒，勿随地吐痰，调整营养和身心。

擦痛法与肺气肿

患者在洗澡时，可用一条湿润的长毛巾，先擦后颈部，再斜着擦后背，最后横擦腰部，每个部位擦 1 分钟，擦到皮肤发红微热为

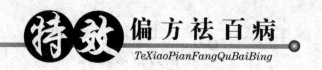
佳。这样做可以刺激背部的定喘穴、肺腧穴、肾俞穴等强壮穴，以宽胸理气、补肾平喘止咳。临床证实，此做法能够在一定程度上促进肺泡的回缩，增加血液中的含氧量，从而缓解肺气肿。

动脉硬化

该病最常见的是动脉粥样硬化，是由于动脉血管壁增厚，失去弹性而变僵硬，胆固醇与其他脂肪类物质沉积在动脉管壁上，从而使动脉腔变得狭小，组织器官缺血，血管壁变硬，发脆易破裂出血。较易发生的部位是主动脉、脑动脉和心脏的冠状动脉。中年以后最易发生动脉粥样硬化，早期病理变化是胆固醇和脂质沉积于动脉内膜中层，并可由主动脉累及心脏的冠状动脉及脑动脉、肾动脉，从而引起管腔狭窄、血栓形成甚至闭塞，导致有关器官的血液供应发生障碍。

祛病小偏方

◇ 燕麦薏苡仁银杏粥

【配方】燕麦、薏苡仁各半杯，银杏1大匙，豆浆3杯。

【用法】燕麦、薏苡仁分别洗净，浸泡1小时。先将豆浆、燕麦和薏苡仁用大火煮沸，然后改用小火，加入银杏慢慢炖煮至粥稠即可。可作为晚餐食用。

【功效】燕麦、薏苡仁都含有丰富的膳食纤维，可加速肝脏排出胆固醇，起到预防动脉硬化的功效。

◇ 四仁泥

【配方】核桃仁1000克，桃仁（去皮）500克，柏子仁300克，松子仁300克，蜂蜜2000克。

【用法】将4味药各捣烂如泥，混合在一起，用蜂蜜调匀即成。每次服10克，日服2~3次，开水送服。

【功效】本方有益智安神、养血润肤作用，长期服用不仅可以预防和治疗动脉硬化症，而且具有通调血脉、延年益寿的作用。

◇ 陈醋鸡蛋

【配方】陈醋 100 克，鲜鸡蛋 1 个。

【用法】将陈醋放入带盖的茶杯内，再将鲜鸡蛋放入，盖上密封 4 日后，将鸡蛋壳取出，把鸡蛋和醋搅匀，再盖上盖密封 3 日后即可用。1 剂可服 7 次，1 次口服 5 毫升，每日 3 次。

◇ 人参汤

【配方】人参 5 克。

【用法】将人参切成薄片，泡水代茶饮。日服 1 剂。

【功效】用于治疗动脉硬化，心悸，健忘，多梦。

【功效】预防动脉硬化。

➡ 动脉硬化注意事项 ⬅

❶降低胆固醇的摄入量。每日摄入不超过 3 个蛋黄（包括其他食物），水生贝壳类（如龙虾、小虾、牡蛎等）每月最好吃 2～3 次，少吃肝、肾和其他内脏。

❷适当的体育锻炼和劳动是预防本病的一项积极措施，活动以不引起不适为原则，如散步、打太极拳等活动。

睡眠与动脉硬化

保持正确的睡眠姿势对动脉硬化患者尤为重要。

睡觉时不要仰睡，避免将手放在胸部，压迫心肺，而且仰卧时舌根部往后坠缩，影响呼吸，一方面容易发出鼾声，另一方面易导致机体缺氧，引起血流不畅，从而引发动脉硬化。

肝 炎

肝为五脏之一，有藏血、疏泄等功能。肝脏发生炎性病变，就是肝炎。肝炎的病因有病毒、细菌、阿米巴等感染，也可由于毒素、药物、化学品中毒等引起，有急性、慢性之分。症状上共同之处为恶心、食欲差、脘腹胀闷、大便时溏时秘、易疲劳、发热、出虚汗、肝区不适或疼痛、隐痛、肝功能异常、肝肿大、乏力等等。传染性肝炎又叫病毒性肝炎，多由肝炎病毒引起。现在已知肝炎至少可有甲、乙、丙、丁、戊等多种。该病预后危险，且极易传播，故确诊后应对病人分床分食进行隔离为好。

祛病小偏方

◇ 苦瓜炒猪肝

【配方】猪肝 250 克，苦瓜 50 克，调料适量。

【用法】猪肝洗净，切片；苦瓜洗净，切成片；锅内倒油烧热，倒入猪肝和苦瓜片共炒，待快熟时加入调料即可。

【功效】本方适用于心肝火旺所致的头晕头痛、目赤肿痛、贫血等症。

◇ 牛肉赤小豆汤

【配方】牛肉 250 克，赤小豆 200 克，花生仁 150 克，大蒜 100 克。

【用法】将牛肉洗净，切块，与赤豆、花生仁、大蒜共放锅中，加水煮至牛肉熟烂食肉，喝汤。空腹食，分 2 次食完。每日 1 剂，连食 30 日。

【功效】缓解急性肝炎不适症状。

◇ 鲤鱼赤小豆汤

【配方】玫瑰花 15 克，鲤鱼 1 条（500 克以上），赤小豆 200 克，精盐、味精各适量。

【用法】将鲤鱼去肠杂，与赤小豆、玫瑰花共放锅中，加水煮汤，去玫瑰花，加适量盐和味精调味后食用。

【功效】适用于急性病毒性肝炎。

◇ 茉莉花膏

【配方】茉莉花 100 朵。

【用法】去茉莉花朵叶蒂，加糖 150 克，锅内蒸熟烂，调为膏。每日 3 次，每次服 1 茶匙。

【功效】可治疗一切肝病。

◇ 垂盆草茶

【配方】垂盆草、阴行草各 500 克，矮地茶 250 克。

【用法】上述各药加工成棕褐色颗粒，每袋重 13 克；开水关服，每次 1 袋。日 3 次，代茶饮。

【功效】本方对于慢性肝炎有良效。

◇ 黄酒炖田螺

【配方】大田螺 20 个，黄酒半小杯（约 50 毫升）。

【用法】田螺放于清水中漂洗干净，捣碎去壳，取螺肉加入黄酒拌和，再加清水炖熟。饮其汤。每日 1 次。

【功效】清热利湿，通便解毒。主治湿热黄疸、小便不利及水肿。

◇ 泥鳅粉

【配方】泥鳅若干条。

【用法】泥鳅放烘箱内烘干（温度以 100 摄氏度为宜），达到可捏碎为度，取出研粉。每服 15 克，每日 3 次，饭后服。小儿酌减。

【功效】主治急性或亚急性、迁延性肝炎。

◇ 西红柿牛肉

【配方】西红柿 4000 克，牛肉 150 克，调料适量。

【用法】按常法煮汤服食。每日 1 剂。

【功效】清热解毒，补脾益气，凉血平肝。适用于慢性肝炎。

◇ 陈醋泡梨

【配方】陈醋、梨各适量。

【用法】将梨削去皮，浸于醋罐中 2～3 天后可食，常食有效。

【功效】适用于慢性肝炎的治疗。

◇ 黄豆白菜干汤

【配方】黄豆 60 克，白菜干 45 克，茵陈 30 克，郁金 9 克，山栀、柴胡、通草各 6 克。

【用法】黄豆与白菜干煎汤饮服，早、晚另煎服茵陈等 5 味中药服用。

【功效】疏肝理气，退黄。适用于病毒性肝炎。

◇ 当归炖母鸡

【配方】当归、党参各 15 克，母鸡 1 只，葱、姜、料酒、盐各适量。

【用法】将母鸡开膛去内脏，洗净，将当归、党参放入鸡腹，置沙锅内，加水，下葱、姜、料酒、盐各适量。沙锅放旺火上烧沸，改用文火煨炖至烂。吃肉饮汤，分次吃完。

【功效】补血强体。适用于肝脾血虚之慢性肝炎及各种贫血。

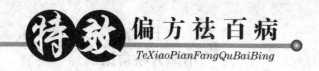

◇ 糯稻苗粥

【配方】鲜嫩糯稻苗 30 克，粳米 60 克，葡萄糖 1 匙。

【用法】将糯稻苗洗净，放入锅中，加水 2 碗，煮沸 3~5 分钟，取汁去渣，加入淘净的粳米，继续煮至米烂汤稠，加入葡萄糖，煮沸即可。每日 1 次，早餐食用。

【功效】主治急性病毒性肝炎。

◇ 白蒿汤

【配方】绿豆 30 克，灶心土 3 克。

【用法】将上 2 味共研细末，放入碗中，投入冷开水，搅匀，待药沉淀后澄清去渣，徐徐饮下。

【功效】祛热解暑，和胃止呕。主治伤暑呕吐。

→ 肝炎注意事项 ←

❶饮食宜清淡、易消化。不要追求"高糖、高蛋白、高维生素、高脂肪"，荤菜以新鲜鱼虾为好，蔬菜水果稍多即可。

❷肝炎患者要隔离治疗。乙肝表面抗原阳性者的食具、牙具、刮面刀、注射器、穿刺针、针灸针等均应与其他人分开。要防止唾液、血液和其他分泌物污染环境，感染他人。同时，要经常洗手及换洗衣服，浴室也应该时常消毒。

敷脐法与肝炎

用杏仁 30 克，生桃仁 25 克，生栀子 15 克，桑葚 10 克。以上共捣成糊状，用食醋少许调匀，外敷于肚脐处，一剂分 3 次外敷，2 日更换 1 次。此法适用于慢性肝炎、肝区疼痛。

脂肪肝

脂肪肝是指由于各种原因引起的肝细胞内脂肪堆积过多的病变。根据肝细胞内脂滴大小不同又可分为大泡型脂肪肝和小泡型脂肪肝。

过度肥胖、酗酒、糖尿病等均可引发脂肪肝。

脂肪肝患者，有一部分除体重增加外无明显症状。大部分人有如乏力、食欲不振、腹胀、腹泻等症状。有的人因肝体积增大、肝包膜被牵拉而肝区胀痛。少数病人可伴有黄疸。严重情况下可有蜘蛛痣、乳房异常发育、月经过多、闭经、睾丸萎缩、阳痿等。

祛病小偏方

◇ 红薯汤

【配方】玉竹3克，炙甘草2克，桂圆肉5克，红薯50克。

【用法】红薯不要去皮，洗净，切块，用500毫升的水加其他配方药材一起煮沸后，再用小火炖煮2分钟。

【功效】经常食用此汤，可缓解脂肪肝引起的不适症状。

◇ 金钱草炖母鸡

【配方】金钱草100克，母鸡1只。

【用法】金钱草洗净后切成小段；母鸡去头脚及内脏，切成块。

将这2种材料放在锅内，加水淹过，炖2个小时后，将汤汁倒出，分成6份，分2日于三餐前半小时服用（每次各服1/6），连服3服。

【功效】主治脂肪肝。

◇ 明矾郁金散

【配方】青黛、明矾、郁金各

15克，川黄连10克，熊胆3克。

【用法】以上共研细末，装入胶囊，每次饭后服1粒。每日2~3次。

【功效】疏肝解郁，清热化痰。适用于脂肪肝。

◇ 醋柴胡汤

【配方】醋柴胡、香附、佛手、枳壳、丹参、枳实、姜黄、郁金、法半夏、陈皮、茯苓、厚朴各10克，泽泻、山楂、荷叶各15克。

【用法】水煎后分2次服。每日1剂。

【功效】适用于肝胃不和型。

◇ 陈葫芦茶

【配方】陈葫芦15克，茶叶3克。

【用法】将陈葫芦制成粗末，与茶叶一同入杯内，用沸水冲泡即成。代茶饮，每日1剂。

【功效】主治脂肪肝。

◇ 山楂香菇粥

【配方】山楂15克，香菇10

克,大米 50 克,白砂糖适量。

【用法】将山楂、香菇加温水浸泡,水煎去渣,取浓汁,再加水与大米煮成粥即可。食用时加白砂糖。早晚 2 次温热服食。

【功效】山楂可健脾消食、活血化瘀、降脂。适用于血瘀型脂肪肝、胁肋胀痛或刺痛。

◆ 拌莴苣

【配方】鲜莴苣 250 克,黄酒、精盐、味精各适量。

【用法】将莴苣剥皮洗净,切成细丝,再加少许精盐,滗去汁,放黄酒、味精调味即成。1 次食用。

【功效】健脾利尿。适用于脂肪肝。

◆ 香菇小米粥

【配方】小米、香菇各 50 克。

【用法】煮小米粥,取其汤液,与香菇同煮至熟即成。日食 3 次,持续食用有效。

【功效】益于降脂,防癌抗癌。适用于脂肪肝。

◆ 泽泻制首乌汤

【配方】泽泻 30 克,制首乌 30 克,决明子 30 克,白术 15 克,生大黄 6 克。

【用法】将上药洗净后共置沙锅中,加适量水煎煮,去渣取汁。每日 1 剂,每日 2 次,45 天为 1 疗程。

【功效】主治脂肪肝。

脂肪肝注意事项

❶在饮食上,建议脂肪肝患者多吃高蛋白质、高维生素、低糖、低脂肪类食物,不吃或少吃动物性脂肪、甜食(包括含糖饮料),多吃蔬菜、水果和富含纤维素的食物,以及高蛋白质的瘦肉、河鱼、豆制品等,不吃零食,睡前不加餐。

❷脂肪肝患者即使没有症状,肝功能完全正常,也需接受治疗,但治疗未必是需要服用各种中西药物,有时单靠调整饮食、增加运动以及戒除不良嗜好即可有效防治肥胖、高脂血症和酒精中毒及其相关的脂肪肝。

呼吸法与脂肪肝

患者宜采用单侧鼻孔呼吸法。做法是把嘴巴闭上，用食指关节把一边的鼻孔堵住，用另一边鼻孔吸气，吸满后再由同一鼻孔呼气。之后，再换另一边鼻孔来吸吐气。这样的单孔呼吸可有效改善肝病。

肝硬化

肝硬化是慢性肝脏病变，可由多种疾病所引起，如病毒性肝炎、慢性肝炎、血吸虫病、酒精中毒、药物刺激等。

肝细胞破坏后，得不到修复，就会形成脂肪浸润和纤维组织增生，从而造成肝硬变。其早期表现与慢性肝炎相似，此时若不注意治疗调养，可发展到肝脾肿大、腹水，甚或呕血、昏迷等。

祛病小偏方

◇ 紫珠草茶

【配方】干紫珠草6~9克。

【用法】研成粗末，加水）300毫升，煎至200毫升，可代茶频饮。

【功效】主治肝硬化食道静脉曲张破裂出血。

◇ 穿鸡蜜丸

【配方】穿山甲500克，醋炙鳖甲300克，鸡内金500克，蜂蜜2000克。

【用法】前3味药共研为细末，炼蜜为丸。每丸10克，日服3次，每次1丸。

【功效】主治肝硬化。

◇ 木贼草末

【配方】木贼草30克。

【用法】微炒研细末。空腹服，每服0.5~1克，白开水送服。日服2次，连服2周。

【功效】用于治疗肝硬化。

◇ 牵牛子海带汁

【配方】牵牛子15克，海带30克。

【用法】将上2味放入沙锅，加水煎煮，取汁去渣。每日1剂，

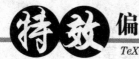
分2次服。

【功效】软坚散结，清热利水。适用于肝硬化腹水。

◇ 半边莲玉米须

【配方】半边莲、玉米须各50克。

【用法】上2味水煎服。每日1剂，分2次服完。

【功效】主治肝硬化。

◇ 生地黄汤

【配方】生地黄15克，沙参、麦芽、鳖甲、猪苓各12克，麦门冬、当归、枸杞子、郁金各9克，川楝子、丹参各6克，黄连3克。

【用法】加水煎沸15分钟，滤出药液，再加水煎20分钟，去渣，两煎所得药液对匀。分服，日1剂。

【功效】主治肝硬化。

◇ 鳗鱼末

【配方】海鳗鱼脑、卵及脊髓适量。

【用法】将海鳗鱼卵、脑及脊髓焙干研末。每次3~6克，温开水冲服。

【功效】滋补强壮。辅助治疗肝硬化及脂肪肝。

◇ 香白芷

【配方】香白芷50克。

【用法】水煎服。每日1剂，分2次服完。

【功效】适用于肝硬化。

➡️ 肝硬化注意事项 ⬅️

❶饮食以高热量、高蛋白质、维生素丰富而易消化的食物为宜，但肝功能明显损害者及出现神志模糊的患者，应严格控制蛋白质的摄入，以免诱发肝昏迷。

❷忌运动量过大，忌烟、酒。

敷土豆法治肝硬化

挑选较生的土豆，连皮一起捣烂，略去汁，然后加入等量的面粉，放入全量1/10的生姜捣烂，敷于肝脏部位1厘米厚，覆上纸，用绷带包扎好，每日敷2次。

肾 炎

　　肾炎，顾名思义就是肾脏发生了炎症反应。肾炎的种类很多，根据最初发病原因可分为原发性肾小球肾炎与继发性肾小球肾炎。按照时间来划分，则分为急性肾炎与慢性肾炎，又称为慢性肾小球肾炎。急性肾炎、慢性肾炎、肾病综合征等是原发性肾炎；紫癜性肾炎、狼疮性肾炎、糖尿病肾病、高血压肾病等称为继发性肾炎。

||||||||| 祛病小偏方

◇ 冬瓜赤豆汤

　　【配方】冬瓜 500 克，赤小豆 40 克。

　　【用法】瓜、赤小豆加两碗水煮沸，用小火煨 20 分钟即可。

　　【功效】冬瓜性寒、味甘，可清热生津。适用于肾脏虚寒、高血压、肾脏病、水肿等患者食用，有消肿而不伤正气的作用。

◇ 白眉豆独头蒜

　　【配方】白眉豆、生花生仁各 50 克，独头蒜（去皮）30 克。

　　【用法】所有材料洗净，一同放入锅中，煎煮，熟后分 3 次服用，此为一日剂量。

　　【功效】本品可补肾利水。白眉豆、花生仁能够健脾渗湿；独头蒜解毒作用很强，它含有的蒜素及大蒜辣素和其他多种化合物，对痢疾杆菌、葡萄球菌及白喉杆菌、结核杆菌、伤寒杆菌等均有抑制或杀灭作用。

◇ 益母草煎剂

　　【配方】益母草（干品）18 ~ 24 克，或鲜益母草 24 克。

　　【用法】用大号砂罐盛，加水至与药面相平，浓煎成 600 ~ 800 毫升。每日 1 剂，分 3 ~ 4 次服。儿童酌减。忌盐及油腻辛燥饮食。

　　【功效】适用于急性肾炎。

◇ 鲜茅根赤小豆粥

　　【配方】鲜茅根 200 克，赤小豆 200 克，粳米 100 克。

　　【用法】将鲜茅根洗净后切碎入沙锅，加适量水，煎汁去渣，加入淘洗干净的粳米和赤小豆，用大火烧开后转用小火熬煮成稀粥。日服1剂，分数次食用。

【功效】主治急性肾炎。

◇ 复方地肤子汤

【配方】地肤子15克，荆芥、苏叶、桑白皮、瞿麦、黄柏、车前草各10克，蝉蜕10只。

【用法】水煎服。每日1剂。

【功效】用于治疗急性肾炎。

◇ 甘草梢饮

【配方】甘草梢30克（甘草梢即甘草最细者，非生于地面上之茎）。

【用法】水煎服。每日1剂。

【功效】清热解毒，凉血。适用于急性肾炎血尿。

◇ 白茅根石苇

【配方】白茅根、石苇各100克。

【用法】女性加坤草50克，水煎。日服1剂，分早、晚2次服。

【功效】治急性肾炎。

◇ 灯心草饮

【配方】灯心草25克。

【用法】水煎。日服1剂，分2次服。

【功效】治亚急性肾炎。

◇ 蒲公英车前草饮

【配方】车前草全草20克，蒲公英全草、鱼腥草全草各30克（以上药如用鲜品量加倍）。

【用法】水煎。每日1剂，分2次口服。

【功效】清热解毒，利尿。适于急性肾炎。

◇ 花生米蚕豆汤

【配方】花生米120克，蚕豆200克，红糖50克。

【用法】锅内加水3碗，微火煮，水呈棕红色、浑浊时可服，服时加适量红糖。每日服2次。

【功效】益脾健胃，止血消肿。适用于慢性肾炎。

◇ 猪胃大蒜汤

【配方】猪胃1个，紫皮独头大蒜7头。

【用法】猪胃洗净，蒜去皮放入猪胃内。将猪胃放入锅中煮至烂熟，吃肉、蒜，饮汤。一次或分次服食完均可。

【功效】宣窍通闭，消肿解毒。适用于肾炎。

◇ 螃蟹桑白皮汁

【配方】螃蟹500克，桑白皮50克。

【用法】将螃蟹洗净，桑白皮切段，同放于沙锅中，水煎2次，每次用水400毫升，煎半小时，2

次混合，去渣取汁。分 2 ~ 3 次服，连服 3 ~ 5 天。

【功效】适用于肾炎水肿。

❖ 荠菜汤

【配方】荠菜 100 克，葶苈子 20 克。

【用法】水煎 2 次，每次用水 300 毫升。

【功效】清热利水。适用于肾炎水肿。

❖ 鲫鱼灯心草粥

【配方】鲫鱼 1 条，灯心草 7 根，大米 50 克。

【用法】鲫鱼去鳞及内脏，与灯心草加水煮，过滤去渣，下米煮作粥。服食。

【功效】调胃，实肠，下气。

用于治疗慢性肾炎。

❖ 侧柏叶饮

【配方】侧柏叶 50 克，大枣 4 枚，萹蓄 100 克，甘草 6 克。

【用法】以上各味加水 2000 毫升，煎至 500 毫升，每次饮 150 毫升。每日 3 次。

【功效】用于治疗慢性肾炎。

❖ 芡实白果粥

【配方】芡实、糯米各 30 克，白果 10 枚。

【用法】将白果去皮洗净后与淘洗干净的粳米、芡实一同入锅，加 500 克水，用大火烧开后转用小火熬煮成稀粥。日服 1 剂，连服 10 天为 1 疗程。

【功效】主治肾炎。

肾炎注意事项

❶限制蛋白质的摄入。尤其是在急性肾炎初期，要严格限制蛋白质摄入，每日可控制在 35 ~ 40 克左右，少于 1 克/千克（体重）。

❷限制盐的摄入量，尤其是水肿或高血压者，更应该选择低盐或无盐饮食。

泡脚与肾炎

将茯苓皮、大腹皮、白术、怀山药各 30 克洗净，一同放入锅中，加清水适量，煎煮 30 分钟，去渣取汁，与 2000 毫升沸水一起倒入盆中，先熏蒸，待温度适宜时泡洗双脚，每天 1 次，每次熏泡 40 分钟，30 天为 1 疗程。本方适用于慢性肾炎。

肾病综合征

肾病综合征是指由多种病因引起的，以肾小球基膜通透性增加伴肾小球滤过率降低等肾小球病变为主的一组综合征。

肾病综合征不是一种独立性疾病，而是肾小球疾病中的一组症候群。肾病综合征的典型表现为大量蛋白尿、低白蛋白血症、高度水肿、高脂血症。肾病综合征在中医学中多属"水肿""虚痨""腰痛"等范畴。

祛病小偏方

◇ 蒜头花生汤

【配方】花生仁 150 克，大蒜 100 克。

【用法】大蒜去皮与花生仁一起放入沙锅内，加清水适量，大火煮沸，再改用小火煲至花生仁熟软，调味食用。

【功效】大蒜可健脾、祛湿、退肿解毒。适用于肾病水肿、脾虚湿盛者，四肢困重、下肢水肿、小便不利等。

◇ 知母黄柏饮

【配方】知母 12 克，黄柏 12 克，玄参 12 克，生地黄 15 克，紫花地丁 20 克，鱼腥草 20 克，金银花 15 克，连翘 10 克，板蓝根 15 克，黄芩 15 克。

【用法】水煎内服。每日 1 剂，分 3 次服。

【功效】本方主要用于肾病综合征无水肿期大剂量运用激素阶段，病人表现为咽干口燥，虚热烦躁，心烦失眠，舌质红苔黄等阴虚湿热为主的特征。

◇ 附子茯苓饮

【配方】附子 30 克，淫羊藿 15 克，茯苓 30 克，薏苡仁 30 克，干姜 10 克。

【用法】先将附子水煎 3 小时，再入其他中药煎 30 分钟后服用，本方每日 1 剂，分 3 次煎服，水肿消退后即可停用。

【功效】温肾健脾利水，主治肾病综合征脾肾阳虚所致水肿。

◇ 苏蝉六味地黄汤

【配方】紫苏叶 6 克，蝉蜕 3 克，熟地黄 18 克，山茱萸 9 克，黄芪 15 克，泽泻 10 克，山药 18 克，牡丹皮 9 克，桃仁 5 粒，玉米须 12 克，益母草 10 克。

【用法】清水文火煎，空腹服。每日 1 剂。

【功效】宣肺益肾，活血利水。主治肾病综合征。

◇ 癞蛤蟆末

【配方】癞蛤蟆 1 个、砂仁 15 克。

【用法】将砂仁捣碎为末，装入蛤蟆肚内（由口腔装入），后置青瓦上，文火将其焙干，共为细末。每服 3 克，每日 3 次。

【功效】治肾病综合征。

◇ 熟地山药丸

【配方】熟地、山药、山茱萸、茯苓各 50 克，牡丹皮 15 克，泽泻、车前子各 45 克，附子 40 克，肉桂 20 克，牛膝 30 克。

【用法】研末，蒸饼，和蜂蜜制成梧桐子大蜜丸。每次 6～9 克，日服 3 次，开水吞服。

【功效】治肾病综合征，偏于肾阳虚，无持续性高血压和肾功能不全者。

◇ 何首乌胎盘末

【配方】何首乌、山药、黄芪、太子参、甘草、胎盘各等份。

【用法】净选后共研细末。每服 3 克，1 日 2～3 次，温水送服。

【功效】主治肾病综合征、慢性肾炎。

◇ 丹参石韦末

【配方】丹参、石韦、黄芪、益母草各 30 克。

【用法】水煎服。每日 1 剂。

【功效】适用于肾病综合征。

擦鼻法与肾病综合征

用两手中指指腹擦鼻的两侧，由攒竹穴至迎香穴。有通鼻开窍之效，有利于防治肾病引起的体虚感冒。攒竹穴位于人体的面部，眉毛内侧边缘凹陷处（当眉头陷中，眶上切迹处）；迎香穴位于人体的面部，在鼻翼旁开约 1 厘米皱纹中（在鼻翼外缘中点旁，当鼻唇沟中）。

膀胱炎

膀胱炎有特异性和非特异性细菌感染。非特异性膀胱炎系大肠杆菌、变形杆菌、绿脓杆菌、粪链球菌和金黄色葡萄球菌所致。其临床表现有急性和慢性两种。

急性膀胱炎发病突然，排尿时有烧灼感，并在尿道区有疼痛感，有时有尿急和严重的尿频。上述症状白天、晚间均可发生，女性常见终末血尿，时有血尿块排出。患者感到体弱无力，有低热，也可有高热，以及腰背痛。

祛病小偏方

◇ 玉米须饮

【配方】玉米须60克。

【用法】玉米须洗净，用沸水冲泡，当茶饮。

【功效】玉米有利湿清肾的作用。本方对慢性膀胱炎、肾炎、胆囊炎、糖尿病、高血压、肥胖等疾病均有较好的治疗效果。

◇ 车前草猪膀胱汤

【配方】鲜车前草60～100克（干品用20～30克），猪膀胱200克，精盐适量。

【用法】上述材料同煮汤，加少许盐调味食用。

【功效】本方适用于膀胱炎、尿道炎、妇女湿热白带或黄带等症。

◇ 鸭跖草饮

【配方】鸭跖草60克，车前草50克，天胡荽15克，白糖适量。

【用法】水煎2次，去渣，分2次服，服时加少量白糖。

【功效】治疗膀胱炎、水肿。

◇ 马木汤

【配方】马鞭草20克，木贼10克。

【用法】水煎服。每日1剂，分2次服。

【功效】清热解毒，利湿通淋。主治急性膀胱炎。

◇ 青金竹叶汤

【配方】青金竹叶 15 克，生石膏 30 克。

【用法】用鲜青金竹叶、生石膏研碎，以水煎服。每日 1 剂，分 3 次服。

【功效】治急、慢性膀胱炎。减轻症状、消炎、止痛、利尿效果佳。

◇ 茴铃汤

【配方】小茴香、金铃子、泽泻、猪苓、木通、云苓各 6 克，牛膝 9 克，桂枝 3 克，白术 3 克。

【用法】水煎服。1 次服完。

【功效】治膀胱胀痛。

◇ 桐树花饮

【配方】带蒂泡桐树花 30 枚。

【用法】加水煎，去渣。顿服，

日 1 ~ 2 剂。

【功效】用于治疗急性膀胱炎。

◇ 金针菜汁

【配方】金针菜 60 克，砂糖 60 克。

【用法】加 3 杯水煮，熬至剩 2 杯的量时，喝其汁液。

【功效】金针菜有利尿抗炎的功效，即所谓利湿热的作用，它还有镇定精神的好处，能治好因尿道炎、膀胱炎引起的失眠。

◇ 莲藕甘蔗汁

【配方】莲藕汁 1 小茶杯，甘蔗汁 1 小茶杯混合。

【用法】1 天分 3 次喝完。

【功效】生莲藕汁和甘蔗汁有清热消炎的功能，所以用来治疗膀胱炎和尿道炎，颇有奇效。

膀胱炎注意事项

❶增加营养，忌食辛、辣等刺激性食物。

❷调整生活规律，适当休息，多饮水以增加排尿量。

运动法与膀胱炎

端坐在椅子上，小腿与地面呈直角，然后以膝盖为轴心前后轻移双脚，右小腿向前移动时，左小腿同时向后移动，两腿交替进行，以此拉动腹部、臀部、尾椎等部位的穴位，缓解膀胱炎症。

胆囊炎

胆囊炎是细菌性感染或化学性刺激引起的胆囊炎性病变，为胆囊的常见病。

胆囊炎多发于中年女性，患病以后可有上腹疼痛及消化不良等症状。腹痛可为针刺样或刀割样，并有规律性发作。有时还会引起恶心、呕吐、发热。常因饱餐、进食高脂肪、油类或寒冷等因素诱发。急性胆囊炎如治疗不及时或伴有胆囊内结石时常发展为慢性胆囊炎。

祛病小偏方

◇ 丹参三七汤

【配方】丹参 30 克，红枣 10 克，三七 25 克，精盐、味精各适量。

【用法】将丹参用布包好，红枣去核，三七去皮，洗净，加水炖至熟后，去布包，以精盐、味精调味，喝汤吃红枣。每日 1 剂。

【功效】丹参可清热凉血，疏肝利胆。适用于慢性胆囊炎肝区疼痛、大便燥结者。

◇ 猪肉鸡骨草汤

【配方】瘦猪肉 100 克，鸡骨草 60 克，红枣 3 个，精盐、味精各适量。

【用法】将猪肉洗净、切块。鸡骨草、红枣洗净，与猪肉一同放入锅中，加清水适量，武火煮沸后改用文火炖 1 小时加盐和味精调味后食用。

【功效】适用于胆囊炎。

◇ 小麦秆茶

【配方】鲜嫩小麦秆 100 克（采取春天已灌浆，尚未成熟的小麦），白糖少许。

【用法】小麦秆加水煮半小时左右，加白糖使之微甜代茶饮。每次半小碗，每日 3 次。

【功效】消炎利胆。适用于胆囊炎。

◇ 小白及饭

【配方】小白及 50 克，熊胆 10

克，蜂蜜、糯米各适量。

【用法】以假鳞茎入药，研碎煮糯米饭吃，每日 2 次，每日 1 剂；或研末加熊胆 10 克调匀，分 5 次对蜂蜜服。每日 2 次。

【功效】清肺利胆、解毒清热、补肾、镇痛。对于胆囊炎、胆绞痛有确切疗效，为独特方剂。

◆ 大黄白芍汤

【配方】大黄 45 克，白芍 60 克。

【用法】加水煎，去渣。频服，以缓泻为度。日 2 次。

【功效】治急性胆囊炎。

◆ 扁竹根饮

【配方】扁竹根、淫羊藿各 40 克。

【用法】水煎服。每日 2 次服完。

【功效】治急性胆囊炎。

◆ 柳汁苦胆液

【配方】嫩柳枝 20 克，猪苦胆 1 只，白糖适量。

【用法】将嫩柳枝煎成约 50 毫升汁液，然后趁热将猪苦胆汁混入，用白糖水送服。每次 25 毫升，每日 2 次。

【功效】治急性胆囊炎。

◆ 苍术饮

【配方】苍术 10 克，陈皮 6 克，枳壳 10 克，川楝子 12 克，厚朴 9 克，广木香 6 克，甘草 10 克，大黄 6 克。

【用法】水煎服。每日 1 剂，分 2 次服完。

【功效】用于治疗急性胆囊炎。

◆ 大黄芒硝末

【配方】大黄、芒硝各 30 克。

【用法】共为细末。每次服 10 克，每日 3 次。

【功效】用于治疗急性胆囊炎。

◆ 柴胡香附饮

【配方】柴胡、川楝、香附各 15 克。

【用法】水煎服。

【功效】治慢性胆囊炎。

◆ 白术陈皮汤

【配方】白术 12 克，白芍、陈皮各 10 克，防风 6 克。

【用法】水煎服。日 1～2 剂。

【功效】治慢性胆囊炎。

◆ 连翘白蔻仁

【配方】连翘、白蔻仁各 10 克，板蓝根 20 克。

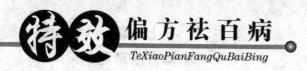
【用法】水煎服。

【功效】用于治疗慢性胆囊炎。

◇ **柴胡青蒿饮**

【配方】柴胡、青蒿、枳实、茯苓、郁金、陈皮、法半夏各10克，白芍药6~10克，威灵仙15~30克，生甘草3克。

【用法】水煎服。每日1剂，分2次服。

【功效】疏肝、利胆、和胃。主治慢性胆囊炎。

胆囊炎注意事项

❶食物以清淡为宜，少食油腻和炸、烤食物。

注意饮食卫生，食不过饱，平时以低脂肪、低胆固醇食物为佳，不吃肥肉、油炸等高脂肪食物。核桃、花生仁、腰果等含油脂多的食物也不宜多吃。

❷要改变静坐生活方式，多走动，多运动。

足底反射区与胆囊炎

胆囊反射区位于右足掌第3、第4跖骨向中上部，在肝反射区之内。手法为单食指扣拳法，以食指靠近手掌一端的指节顶点施力，定点向深部足跟方向顶压或压刮3~4次。适用于胆石症、胆囊炎及其他肝胆疾病。

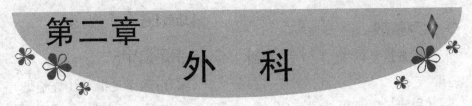

第二章
外 科

破伤风

　　破伤风是一种由破伤风杆菌经伤口侵入肌体而引起的急性特异性感染疾病。风毒自创口而入，袭于肌腠筋脉，内传脏腑，筋脉拘挛，产生大量外毒素而作用于中枢神经系统。其症发前一般表现为乏力、多汗、头痛、嚼肌酸胀、烦躁，或伤口有紧张牵拉感觉；多是由头面开始，扩展到肌体和四肢，临床表现为牙关紧闭，语言不清，张口困难，颈项强直，面呈苦笑，角弓反张，屈肘、半握拳、屈膝等。如稍有异物刺激，皆能引起全身性、阵发性肌肉痉挛和抽搐，以致营卫失和肌腠经脉，筋脉肌肉痉挛，有的还会出现发热、头痛、畏寒等症状。严重者可因身体衰竭、窒息或并发肺炎而危及生命。

祛病小偏方

◇ 香虫散

　　【配方】九香虫2个。

　　【用法】炒熟，研为末，黄酒冲服。

　　【功效】适用于破伤风。

◇ 天南星防风末

　　【配方】天南星、防风各等份，酒适量。

　　【用法】前味汤洗7次，后味玄叉股、共为细末。如破伤以药敷，贴疮口，然后以温酒调下3克。如牙关急紧，角弓反张，用药6克，童子小便调下，或因相打斗伤，内有伤损主人，以药6克，温酒调下。

　　【功效】适用于破伤风。

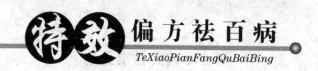

◈ 大河蟹散

【配方】大河蟹 1 个，黄酒适量。

【用法】大河蟹去壳、捣烂。用黄酒冲服，出微汗。

【功效】清热散风。适用于破伤风。

◈ 辟宫子丸

【配方】辟宫子 1 条（酒浸 3 日，曝干，捣罗为末），腻粉 0.15 克，酒适量。

【用法】上药，同研令匀，以煮槐和丸如绿豆大。不计时候，拗口开，以温酒灌下 7 丸，逡巡汗出瘥，未汗再服。

【功效】适用于破伤风，身体拘急，口噤，眼亦不开。

◈ 蝉蜕散

【配方】蝉蜕 500 克，黄酒适量。

【用法】焙干研末。每次以黄酒调服 45～60 克。日服 2 次。

【功效】适用于破伤风。

◈ 人手足指甲末

【配方】人手足指甲（烧绝烟）18 克，朱砂（别研）、天南星（姜制）、独活（去皮）各 6 克，酒适量。

【用法】上共为细末。分作 3 份，酒调服之效。

【功效】用于治疗破伤风，手足颤抖不已。

◈ 白僵末

【配方】白僵蚕、蝉蜕各 9 克，葱白 6 克。

【用法】以上捣研为末贴患处。

【功效】用于治疗破伤风。

◈ 松树根汁

【配方】鲜松树根 1 尺。

【用法】以火烧一端，另一端滴下的汁液，用碗或瓶盛接，搽于患处。

【功效】用于治疗破伤风。

痔 疮

痔疮又称痔，是肛门直肠下端和肛管皮下的静脉丛发生扩张所形成

 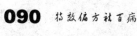

的一个或多个柔软的静脉团的一种慢性疾病。这种静脉团俗称痔核。按其生成部位不同分为内痔、外痔、混合痔 3 种，中医学一般通称为痔疮。多因湿热内积、久坐久立、饮食辛辣、或临产用力、大便秘结等导致浊气瘀血流注肛门而患病。

祛病小偏方

◇ 马钱子汁

【配方】生马钱子数枚，醋适量。

【用法】将生马钱子去皮放在瓦上用醋磨成汁，敷于患处。每日 1~3 次。

【功效】散结消肿，通络止痛。适用于外痔。

◇ 丝瓜末

【配方】丝瓜适量。

【用法】烧存性，研末，酒服 6 克。每日 1 剂。

【功效】主治肛门久痔。

◇ 鲜藕红糖汤

【配方】鲜藕 500 克，红糖 50 克，僵蚕 7 个。

【用法】洗净切片，3 味共煮，连汤食用。

【功效】适用于痔疮。

◇ 蚕豆叶汁

【配方】蚕豆叶、黄酒各适量。

【用法】蚕豆叶捣取汁，黄酒送服。

【功效】内痔出血。

◇ 无花果汤

【配方】无花果 10~20 颗（如无果，用根叶亦可）。

【用法】将上药加水 2000 毫升放在沙锅内煎汤。于晚上睡前 30 分钟，熏洗肛门 1 次，连续 7 次为 1 个疗程。无愈，可再继续 1 个疗程即愈。

【功效】主治痔疮。

◇ 鲜案板草浴

【配方】鲜案板草 2000 克（干品则 500 克）。

【用法】上药为 1 次药量，加水煎开 10 分钟后倒入盆中，待温时，坐浴 30 分钟，再将药渣敷于患处 30 分钟。每日 3 次，4 日为 1 个疗程。

【功效】主治外痔。

◇ 大蒜泥

【配方】生大蒜适量。

【用法】置火上烤熟后捣碎，包入消毒纱布，热熨局部。每日2次。

【功效】主治外痔。

◇ 鱼腥草汤

【配方】鱼腥草50克，明矾10克。

【用法】以上加水浸泡30分钟，煎汤去渣，熏蒸肛门，待药液温热时，用纱布蘸药敷洗患处。每日2次。

【功效】适用于外痔。

◇ 鲫鱼韭菜汤

【配方】鲫鱼1条（约200克），韭菜60克，酱油、精盐各适量。

【用法】将鲫鱼开膛去内脏洗净留鳞，把韭菜装入鱼腹，放盘内，加酱油、盐，蒸20分钟即可。食鱼肉饮汤。每日1次。

【功效】本方适用于痔漏、内外痔疮。

◇ 仙人掌甘草酒

【配方】仙人掌60克，甘草18克，白酒500毫升。

【用法】将药物浸泡白酒中，7天后饮用。每次10毫升，每天2次，空腹服用。

【功效】本方具有清热解毒、活血等功效。适用于痔疮出血。

◇ 绿豆猪大肠

【配方】绿豆200克，猪大肠1节。

【用法】将绿豆放入猪大肠内，两头扎紧，炖熟吃。

【功效】用于治疗内外痔。

◇ 香菜洗浴

【配方】香菜250克。

【用法】洗净香菜，趁热水熏洗患处。

【功效】用于治疗痔疮。

◇ 黑木耳汤

【配方】黑木耳25克。

【用法】将木耳洗净，加水少许，文火煮烂，服食。

【功效】益气，凉血，止血。主治内外痔疮。

◇ 牛肺蘸白糖

【配方】生牛肺150克，白糖25克。

【用法】牛肺洗净，切块，白水煮烂，用牛肺蘸糖吃。每日早、晚饭前各1次。注意禁用盐、酱油及辣物。

【功效】适用于痔疮。

◇ 南瓜子

【配方】南瓜子100克。

【用法】加水煎煮，趁热熏肛门。每日最少2次。熏药期间禁食鱼类发物。

【功效】对内痔有效，连熏数天即愈。

◇ 土豆片敷贴

【配方】土豆1个。

【用法】将土豆洗净后切3~5片薄薄的片，擦在一起敷贴在痔疮上，盖一层纱布，用胶布条固定好，次日早取下，土豆片呈干褐状，连续治两三天可愈。晚上睡觉前治疗为好。

【功效】主治痔疮。

◇ 黄桃夏熏洗液

【配方】大黄、桃仁、黄连、夏枯草各30克，红花、芒硝各20克。

【用法】将前5味药煎水去渣。加芒硝20克入煎液中拌匀。先用蒸汽熏洗肛门2~3分钟，待药液不烫时，坐入其内约20~30分钟。每日1~2次。

【功效】治疗血栓性外痔，一般1~2剂即可见效，2~3天痊愈。

◇ 云南白药粉末

【配方】药店所售瓶装云南白药粉末适量，酒精适量。

【用法】云南白药0.3~0.4克，口服，每日3次。另以云南白药加75%的酒精调成糊状，敷在痔上。日换1次。

【功效】活血止痛。主治外痔。

◇ 猪苦胆汁

【配方】猪苦胆汁适量。

【用法】外擦局部。每日2次。

【功效】治疗外痔。

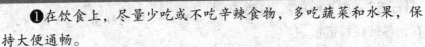

痔疮注意事项

❶在饮食上，尽量少吃或不吃辛辣食物，多吃蔬菜和水果，保持大便通畅。

❷不宜久坐或久立，应隔一段时间稍微活动一下，放松肌肉，做做提肛运动。

脱 肛

脱肛是指肛管和直肠的黏膜层以及整个直肠壁脱落坠出，向远端移位，脱出肛外的一种疾病。脱肛发病原因与人体气血虚弱、机体的新陈代谢功能减弱、自身免疫力降低、疲劳、酒色过度等因素有关。

易患人群多为老人、小孩、久病体虚者和多产妇。发病之初，患者可有肛门发痒、红肿、坠胀等表现，排便后脱出的黏膜尚能够自动收缩，但随着病情的加深，患者可能出现大便脓血、脱肛不收，此时则需要用手将直肠托回肛门。

祛病小偏方

◇ 陈醋煮大枣

【配方】陈醋 250 克，大枣 120 克。

【用法】将大枣洗净，用陈醋煮枣，待煮至醋干即成。分2或3次将枣吃完。

【功效】益气，散瘀，解毒。主治久治不愈的脱肛。

◇ 炒田螺

【配方】田螺 1000 克，红酒 50 毫升，各种调料适量。

【用法】洗净的田螺用剪刀把尖部剪去，净锅烧热后放油，下田螺翻炒，炒至螺口上的盖子脱落，放入酒、葱姜同炒，加盐、酱油、水焖 10 分钟，加胡椒粉翻匀出锅即可。佐餐食用。

【功效】除湿解毒，清热利水。用于治疗小儿脱肛。

◇ 香菜子米醋

【配方】香菜、香菜子、米醋各适量。

【用法】用香菜煮汤熏洗患部；同时用醋煮香菜子，用布包后趁热覆盖患部。

【功效】消肿化瘀。适用于痔疮肿痛、肛门脱垂。

◇ 猪肝黄连末

【配方】猪肝 200 克，黄连 3克，阿胶珠 5 克，川芎、艾叶各 6克，乌梅 10 克。

【用法】把猪肝放入锅内焙

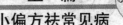
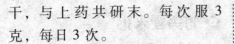

干，与上药共研末。每次服 3
克，每日 3 次。

【功效】本方养血厚肠，收敛
固涩。用于治疗痢久肛不收。

◇ 乌梅米醋熏洗

【配方】乌梅 50 克，米醋 30
毫升。

【用法】将乌梅加水煎煮，取
汁放入米醋，趁热熏洗患处，用
毛巾将直肠托回肛门内。

【功效】敛肺涩肠，解毒散瘀。
适用于脱肛。

◇ 五倍子艾叶熏洗

【配方】五倍子 30 克，艾叶
20 克。

【用法】加水煎汤，先熏后洗
肛门患处。

【功效】治脱肛。

◇ 茄根苦参熏洗

【配方】茄子根 80 克，苦参
60 克。

【用法】加水煎，熏洗患处。
每日 2 次。

【功效】用于治疗脱肛。

◇ 泽兰叶熏洗

【配方】泽兰叶 50 克。

【用法】将泽兰叶水煎，趁热
熏洗 1~2 次。

【功效】用于治疗小儿脱肛。

肛 裂

肛裂是一种肛管齿线以下皮肤全层皲裂的疾患，一般因热结肠燥或
阴津不足，燥屎裂伤肛门皮肤，或湿热下注所致。是以肛管皮肤及皮下
组织裂开或形成溃疡、便秘，排便时和排便后肛门部疼痛、出血为主要
表现的一种肛门疾病。

祛病小偏方

◇ 玄参地黄饮

【配方】玄参 20 克，生地黄 15
克，麦门冬 20 克，火麻仁 15 克，

冬瓜仁 12 克，杏仁 6 克，枇杷叶
（包煎）12 克。

【用法】水煎服。每日 1 剂，
饭前服。

【功效】增液滋阴，通便泄热。用于治疗粪便干结，肛门裂痛。

◇ 熟石膏

【配方】熟石膏15克，米砂1克，甘草5克，玄明粉1.5克，雄黄0.5克，梅片1克。

【用法】共研细末，过筛装瓶备用。用香油或凡士林调糊状涂患处。每日2~3次。

【功效】治肛裂。

◇ 忍冬藤饮

【配方】忍冬藤9克，连翘12克，天门冬、麦门冬各9克，生地黄9克，黄连1.5克，灯心草3克，莲芯1.5克，绿豆30克，玄参9克，生山栀9克，生甘草1.5克。

【用法】以上材料先泡后煎，每剂煎2次，取2次药液混合，再浓缩成100毫升，备用。每日服2~3次，每次服30毫升。

【功效】用于治疗肛裂。

◇ 大黄肉桂散

【配方】大黄6克，肉桂3克，代赭石2克。

【用法】共研细末，冲服。日服1剂。

【功效】用于治疗肛裂。

◇ 竹笋粳米粥

【配方】竹笋200克，粳米150克。

【用法】将竹笋洗净，切碎，加入将熟的粳米粥内，再煮数沸即可服食。每日1剂。

【功效】清热化痰，益气和胃。适用于脱肛、久泻久痢。

◇ 斑蝥蝓水

【配方】斑蝥蝓3个，红糖适量。

【用法】在斑蝥蝓身上撒少许红糖，待斑蝥蝓化成水后，涂擦患处，可止血。

【功效】本方用2~3日，可治愈肛裂出血。

◇ 萝卜泥敷脐

【配方】生萝卜1个。

【用法】生萝卜捣烂，敷填在肚脐中，用布裹紧，直至觉得有疮长出时，立即除去。

【功效】适用于脱肛，效果非常好。

◇ 无花果叶

【配方】无花果叶若干。

【用法】水煎，每日洗患处3~5次，也可浸毛巾湿敷。

【功效】本方治肛裂疗效佳。

◇ 鸡蛋黄热涂

【配方】鸡蛋黄1个。

【用法】将熟蛋黄揉碎用文火加热，取油涂患处。每日1~2次。

【功效】治肛裂，出血，疼痛。

◇ 蜗牛散

【配方】蜗牛适量。

【用法】将蜗牛焙干研末，放纱布上，然后用手拿纱布托回肛门。

【功效】脱肛。

➡ 肛裂注意事项 ⬅

❶养成良好的饮食习惯，多饮水，增加粗纤维性食物，如韭菜、芹菜、粗粮等。

❷勿久坐或久站，年老体弱者更应多参加适量体力劳动，经常练习肛门括约肌的舒缩运动。

疝 气

疝气是指人体组织或器官一部分离开了原来的部位，通过人体间隙、缺损或薄弱部位进入另一部位，俗称"小肠串气"。疝气脐疝、腹股沟直疝、斜疝、切口疝、手术复发疝、白线疝、股疝等多种类型，多是因为咳嗽、喷嚏、用力过度、腹部过肥、用力排便、妇女妊娠、小儿过度啼哭、老年腹壁强度退行性病变等原因引起。

祛病小偏方

◇ 荔枝核散

【配方】荔枝核50克，小茴香40克，青皮各30克。

【用法】以上材料研末。每次3克，1天3次。

【功效】荔枝核可疏肝理气、行气散结、散寒止痛。本方适用于寒凝气滞之疝气痛、偏坠、疼痛、睾丸肿痛等。

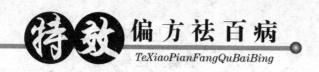
◇ **小茴香汤**

【配方】荔枝核 7 个，小茴香、乌药 6 克，橘核、海藻、陈皮、川楝、青皮各 3 克。

【用法】水煎服。每日 1 剂。

【功效】主治男子疝气病。

◇ **樱桃核**

【配方】樱桃核（陈醋炒）80 克。

【用法】将樱桃核研为细末，每次服 15 克，开水送下。

【功效】用于治疗疝气。

◇ **丝瓜陈皮汤**

【配方】干丝瓜 1 个，陈皮 15 克。

【用法】丝瓜焙干，研细。陈皮研细。2 味混合，开水送服。每次服 10 克，日服 2 次。

【功效】理疝消肿。主治小肠疝气肿痛。

◇ **龙眼核**

【配方】生龙眼核 60 克。

【用法】将龙眼核洗净，瓦上焙干为末，每日 10 克，以黄酒送服。

【功效】温阳散寒。用于治疗疝气疼痛。

◇ **茄蒂汁**

【配方】青茄蒂适量。

【用法】将茄蒂煎成浓汁。每次饮用 30 毫升，服用后再饮白糖水 1 杯。见效后继续服用 2 次，可痊愈。

【功效】理气，止痛。用于治疗疝气。

◇ **红皮蒜金橘饮**

【配方】红皮蒜 2 头，柑核 50 克，金橘 2 个，白糖 50 克。

【用法】蒜去皮，同其他 3 味用水 2 碗，煮成 1 碗。顿服。

【功效】消肿，止痛。主治疝气疼痛异常。

◇ **山楂红糖饮**

【配方】山楂 50 克，红糖适量。

【用法】将山楂洗净，加水煮烂后放红糖。每日分 2 次服完。

【功效】活血化瘀，温中散寒。主治小肠疝气、肠炎下痢。

◇ **炒食盐涂脐**

【配方】食盐、醋各适量。

【用法】食盐一撮，炒热。醋调涂脐中，上以艾绒搓成黄豆大，燃火灸之。

【功效】散寒，止痛。主治小儿疝气。

◇ 胡椒散

【配方】胡椒 15 粒。

【用法】研细，掺膏药上，烘热。贴阴囊上，痛即止，偏缩者贴小半边。

【功效】治寒疝、痛连小腹及睾丸偏缩者。

◇ 丁香肉桂末

【配方】丁香 4 克，肉桂 5 克，五倍子 8 克，朴硝 40 克。

【用法】将上述 4 味药材共研细末，用时取 5 克，加适量醋调匀做成饼状，贴于脐部，用胶布固定，隔 3 天换药 1 次。

【功效】适用于婴儿脐疝。

疗 疮

疗疮是一种由金黄色葡萄球菌所引发的疾病。该病发病迅速，身体各部都可发生，尤以颜面和手足多见。常见的疗疮主要有蛇头疗、鱼脐疗、眼疗和锁口疗。本病多因外感疫毒、内蕴内毒，毒疫积于皮肤，使气血凝滞而发病。

祛病小偏方

◇ 荔枝海带饮

【配方】海带 15 克，荔枝干果 5 枚，黄酒适量。

【用法】将上 3 味加水适量煎服。每日 1 剂。

【功效】适用于解疗毒。

◇ 瓜皮绿豆汤

【配方】冬瓜皮、西瓜皮、黄瓜皮、绿豆各 100 克。

【用法】加水煎 1000 毫升。分3 次服。

【功效】适用于疗疮初起或红肿疼痛者。

◇ 金银菊花汤

【配方】金银花、野菊花各 20 克，蒲公英 15 克，紫花地丁、紫背天葵子各 6 克。

【用法】以上煎 15～30 分钟，

取汁约 200 毫升。日服 3 次，黄酒为引，每日 1 剂。

【功效】用于治疗疔毒、痈疮。

◇ 黄连黄芩饮

【配方】黄连 10 克，黄芩 15 克，黄柏 12 克，连翘 12 克，生地黄 10 克，苏木 10 克，当归 12 克，羌活 10 克，独活 10 克，汉防己 10 克，知母 12 克，桔梗 10 克，甘草 3 克，防风 10 克。

【用法】水煎。每日 1 剂，分 3 次服。

【功效】清火解毒，和营散结。用于治疗疔疮初起、红肿明显寒热麻痒等证。

◇ 猪苦胆雄黄散

【配方】新鲜猪苦胆 1 个，雄黄 3 克，全蝎 2 只，蜈蚣 2 条，冰片 1 克。

【用法】药研末装入猪胆内包患指。

【功效】治手上疔疮。

◇ 生南星生附子敷贴

【配方】生南星、生附子各 60 克。

【用法】上药等量研细末，用香油搅拌敷在患处。

【功效】本方有解毒消肿的作用，对各种疔毒有较好的疗效。

◇ 轻粉松香散

【配方】轻粉、樟丹各 15 克，银杏、银朱、桃仁、血竭、乳香、没药各 10 克，松香 25 克，蓖麻仁 50 克，蟾酥冰片各 5 克。

【用法】以上共研细末，锤成膏状，如膏太干可适量加蓖麻油。疔疮初起时取适量的药膏敷在周围。

【功效】用于治疗各种疔疮未化脓者。

◇ 雄黄朴硝

【配方】雄黄、朴硝等份，猪胆、香油适量。

【用法】雄黄、朴硝共研末，调猪胆、香油擦于患部。

【功效】本方适用于蛇头疔。

◇ 葱蜜敷贴

【配方】葱、蜜、醋各适量。

【用法】刺破疔疮挤去败血，葱、蜜共捣，敷于患处，2 小时后用微温醋汤洗去。

【功效】主治疔疮恶肿。颜面部疔疮禁用此方。

◇ 蜂巢散

【配方】蜂巢 1 小片，乳香、没药、白芷、三黄（黄芩、黄柏、大黄）各 3 克。

【用法】蜂巢烧灰存性，其余

几味药物研末，将诸药混匀，调成药末调擦患处。每日2次。

【功效】本方适用于膝盖毒疗。

疥 疮

疥疮是一种由疥虫引起的慢性接触性皮肤病，多发于皮肤细嫩、皱褶处，传染性极强。疥疮的发生，大多是因个人卫生不良，或接触疥疮之人而被传，也有的是因风、湿、热、虫郁于肌肤而引起。一般都是由手指发生，渐渐蔓延到全身，只有头面不易波及。

祛病小偏方

◇ 百部根米酒饮

【配方】百部根5寸，米酒适量。

【用法】百部根火炙，切碎，加入适量米酒，浸7日空腹饮之。每日2～3次，每次1杯。

【功效】本法适用于疥癣。

◇ 荆芥地黄膏

【配方】荆芥末、生地黄各100克，茶酒适量。

【用法】以上研末调为丸，茶酒送下。

【功效】用于治疗疥疮。

◇ 红枣煮猪油

【配方】红枣、猪油各适量，白糖少许。

【用法】先将猪油烧热下大枣，再加少量水煮熟，后加白糖调食。

【功效】养血，润燥。适用于疥疮刺痒、脓疮遍身。

◇ 龟板酒

【配方】炙龟板80克，酒600毫升。

【用法】龟板锉末，酒浸10～15日。每次饮1～2杯，每日1～2次，酒尽可再添酒浸之。

【功效】本方具有补肾健骨之功。适用于疥癣死肌。

◇ 苦参荆芥丸

【配方】苦参150克，荆芥穗50克，茶适量。

【用法】研末炼蜜为丸清茶送服。

【功效】治疥癣。

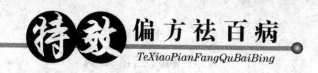

◇ 绿豆炖乳鸽

【配方】白乳鸽1只，绿豆150克，白酒15克。

【用法】将乳鸽除毛去内脏杂物，洗净，将绿豆纳入鸽腹内，加酒，加水炖煨至熟。可食可饮，每日1次。

【功效】清热解毒，润燥止痒。主治疥疮发痒难忍。

◇ 绿豆鲤鱼汤

【配方】鲤鱼1条（约200克），绿豆100克。

【用法】将鲤鱼去内脏后与绿豆同煮至熟透，喝汤吃肉。连服3~5天。

【功效】解毒消肿。主治毛囊炎。

◇ 黄芪当归汤

【配方】黄芪250克，当归25克，蒲公英30克。

【用法】水煎服。日服2次。

【功效】补气血，清热毒。主治脓疱疮。

◇ 海带水外洗

【配方】海带50~100克。

【用法】先洗去海带上的盐和杂质，用温开水泡3小时，捞去海带，加温水洗浴。

【功效】本方适用于疥疮。

◇ 杏仁大枫膏

【配方】杏仁、枫子各40个，枯矾9克，樟脑9克，轻粉9克，柏油烛90克，蛇床子9克。

【用法】以上研末涂之。

【功效】用于治疗疥疮。

◇ 韭菜大蒜敷贴

【配方】韭菜150克，大蒜5瓣。

【用法】将韭菜和大蒜捣烂，敷于患处。

【功效】解毒杀虫。适用于疥疮。

◇ 土烟叶

【配方】新鲜土烟叶（叶上有毛者佳）50克。

【用法】捣烂，泡开水洗浴。每日1次。

【功效】主治疥疮。

◇ 硫磺末油核桃膏

【配方】硫磺末、油核桃、生猪脂油各30克，水银3克。

【用法】捣药成膏擦患处。

【功效】治脓湿疥。

◇ 蜂窝硫磺油

【配方】马蜂窝2个，硫磺、雄黄各6克，香油适量。

【用法】将硫磺、雄黄研成细

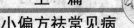
末，放入蜂窝孔内，蘸香油烧，用滴下的油搽患处。每日2次。

【功效】主治疥疮。

◇ **苦参花椒水**

【配方】苦参50克，花椒20粒。

【用法】将上药加清水适量，煎煮30分钟，去渣取汁，与2000毫升开水一起倒入浴盆中，先熏蒸擦洗患处，待温度适宜时洗浴。每日早、晚各1次，每次熏洗40分钟，连用3～5日。

【功效】用于治疗疥疮。

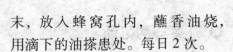

疥疮注意事项

❶少食辛辣刺激之物，忌烟酒，多吃水果蔬菜，保持大便通畅。

❷疥疮治好后，要将换洗衣服用热水消毒清洗，棉被也要晒晒太阳，以免再传染。

阑尾炎

阑尾炎是一种常见的腹部疾病，可分为急性和慢性2种。

临床上常有右下腹部疼痛、体温升高、呕吐和中性粒细胞增多等表现，是最常见的腹部外科疾病。

祛病小偏方

◇ **败酱薏苡仁附子散**

【配方】薏苡仁60克，炮附子6克，败酱草30克。

【用法】所有材料共研为细末，混合均匀。每次9克，每日2次，米汤送服。

【功效】薏苡仁可排脓消痈，振奋阳气。本方适用于化脓性阑尾炎，身无热，皮肤干燥粗糙。

◇ **葫芦种子煎剂**

【配方】葫芦种子、大血藤、繁缕各30克。

【用法】以上水煎后，分2次服用。

【功效】主治阑尾炎。

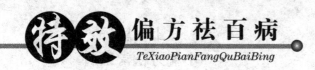
◇ 败酱草

【配方】败酱草 30 克，鬼针草 60 克，田基黄 30 克，苦枳 30 克。

【用法】以上洗净切碎，开水炖服。每日 1 剂。

【功效】该方的临床应用中，对慢性阑尾炎疗效颇佳。

◇ 鬼针草牛奶汤

【配方】鬼针草 30 克，牛奶 250 毫升，白糖适量。

【用法】水煎鬼针草 2 次，混合后与牛奶同煮，加入白糖，早晚分服。每日 1 剂。

【功效】鬼针草清热解毒、散瘀消肿、缓急止痛。可治疗急性阑尾炎。

◇ 红花蛇汤

【配方】白花蛇舌草、红藤各 31 克。

【用法】煎水对酒少量服，每天 2 次。每日 1 剂。

【功效】主治急、慢性阑尾炎。

◇ 香附汤

【配方】香附 15 克，栀子、枳实、桃仁、麦芽、山楂、木香、鸡内金各 10 克，远志、神曲、枳壳、甘草各 5 克。

【用法】水煎服。日 1 剂。

【功效】治慢性阑尾炎。

◇ 芥菜野菊花汤

【配方】芥菜 30 克，野菊花 30 克，藕节 20 克。

【用法】水煎。每日分 2 次服。

【功效】适用于急性阑尾炎。

◇ 白红草汤

【配方】白毛夏枯草、红藤各 30 克，枳壳、木香各 15 克。

【用法】水煎服。每日 1 剂。

【功效】适用于慢性阑尾炎。孕妇慎用。

◇ 马齿苋汁

【配方】鲜马齿苋 60～120 克，蜂蜜适量。

【用法】将马齿苋洗净，捣烂取汁调蜂蜜饮服。每日 2 剂。

【功效】清热解毒，散瘀杀虫。适用于急、慢性阑尾炎。

◇ 凤仙花汤

【配方】凤仙花全草 1000 克。

【用法】加水煎。分数次服。每日 1 剂。

【功效】用于治疗慢性阑尾炎。

◇ 芍药汤

【配方】赤芍药 50 克，泽泻 25 克，白术、茯苓各 12 克，当归、川芎各 10 克，败酱草 30 克。

 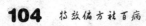

【用法】水煎服。每日1剂。

【功效】用于治疗慢性阑尾炎。

◇ 虎仗石膏

【配方】虎杖40克，石膏50克，冰片2.5克，醋适量。

【用法】共研为细末，用醋调成糊状，敷于右下腹部，外加油纸覆盖。每日换药3次。

【功效】本方适用于急性阑尾炎。

◇ 千里光饮

【配方】千里光15克，白花蛇舌草15克，鬼针草15克，败酱草15克，鲜黄蜀葵根适量。

【用法】每日1剂，水煎2次服，连服数剂。另可取鲜黄蜀葵根适量捣烂敷患处。

【功效】主治化脓性阑尾炎。

◇ 桃仁红花敷贴

【配方】桃仁、红花、紫荆皮、当归、赤芍药、乳香、没药、白芷、石菖蒲各10克，醋适量。

【用法】共研为末，以醋调敷。

【功效】用于治疗慢性阑尾炎、毒热型、高热不退、腹胀痛拒按、右下腹剧痛，乃至全身疼痛。

◇ 大田螺敷贴

【配方】大田螺若干，荞麦粉适量。

【用法】将肉捣烂用荞麦粉拌和，再捣之，摊于布上，贴敷于阑尾部位。

【功效】治慢性阑尾炎。

◇ 鲜姜芋头泥

【配方】鲜姜、鲜芋头、面粉各适量。

【用法】先将姜和芋头去粗皮，洗净，捣烂为泥，再加适量面粉调匀。外敷患处。每日换药1次，每次敷3小时。

【功效】散瘀定痛。主治急性阑尾炎及痛。

阑尾炎注意事项

❶勿暴饮暴食，不要过食油腻及生冷食物。

❷预防感染，驱除肠道寄生虫，清除机体感染病灶。

第三章 五官科

青光眼

青光眼是很常见的一种眼病，它是由于眼压增高而引起的视乳头损害和视功能障碍。正常人的眼压在 10～21 毫米汞柱，如在 21～24 毫米汞柱之间，则为青光眼可疑。青光眼可分为原发性青光眼（闭角型、开角型）、继发性青光眼、混浊性青光眼和先天性青光眼，中医统称为"五风内障"，基本病机为情志抑郁，气机郁结，肝胆火炽，神水积滞等所致。

祛病小偏方

◇ 当归川芎汤

【配方】当归、熟地各 5 克，川芎、白芍各 8 克。

【用法】水煎服。日服 2 次。

【功效】适用于青光眼。

◇ 黄连羊肝丸

【配方】白羊肝 1 具（竹刀切片），黄连 30 克，熟地黄 60 克，茶水适量。

【用法】将黄连、熟地黄研末。同捣为丸，如梧子大。茶水送服 50～70 丸，日服 3 次。

【功效】适用于青光眼。

◇ 牛奶冲鸡蛋

【配方】牛奶 200 毫升，鸡蛋 1 只，炒核桃仁 10 克，蜂蜜 20 毫升。

【用法】将炒核桃仁捣烂；鸡蛋打碎，冲入牛奶，放入核桃仁粉和蜂蜜，煮熟食用。分 1～2 次服，宜常服。

【功效】适用于原发性青光眼。

◇ 硼砂鸡蛋羹

【配方】硼砂 4.5 克，鸡蛋 1 枚。

【用法】将硼砂研面，把鸡蛋开一口装入药面，然后封住，用泥糊住，烧熟吃，每日 1 枚，常吃。

【功效】适用于青光眼。

◇ 黄芩沙参饮

【配方】黄芩 4.5 克，正北沙参 4.5 克，白术 6 克，甘草 6 克，当归 4.5 克，柴胡 6 克，升麻 6 克，陈皮 4.5 克，菊花 4.5 克，草决明 6 克，蒙花 4.5 克，谷精草 3 克，半红大枣 3 克。

【用法】水煎服。每日 2 次。

【功效】适用于青光眼。

◇ 决明子绿豆汤

【配方】绿豆 120 克，决明子 39 克。

【用法】水煎服。每日 1 剂，分 2 次服。

【功效】清肝明目。主治青光眼，双目红赤肿痛等。

◇ 五味女贞子汤

【配方】女贞子、茺蔚子各 10 克，五味子 8 克，夏枯草 12 克，茯苓 15 克。

【用法】水煎服。每日 1 剂，分 2 次服。

【功效】补益肝肾，利水明目。主治青光眼，伴头晕耳鸣、腰膝酸软、精神倦怠等。

◇ 生地熟地煎剂

【配方】生地、熟地各 18 克，丹皮、泽泻、茯苓、怀山药各 15 克，山萸肉、茺蔚子、菊花、当归、赤芍、知母各 12 克，荆芥穗 9 克。

【用法】水煎服。重者日 2 剂，缓解症状后每日 1 剂。

【功效】治阴虚火旺型青光眼。

◇ 萆薢滴液

【配方】萆薢 10 克，水 500 毫升。

【用法】浓煎为 10 毫升左右，过滤后装入眼瓶，点眼。5 分钟 1 次，半小时左右瞳孔缩小，延长至半小时点眼 1 次，直至瞳孔恢复正常。

【功效】用于治疗青光眼。

◇ 黑豆黄菊汤

【配方】黑豆 100 粒，黄菊花 5

朵，芒硝18克。

【用法】水1大杯，煎至7成。带热熏洗，5日1换，常洗可复明。

【功效】用于治疗青光眼、双目不明、瞳仁反背。

◇ 鲤鱼脑滴液

【配方】鲤鱼脑和胆汁各等量。

【用法】调匀，频点目眦。

【功效】适用于青光眼。

青光眼注意事项

➊ 在饮食上要增加营养，适量饮水。

➋ 保持居住环境的光线亮度适中，过亮或过暗都不宜。

沙　眼

沙眼是由沙眼衣原体引起的一种慢性传染性结膜炎和角膜炎。有发痒、流泪、怕光、疼痛、分泌物多、异物感等症状，严重者可造成眼睑内翻倒睫，损害角膜，致视力减弱，甚至失明。

祛病小偏方

◇ 川芎防风汤

【配方】正川芎4.5克，泗水防风、川羌活各9克，全当归、生地黄、实条芩、沙蒺藜、杭白菊、红花各6克。

【用法】水煎服。

【功效】适用于沙眼Ⅱ期，症见内眼板形成沙粒，滤泡增生。

◇ 苦瓜霜

【配方】苦瓜1个（大而熟的），芒硝15克。

【用法】将苦瓜去子留瓤，装入芒硝，悬于通风处，数日后瓜外透霜，刮取备用。每次用少许点眼，早、晚各点1次。

【功效】主治沙眼。

◇ 鲜猪胆

【配方】猪胆1个，冰片、硼砂各1.5克，黄连3克。

【用法】将后3味研细末，装入胆内，阴干，再研极细末，装瓶，勿令漏气，每次用少许点眼。每日2~3次。

【功效】主治粟粒增生及角膜血管翳较重，有过滤泡增生，自觉磨痛者。

◇ 秦皮汤

【配方】秦皮9~12克。

【用法】水煎，澄清，微温洗眼。每日2~3次。

【功效】用于治疗沙眼。

◇ 灯心草

【配方】菊花、艾叶、黄柏各12克，灯心草6克。

【用法】水煎，趁热熏洗患眼。

【功效】清热，祛湿，明目。适用于沙眼、眼睑里滤泡乳头较多者。

◇ 羊胆蜜冰散

【配方】羊胆1个，蜂蜜适量，冰片0.3克。

【用法】将蜂蜜装入羊胆中，扎紧胆口，阴干，加冰片研成细末，取少许点眼。每日2~3次。

【功效】适用于沙眼。

沙眼注意事项

❶勤洗手，避免以手按搓眼睛，不要乱用滴眼药水。

❷洗漱用品专人专用，公共场所洗具要天天消毒，以免交叉感染。

结膜炎

结膜炎，是对结膜组织在外界和机体自身因素的作用下发生的炎性反应的统称，是一种传染性很强的眼科常见病。临床以眼分泌物增多与结膜充血为主要症状。其病因多是由于结膜大部分与外界直接接触，容易受到周围环境中感染性（如细菌、病毒及衣原体等）和非感染性因素（外伤、化学物质及物理因素等）的刺激，而且结膜的血管和淋巴丰富，容易发炎、过敏。

祛病小偏方

◇ 合欢花蒸猪肝

【配方】合欢花 10 克，猪肝 150 克，盐少许。

【用法】将合欢花用水浸泡半日，再把猪肝切片，同放入碗中，加盐，盖上盖，隔水，蒸熟。吃猪肝。

【功效】消风明目，舒郁理气，养肝安神。适用于结膜炎、失眠。

◇ 羊胆汁

【配方】鲜羊胆 1 个，蜂蜜适量。

【用法】鲜羊胆洗净，以碗盛之，加蜂蜜 1 匙，隔水炖 1 小时，用小刀将羊胆刺破，使胆汁流出。饮其胆汁。3 天服 1 次，可服 3 次，无毒副作用。

【功效】清肝明目。适用于学龄儿童结膜炎反复发作者。

◇ 板蓝根白茅根煎剂

【配方】板蓝根、白茅根各 60 克（小儿药量减半）。

【用法】水煎。每日 1 剂。早、晚饭后服，小儿则少量频服。禁忌辛辣。

【功效】适用于急性、慢性结膜炎。

◇ 三草汤

【配方】金钱草、夏枯草、龙胆草各 30 克。

【用法】将 3 味水煎成 500 毫升药液。分早、晚 2 次服。

【功效】适用于急性结膜炎。

◇ 菊豆桑夏煎剂

【配方】杭白菊 12 克，黄豆 30 克，桑叶 12 克，夏枯草 15 克，白糖 15 克。

【用法】以上加水煎后，加白糖调味饮用。

【功效】主治结膜炎。

◇ 胖大海敷贴

【配方】胖大海 3~4 枚。

【用法】用温开水将其泡散。用 0.9% 生理盐水冲洗患眼后，将泡散的胖大海覆盖患侧上下眼睑（每只眼 1~2 枚），用纱布固定。每晚 1 次，每次 20 分钟，3~4 日即可治愈。

【功效】主治结膜炎。

◇ 黄瓜芒硝

【配方】老黄瓜 1 条，芒硝适量。

【用法】黄瓜上开小孔，去瓤，入芒硝令满，悬阴处，待硝透出刮下，点眼。

【功效】主治结膜炎。

◇ 黄连冰片

【配方】黄连 3 片，冰片 1 克，鸡蛋清 5 个。

【用法】将黄连洗净，水泡一夜。切片与冰片同放在蛋清内调匀，去面上泡沫，密封保存，每日用少许点眼。

【功效】清热，泻火，解毒。

适用于急性结膜炎。

◇ 鲜蒲公英熏洗

【配方】鲜蒲公英 60 克，生栀子 6 克。

【用法】水煎，头煎内服，2 煎熏洗，1 日 2 次。或以牛膝 6 克代栀子，用法同。

【功效】清热解毒，泻火。适用于急性结膜炎。

◇ 黄连花梅液

【配方】黄连 6 克，菊花、金银花各 30 克，乌梅 20 克，甘草、白矾各 10 克。

【用法】共放沙锅中，加水 1000 毫升，煎煮 20 分钟，过滤，取药液洗眼 10 分钟，再用小毛巾浸药液敷眼 20~30 分钟。早晚各 1 次，连用 4~5 日。

【功效】主治急性结膜炎。

结膜炎注意事项

❶忌食辛辣、刺激性食品，如葱、韭菜、大蒜、辣椒、羊肉、狗肉等，酒酿、芥菜、象皮鱼、带鱼、鳗鱼、虾、蟹等海腥发物最好也不要吃。

❷患者在用眼药水点眼时，不宜先点患眼后点好眼，以免引起交叉感染。

白内障

白内障是由于晶状体变混浊而引起视力下降或丧失的一种常见眼病，多发生于 50 岁以上的中老年人。

研究表明，遗传、紫外线、全身疾患（如高血压、糖尿病、动脉硬化）、营养状况等因素均可引发本病。

祛病小偏方

◇ 决明青葙子炖鸡肝

【配方】石决明 13 克，青葙子 9 克，黄柏 3 克，决明子 9 克，鸡肝 1 具。

【用法】将以上药材捣碎后用纱布包扎起来，以 3 碗水半碗米酒炖 1 具鸡肝每天服 1 帖，连续服 10～15 帖。

【功效】白内障初期患者用此方，有显著改善效果。

◇ 肝韭炒胡萝卜

【配方】羊肝、韭菜各 125 克，胡萝卜半个，调味品适量。

【用法】羊肝切片；韭菜切段；胡萝卜切片或切丝均可，以快火炒熟加以调味即可趁热食用。1 天吃 1 盘，吃 10～15 天。

【功效】初期患者常食用此方，病情可得到改善；老年人亦如此。

◇ 神曲磁石丸

【配方】神曲 120 克，磁石 60 克，琥珀末 15 克，朱砂 30 克，生蒲黄 15 克，蜂蜜适量。

【用法】以上共研线末，炼蜜为丸。每日早、中、晚各服 9 克。

【功效】用于治疗白内障。

◇ 熟地黄党参汤

【配方】熟地黄、党参、茯苓、炒山药各 15 克，菊花、黄精、制何首乌各 12 克，川芎 9 克，红花 10 克，沙苑子、白芍药、枸杞子、当归、女贞子、制桃仁各 12 克，车前子（包煎）、神曲、夏枯草各 10 克，陈皮 6 克。

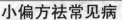

【用法】水煎服。

【功效】用于治疗老年性白内障初发。

◇ 黑豆红糖

【配方】黑豆、白扁豆各 30 克，黑枣 10 枚，红糖适量。

【用法】将 3 味药分别洗净，加水 500 毫升先用大火烧开后，加入红糖，转用小火煮至豆枣酥烂水干。分 1～2 次空腹服。

【功效】适用于老年性白内障。

◇ 百合枇杷鲜藕粥

【配方】鲜百合、枇杷（去核）、鲜藕切片各 30 克，淀粉适量，白糖少许。

【用法】将百合、枇杷果肉和藕片同煮，将熟时放入适量淀粉调匀成羹，食时加白糖少许，亦可放入少许桂花。

【功效】主治白内障。

◇ 枸杞子酒

【配方】枸杞子 60 克，白酒 500 克。

【用法】将枸杞子洗净，泡入白酒内封固，浸 7 天以上，每次饮 1 小盅，以晚睡前饮之为佳。

【功效】适用于肝肾不足证。主治老年性白内障。

◇ 水蛭浸蜂蜜

【配方】水蛭 7 条，蜂蜜 30 克。

【用法】水蛭浸入蜂蜜中 20 天。用浸后的蜂蜜点患处。1 日 2 次。

【功效】主治白内障。

◇ 白矾水

【配方】白矾 180 毫升，水 720 毫升，蜂蜜适量。

【用法】将白矾和水置铜器，水煎至一半，入蜜少许，用纱布过滤。每天点眼 3～4 次。

【功效】主治白内障。

◇ 橄榄核人乳

【配方】鲜橄榄核 1 枚，人乳适量。

【用法】把鲜橄榄核用刀切成两段，蘸人乳点眼。每日 2～3 次。

【功效】主治老年性白内障。适用于角膜云翳。

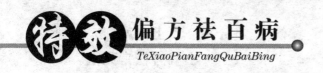

白内障注意事项

❶注意用眼卫生，读书、写字时应尽量避免直射的强光，外出或室内有强光时，可适当戴有色眼镜来保护眼睛。

❷对50岁以上的老年白内障患者来说，应定期复查，密切观察白内障的发展情况和视力被影响的程度，以便及时采取措施。

鼻　炎

鼻炎是发生在鼻腔黏膜和黏膜下层的急慢性炎症，主要表现为鼻塞、鼻流浊涕、嗅觉减退，并伴有发热、喷嚏、头痛、头胀、咽部不适等症。鼻炎有急性鼻炎、慢性鼻炎、萎缩性鼻炎、过敏性鼻炎之分。其中发病率最高的就是急性鼻炎和慢性鼻炎。

急性鼻炎大多因受凉后身体抵抗力减弱，病毒和细菌相继侵入引起，也可为某些以呼吸道为主的急性传染病的鼻部表现。急性鼻炎屡发可转为慢性，一些心脏病或肾脏病病人，因鼻腔长期或经常瘀血也可造成慢性鼻炎，另外，某些其他病症及粉尘、气体、温湿度急剧变化均可引起此病。

祛病小偏方

◇ **姜枣红糖茶**

【配方】生姜、红枣各10克，红糖60克。

【用法】前2味煮沸加红糖，当茶饮。

【功效】本方适用于急性鼻炎，症见流清涕。

◇ **刀豆酒**

【配方】老刀豆（带壳）约30克，黄酒1盅。

【用法】老刀豆焙焦，研细末，用黄酒调服。每日1~2次。

【功效】本方活血通窍。适用于慢性鼻炎。

◇ 鼻渊丸

【配方】广藿梗 125 克，苦丁茶 31 克，青黛 16 克，猪胆汁适量。

【用法】上药共研细末，以猪胆汁（10 个）拌和为丸，如梧桐子大。

【功效】主治慢性鼻窦炎。

◇ 猪脑川芎

【配方】猪脑（或牛、羊脑）2 副，川芎、白芷各 10 克，辛夷花 15 克。

【用法】将猪脑剔去红筋，洗净，备用。将川芎等 3 味加清水 2 碗，煎至 1 碗。再将药汁倾炖盅内，加入猪脑，隔水炖熟。饮汤吃脑，常用有效。

【功效】通窍，补脑，祛风，止痛。用于治疗慢性鼻炎之体质虚弱。

◇ 双豆汤

【配方】绿豆、防风、石菖蒲各 15 克，淡豆豉 20 克，生甘草、辛夷各 10 克，细辛 3 克。

【用法】水煎。日服 1 剂。

【功效】散寒除浊，开达肺窍。主治过敏性鼻炎。

◇ 辛夷饮

【配方】辛夷 30 克，辛夷花 6 克，薄荷 6 克，苍耳子 9 克，白芷 6 克，桑叶 9 克，菊花 9 克，金银花 12 克，连翘 12 克，桔梗 6 克，升麻 3 克，荆芥穗 3 克，甘草 3 克。

【用法】水煎服。每日 1 剂。

【功效】清热消炎，散风寒。主治鼻炎，症见鼻塞，流鼻涕，头晕疼。

◇ 杏苏汤

【配方】杏仁、苏叶、桔梗、前胡、甘草各 6 克。

【用法】水煎服。每日 1 剂，2 次分服。

【功效】主治过敏性鼻炎。

◇ 白菜萝卜汤

【配方】白菜心 250 克，白萝卜 60 克，红糖适量。

【用法】将上物水煎，加红糖适量，吃菜饮汤。

【功效】主治急性鼻炎。

◇ 白萝卜煮水熏鼻

【配方】白萝卜 4 根。

【用法】放入锅中加清水煮，

待煮沸之后，用鼻吸蒸气，数分钟后，鼻渐畅通，头痛消失。

【功效】本方适用于慢性鼻炎、鼻塞流涕、语音带鼻音。

◇ 桃树叶塞鼻法

【配方】嫩桃树叶 1~2 片。

【用法】将桃叶片揉成棉球状，塞入患鼻 10~20 分钟，待鼻内分泌大量清涕不能忍受时取出。每日 4 次，连用 1 周。

【功效】本法适用于萎缩性鼻炎。

◇ 芝麻油滴入法

【配方】芝麻油适量。

【用法】以芝麻油滴入每侧鼻腔 3 滴。每日 3 次。

【功效】清热润燥，消肿。用于治疗各种鼻炎。

◇ 斑蝥熏鼻法

【配方】斑蝥 25 克，藜芦 20 克，雄黄 50 克，紫草茸 50 克，诃子 50 克，川楝子 50 克，栀子 50 克，白檀香 50 克。

【用法】以上 8 味药粉碎成细末过筛，取适量放在无烟炭火上熏鼻。

【功效】治急慢性鼻炎均有效。

◇ 苍耳子涂鼻法

【配方】苍耳子 50 克，香油适量。

【用法】将苍耳子轻轻捶破，放入小锅中，加入香油 50 克，用文火煮沸，去苍耳子。待油冷后，装入干燥清洁的玻璃瓶内备用。用时取消毒小棉签蘸油少许，涂于鼻腔内。每日 2~3 次，2 周为 1 疗程。

【功效】适用于慢性鼻炎有效。

◇ 青苔塞鼻法

【配方】新鲜青苔适量。

【用法】将青苔溯洗干净，用纱布包好，备用。使用时将青苔塞入鼻腔，10 余小时更换新鲜青苔。若双侧鼻窦炎，应两侧交替使用。

【功效】消炎排脓。主治鼻窦炎。

◇ 侧柏仁鸡蛋

【配方】侧柏仁 30 枚，鲜鸡蛋 5 个。

【用法】加水小火煮 2 小时，取出用水凉过，只吃蛋。每日 1 剂，分数次服食，连服 3 日。

【功效】增强体质、调和气血。适用于因瘀血造成的慢性鼻炎。

鼻炎注意事项

❶加强身体锻炼、增强抵抗力。

❷关注冷暖变化，及时添加衣物，避免感冒发生；日常尽量用冷水洗脸。

鼻出血

鼻出血又称鼻衄，是一种常见的症状，一般发生在鼻中隔前部。轻者鼻涕中带血，严重者可出血不止，甚至引起失血性休克，反复出血者还会造成贫血。引起鼻出血的原因很多。

当鼻外伤、挖鼻、用力擤鼻涕时，鼻黏膜及鼻窦的血管扩张、充血，或黏膜糜烂，会引起出血。鼻黏膜干燥、鼻部肿瘤或异物等，也可导致鼻出血，除此之外，某些全身性疾病也可引起鼻出血，如心脏病、高血压、动脉硬化、血小板减少性紫癜、再生障碍性贫血、血友病、白血病、维生素 K 缺乏、流感、麻疹、传染性肝炎、小儿高热、妇女月经不调、代偿性月经（"倒经"）等。

祛病小偏方

◇ 空心菜白糖饮

【配方】空心菜 250 克，白糖适量。

【用法】将空心菜洗净，和糖捣烂，冲入沸水饮用。

【功效】本方清肝泻火、宁络止血。适用于肝火引起的鼻出血。

◇ 荠菜鲜藕汤

【配方】荠菜（带花）60 克，藕 100 克。

【用法】荠菜、藕洗净同煮。喝汤吃藕。每日 2 次。

【功效】本方适用于血热引起的鼻腔出血。

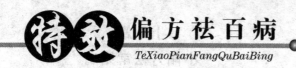

◇ 萱草姜茶

【配方】生姜汁1份，萱草根汁2份。

【用法】上药混合。每次15毫升。每日2次，温开水送服。

【功效】本方适用于阴虚火旺型鼻衄，症见鼻中出血、咽干口渴等。

◇ 墨旱莲汁

【配方】墨旱莲90克。

【用法】捣烂取汁服或水煎服。每日1剂。

【功效】适用于鼻出血。

◇ 仙鹤草红枣汤

【配方】仙鹤草（鲜）30克，红枣10枚。

【用法】水煎服（仙鹤草用鲜品，大枣手剖开入煎）。2日1剂，连用1个月。

【功效】强壮，止血。适用于经常鼻出血，疲乏无力。

◇ 栀子鸡蛋方

【配方】栀子20克，鸡蛋2个。

【用法】用水煎，待鸡蛋熟后，喝汤吃鸡蛋。每日1次，连用3～5日。

【功效】鼻出血。

◇ 木槿花豆腐方

【配方】豆腐250克，白木槿花10克，生石膏、白糖各30克。

【用法】先煎生石膏，再放入木槿花、豆腐，小火煎至豆腐有小孔状即入白糖。每日服1剂，喝汤吃豆腐，宜冷服。

【功效】本方具有清热滋阴，凉血止血的功效。适用于鼻出血。

◇ 桃花散塞鼻法

【配方】生大黄片45克，熟石灰240克。

【用法】将上药入铁锅同炒，以熟石灰变成桃花红色为度。剔除大黄片，将熟石灰研成细末（称为桃花散），贮于瓶内。同时取消毒棉球饱蘸桃花散塞于患部出血区。每日1～2次。

【功效】本方适用于鼻出血。

◇ 韭茶汁

【配方】韭菜500克。

【用法】韭菜洗净，绞汁。夏天冷服，冬天温服。

【功效】本方温脾暖胃、和中止血。适用于鼻出血伴脾胃虚寒者。

牙 痛

牙痛为口腔疾患常见的症状之一，以牙齿及牙龈红肿疼痛为主要表现，多因平时口腔不洁或过食膏粱厚味、胃腑积热、胃火上冲，或风火邪毒侵犯伤及牙齿，或肾阴亏损、虚火上炎、烧灼牙龈等引起。

祛病小偏方

◇ 西洋参饮

【配方】西洋参5克。

【用法】将西洋参研细末，用纱布包好，然后放入茶壶中，用沸水冲泡即可。可像喝茶一样饮用。

【功效】本方适用于阴虚发热、虚火等引起的牙痛。

◇ 石膏地黄煎剂

【配方】石膏（先煎）25克，生地黄16克，牛膝、麦门冬、知母、玄参各9克，牡丹皮5克，薄荷1克，精盐适量。

【用法】用清水2碗煎1碗，加精盐适量。

【功效】主治牙龈红肿疼痛。

◇ 仙人掌汤

【配方】仙人掌30克。

【用法】将仙人掌去皮刺洗净，入铁锅内，加水500毫升，煮沸20分钟，趁热喝汤。可同时将煎过的仙人掌服食，效果更佳。

【功效】用于治疗牙痛。

◇ 丝瓜清汤

【配方】丝瓜500克，鲜姜100克。

【用法】将鲜丝瓜洗净，切段，鲜姜洗净，切片，2味加水共煎煮3小时。日饮汤2次。

【功效】清热，消肿，止痛。主治牙龈肿痛、口干鼻涸、鼻膜出血（流鼻血）。

◇ 咸鸭蛋蚝豉粥

【配方】咸鸭蛋2个，蚝豉100克，米150克。

【用法】用水煮粥吃。

【功效】治牙痛。

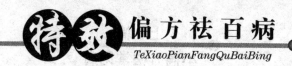
◇ 冰糖煮油条

【配方】油条（隔夜）3 条，冰糖 100 克，水 2 碗。

【用法】煮至糖溶。1 次服。

【功效】适用于牙痛。

◇ 生地防风汤

【配方】生地 30 克，防风 15 克，白芷 9 克。

【用法】水煎服。每日 1 剂。

【功效】止痛。主治牙痛。

◇ 大黄蜈蚣散

【配方】大黄 5 克，蜈蚣 1 条。

【用法】共研细末，温开水冲服，1 次服完。孕妇忌用。

【功效】泻火解毒。用于治疗牙痛。尤其适用于胃火牙痛。

◇ 菊花叶煎剂

【配方】菊花叶、地骨皮各 30 克。

【用法】水煎服。每日 2 ~ 3 次。

【功效】治各种牙痛。

◇ 薄荷蜂房煎剂

【配方】薄荷、白蒺藜、露蜂房各 15 克。

【用法】水煎。每日 1 剂，分 2 次口服。

【功效】祛风止痛。适用于风热牙痛。

◇ 杏仁大蒜外敷法

【配方】苦杏仁、大蒜各适量。

【用法】洗净脸部，苦杏仁、大蒜各捣碎成泥，外敷于太阳穴处，然后用胶布固定。

【功效】适用于缓解牙周炎、牙髓炎等引起的牙痛。

◇ 辣椒皮敷牙法

【配方】辣椒皮。

【用法】将辣椒皮切开反卷。放入痛牙。

【功效】用于治疗牙痛。

◇ 七叶一枝花敷法

【配方】七叶一枝花 10 克，冰片 1 克，食醋 20 毫升。

【用法】前 2 药共研细末，装瓶备用。用时以适量药末，加醋拌匀，成团状，敷于患牙痛处，每日数次。

【功效】适用于牙痛。

◇ 白菜根疙瘩滴耳法

【配方】白菜根疙瘩 1 个。

【用法】将白菜根疙瘩洗净，

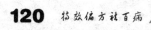

捣烂后用纱布挤汁。左边牙痛滴汁入左耳，右边牙痛滴汁入右耳。

【功效】清热，散风。主治风火牙痛。

◇ 酒煮黑豆漱口法

【配方】黑豆、黄酒各适量。

【用法】以黄酒煮黑豆至稍烂。取其液漱口多次。

【功效】主治虚火牙痛。

◇ 云南白药涂抹法

【配方】云南白药适量。

【用法】云南白药粉加热水调成稀糊状，直接涂在龋洞和牙龈上即可。

【功效】主治牙痛。

◇ 韭菜根花椒敷法

【配方】韭菜根 10 根，花椒 20 粒，香油少许。

【用法】洗净，共捣如泥状，敷病牙侧面颊上。

【功效】止痛。屡用效佳。

◇ 丁香油涂抹法

【配方】丁香油。

【用法】取 2 滴丁香油，涂抹在牙痛的部位。

【功效】对于因龋齿引发的牙痛具有显著的疗效。

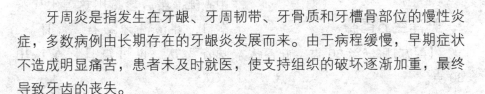

牙痛注意事项

在饮食上要少吃或不吃辛辣食物或甜食等刺激性食物。注意口腔卫生。早晚刷牙，饭后漱口。

牙周炎

牙周炎是指发生在牙龈、牙周韧带、牙骨质和牙槽骨部位的慢性炎症，多数病例由长期存在的牙龈炎发展而来。由于病程缓慢，早期症状不造成明显痛苦，患者未及时就医，使支持组织的破坏逐渐加重，最终导致牙齿的丧失。

牙龈出血、口臭是它的早期症状，一旦发现应早做治疗。

||||||||| 祛病小偏方 |||||||||||||||||||||||||||||➤

◇ 辛甘绿茶

【配方】绿茶 1 克，细辛 4 克，炙甘草 10 克。

【用法】后 2 味加水 400 毫升，煮沸 5 分钟，加入绿茶即可，分 3 次，饭后服。每日 1 剂。

【功效】本方适用于牙周炎、龋齿。

◇ 鲜鹤草根饮

【配方】鲜仙鹤草根 30 克，米泔水适量。

【用法】鲜仙鹤草根洗净，放在砧板上用刀背将其充分捶烂后，倒入碗内，用米泔水浸泡 30 分钟以上。用浸泡液 100 毫升反复含服。每日 4 次。

【功效】适用于牙周炎。

◇ 马鞭草煎剂

【配方】马鞭草 30 克。

【用法】水煎服。每日 1 剂。

【功效】用于治疗牙周病。

◇ 野泽兰五香藤

【配方】野泽兰 30 克，五香藤 30 克。

【用法】水煎服。每次 40 毫升。每日 3 次。

【功效】治牙周病。

◇ 鲫鱼散

【配方】大活鲫鱼 1 尾，五倍子、明矾各 6 克，黄酒适量。

【用法】鲫鱼去肠留鳞，五倍子、明矾研末填入鱼腹，以黄泥封固烧存性，研为细末（或为丸），以黄酒送下，每次服 3 克。每日 3 次。

【功效】适用于牙周炎。

◇ 金针生地汤

【配方】金针菜 60 克，生地 15 克，天冬 20 克。

【用法】水煎服。每日 1 剂，连服 5~7 日。

【功效】清热消炎，滋阴润燥。适用于牙周炎。

◇ 热姜水漱口法

【配方】生姜适量。

【用法】将生姜切片，放入水中煮沸，然后趁热用热姜水代茶漱口，并清洗牙结石。每日早、晚各 1 次。也可每日代茶饮用数次。

【功效】此法对保护牙齿、预防和治疗牙周炎颇为有效。

◇ 乌贼骨粉

【配方】乌贼骨粉50克，槐花炭、地榆炭、儿茶各5克，薄荷脑0.6克。

【用法】以上5味药对匀，装瓷瓶备用，每用时取少许刷牙。每日3次。

【功效】治牙周病。

◇ 丝瓜蔓藤搽牙法

【配方】丝瓜蔓藤20克。

【用法】阴干，火煅存性研末，搽牙缝，即止。

【功效】用于治疗牙周病。

◇ 爬岩姜漱口方

【配方】爬岩姜15克。

【用法】切细，泡开水含噙漱口。每日3次。

【功效】用于治疗牙周病。

◇ 芥菜秆涂抹方

【配方】芥菜秆。

【用法】芥菜秆烧焦存性，研为细末。涂抹患处。

【功效】清热消肿，止痛。用于治疗牙龈发炎、红肿疼痛。

◇ 瓦松漱口方

【配方】瓦松、白矾各适量。

【用法】等份水煎，徐徐漱之。

【功效】治牙周病。

◇ 大黄方

【配方】大黄20克，醋适量。

【用法】将上药浸醋含口中。每天含3~4次。

【功效】适用于牙周炎、牙龈脓肿、流脓。

◇ 青松果醋漱口方

【配方】青松果7个，醋200毫升。

【用法】用醋煎青松果数滚。待煎液凉后漱口，每次漱约10分钟，连漱3~5次。

【功效】清热凉血，止血。适用于牙龈出血。

◇ 酒煮鸡蛋

【配方】白酒100毫升，鸡蛋1个。

【用法】白酒倒入瓷碗中，用中火点燃，将鸡蛋打入，不搅动，不加调料，待火熄蛋熟，冷后顿服。每日2次。

【功效】适用于牙周炎。

→ **牙周炎注意事项** ←

❶注意口腔卫生，彻底去除牙石及不良修复体、充填体等刺激物。饭后用淡盐水漱口，减少病菌在口中存活的机会。

❷加强锻炼，最好每天做叩齿运动，早晚按摩牙龈。

口腔溃疡

口腔溃疡发生在口腔黏膜上的表浅性溃疡，大小可从米粒至黄豆大，呈圆形或卵圆形，溃疡面为口腔溃疡凹，周围充血。口腔溃疡具有周期性、复发性及自限性等特点，好发于唇、颊、舌缘等。发病原因多为局部创伤、精神紧张、食物、药物、激素水平改变及维生素或微量元素缺乏等。

||||||| 祛病小偏方 ||||||||||||||||||||||||||||→

◇ **西瓜汁**

【配方】西瓜适量。

【用法】取西瓜瓤榨汁，瓜汁含于口中，徐徐咽下。一天数次。

【功效】西瓜清热解毒。适用于口舌生疮，对治疗高血压也有一定疗效。

◇ **蜂蜜涂擦方**

【配方】蜂蜜适量。

【用法】将口腔洗漱干净，再用消毒棉签将蜂蜜涂于溃疡面上，15分钟后连口水一起咽下，一天可重复涂擦数遍。

【功效】蜂蜜可清热解毒，促进组织再生，对工作劳累、熬夜之后火气上升所致口腔溃疡有较好的治疗效果。

◇ **鸡蛋绿豆糊**

【配方】鸡蛋1个，绿豆适量。

【用法】绿豆放入陶罐内，冷水浸泡20分钟，再放到火上煮沸，沸至4~5分钟，取鸡蛋打入碗中调成糊状，舀绿豆水冲之，趁热饮下。每日早晚各1次。

【功效】对多发型口腔溃疡有

显著疗效。

◇ 淡竹叶粳米粥

【配方】淡竹叶30克，粳米50克，冰糖适量。

【用法】先将淡竹叶加水煎汤，去渣，用淡竹叶汤代水，加入淘净的粳米，煮至粥将成时加入冰糖拌匀，继续煮至粥汁稠黏，凉后食用。

【功效】对复发性口腔溃疡有奇效。

◇ 绿茶漱口法

【配方】绿茶适量。

【用法】用沸水冲泡浓绿茶，在口腔内含漱即可。

【功效】坚持用绿茶漱口，能加快口腔溃疡的愈合。

◇ 细辛糊贴脐法

【配方】细辛、蜂蜜各适量。

【用法】研粉，每次取2克，与蜂蜜调成糊，放于纱布中，贴脐，胶布密封。每日换药1次，连用1周。

【功效】主治多发性口腔溃疡。

◇ 黄柏吴茱萸敷足法

【配方】黄柏9克，吴茱萸4.5克，鸡蛋清适量。

【用法】共研细末，与鸡蛋清调成药饼，贴敷两足心，外裹以纱布。每日换药1次。

【功效】主治多发性口腔溃疡。

◇ 苹果胡萝卜汁

【配方】苹果250克，胡萝卜200克。

【用法】洗净，绞汁，混合均匀。分2~3次服。

【功效】用于治疗口腔溃疡，口腔炎。适用于热病初起，口舌生疮，口腔糜烂。

◇ 雪梨萝卜汤

【配方】雪梨250克，萝卜200克，冰糖适量。

【用法】将雪梨去皮核，洗净切片，萝卜洗净切片，同放于沙锅中，加清水500毫升，大火烧开后，加入冰糖，煮至酥烂，分2次食梨和萝卜，喝汤。

【功效】用于治疗口腔溃疡，口腔炎。适用于热病初期，口舌生疮，口腔糜烂。

◇ 核桃壳饮

【配方】核桃10枚。

【用法】将核桃敲开后去肉，取壳用水煎服。以代茶饮，服1天，口腔溃疡疼痛减轻，溃疡面

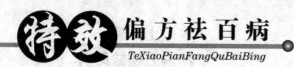

缩小。连服 3 天，可基本痊愈。

【功效】适用于口腔溃疡。

◇ 向日葵秆方

【配方】向日葵秆内的心，香油适量。

【用法】烧成炭，用香油调匀，搽于患处。

【功效】用于治疗口疮、口腔炎。

◇ 维生素 C 法

【配方】维生素 C 片适量。

【用法】研成粉末，敷在口腔溃疡处，每日 2～3 次。如溃疡面较大，应先用刮匙清除溃疡面上的渗出物，再敷维生素 C 粉末。

【功效】消炎解毒。用于治疗口腔溃疡，一般 1～3 日可痊愈。

◇ 蛋黄油

【配方】鸡蛋 1 个。

【用法】将鸡蛋煮熟，再取蛋黄放在火上炼油，用蛋黄油搽患处。

【功效】用于治疗口疮。

◇ 明矾巴豆膏

【配方】明矾、巴豆（去壳取净仁）各 1 克。

【用法】上药混合捣融如膏状，制成小丸，取药 1 丸，放于圆形胶布中间，贴于印堂穴上，24 小时取掉，一般 2～3 天自愈。

【功效】解毒收敛，燥湿。适用于口腔溃疡、口腔炎。

口 臭

口臭是指因胃肠积热、口腔疾病、慢性疾病而致呼气时口内发出难闻的气味。

口臭常是某慢性病变的一种症状，口腔、鼻咽、呼吸和消化系统及一些全身疾病，都能引起口臭。此外，不注意口腔卫生、不良的饮食习惯等，也可诱发口臭。

祛病小偏方

◆ 薄荷薏苡仁煎剂

【配方】薄荷、薏苡仁、荆芥穗、滑石、石膏各 9 克，桔梗、枳壳、生地黄、白僵蚕、黄柏各 6 克，防风、前胡、猪苓、泽泻各 4.5 克，黄连、竹叶各 3 克，青黛 1.5 克。

【用法】水煎服。每日 1 剂。

【功效】用于治疗口腔干燥及口臭。

◆ 莲芯茶

【配方】莲子芯 3~5 克。

【用法】将莲子芯放入杯中，用沸水冲泡，代茶饮用。每日 1~2 剂。

【功效】清心泻火。适用于口臭。

◆ 荔枝肉含方

【配方】荔枝肉 2 枚。

【用法】每晚临卧时含于口中，次早吐出，连用半月。

【功效】主治口臭。

◆ 葛根粉漱口法

【配方】粉葛根 30 克，藿香、白芷各 12 克，木香 10 克，公丁香 6 克。

【用法】加水煎汤，时间不宜久煎，分多次含漱。每日 1 剂。口腔溃疡者不宜采用。

【功效】用于治疗口臭。

◆ 大黄末方

【配方】大黄、冰片各适量。

【用法】大黄炒炭为末，每天晨起用大黄炭末适量酌加少许冰片，刷牙漱口。

【功效】治口臭。

◆ 石膏煅漱口法

【配方】石膏煅、硼砂各 1.5 克，黄柏、甘草各 0.9 克，青黛 0.6 克，牛黄、冰片各 0.3 克。

【用法】共研极细末。先以板蓝根、金银花各 10 克浸水漱口，再含药末少许，日 3~6 次。

【功效】治慢性口腔干燥及口臭。

◆ 老丝瓜汤

【配方】鲜老丝瓜 1 根，盐少许。

【用法】将丝瓜洗净，连皮切段，加水煎煮，半小时后放盐，再煮半小时即成。每日服 2 次。

【功效】适用于口臭、骨节酸

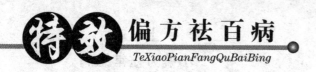

痛，尿道灼热刺痛，有较好疗效。

◇ 含醋除口臭

【配方】醋适量。

【用法】将适量的醋倒入茶杯，徐徐含咽。

【功效】除口臭。适用于口臭，尤其是大蒜引起的口臭，牙周炎亦可用。

口臭注意事项

❶保持清淡饮食，忌烟、酒。

❷睡前刷牙，饭后漱口，养成良好的口腔卫生习惯。

咽　炎

咽炎是一种常见的上呼吸道炎症，可分为急性和慢性2种，多与过度使用声带，吸入烟尘及有害气体，过度吸烟、饮酒等因素有关。主要表现为咽干、发痒、灼热，甚者有咽痛、声音嘶哑、咳嗽、发热等症状。急性咽炎常因感染病毒、细菌或受烟尘、气体刺激所致。起病急，初起咽部干燥、灼热，继而疼痛，可伴发热、头痛、声音嘶哑、咳嗽等症状。慢性咽炎常常因急性咽炎未彻底治愈而成。

祛病小偏方

◇ 荸荠汁

【配方】生荸荠适量。

【用法】荸荠洗净切碎，用纱布绞取汁。不定量服用。

【功效】本方可养阴生津，利咽。适用于咽喉炎。

◇ 绿豆荷花煎剂

【配方】绿豆、荷花各30克，五味子6克。

【用法】水煎服。每日1~2次。

【功效】适用于咽喉炎。

◇ 蒲公英板蓝根煎剂

【配方】蒲公英50克，板蓝根30克。

【用法】水煎。每日1剂，分2次口服。

【功效】清热解毒。用于治疗咽喉炎。

◇ 乌梅甘草茶

【配方】乌梅肉、生甘草、沙参、麦冬、桔梗、玄参各等份。

【用法】将上药捣碎混匀。每用15克，放入保温杯中，以沸水冲泡，盖严浸1小时。代茶频饮。每日3次。

【功效】本方适用于肺热伤阴型慢性咽炎。

◇ 海带白糖方

【配方】水发海带500克，白糖250克。

【用法】将海带洗净、切丝，放锅内加水煮熟后捞出，拌入白糖腌渍1日后食用，每服50克。每日2次。

【功效】本方利咽。适用于慢性咽炎。

◇ 金银麦冬茶

【配方】金银花、麦冬各10克，胖大海2枚。

【用法】上药用开水冲泡，代茶呷饮。

【功效】清热，养阴，利咽。主治慢性咽炎。

◇ 泽漆大枣方

【配方】泽漆120克，大枣10枚。

【用法】水煎服。每日2次。

【功效】清热利咽。适用于急性咽炎，伴有咳嗽者。

◇ 罗汉果速溶饮

【配方】罗汉果250克，白糖100克。

【用法】罗汉果洗净，打碎，加水适量，煎煮。每30分钟取煎液1次，加水再煎，共煎3次，最后去渣，合并煎液，再继续以小火煎煮浓缩到稍稠将要干锅时，停火，待冷后，拌入白糖把药液吸净，混匀，晒干，压碎，装瓶备用。每次10克，以沸水冲化饮用，次数不限。

【功效】本方具有疏风清热的功效。适用于急性咽炎。

◇ 苏子酒

【配方】苏子1000克，清酒3000毫升。

【用法】苏子捣碎，用纱布包好，放入酒中，浸2夜即可。少量饮服。

【功效】本方可消痰下气、润肺止咳。适用于风热型急性咽炎。

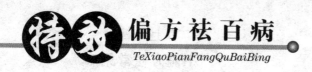
◇ 橄榄酸梅汤

【配方】鲜橄榄（去核）60克，酸梅10克，白糖适量。

【用法】将橄榄、酸梅洗净捣碎，一同放入沙锅内，水煎去渣，加入白糖调服。每日2剂。

【功效】清热解毒，生津止渴。主治急性扁桃体炎、急性咽炎、酒精中毒、烦渴等。

◇ 百合生地粥

【配方】生地黄30克，百合、粳米各50克，白糖适量。

【用法】先将生地黄加水800毫升，煎半小时，去渣留汁于锅中，再将百合、粳米放入慢熬至粥成，下白糖，调匀。分1～2次空腹服。

【功效】适用于胃肺伤阴，咽喉微痛，咳声嘶哑的慢性咽喉炎。

◇ 猫爪草煎剂

【配方】猫爪草25克，绿豆50克。

【用法】上药加适量水，煎取500毫升，分3次饮用。

【功效】治疗慢性咽炎。

◇ 绿豆芽木蝴蝶饮

【配方】绿豆芽50克，木蝴蝶10克，冰糖适量。

【用法】滚开水150毫升，温浸10分钟，当茶饮。

【功效】清肺利咽。适用于声音嘶哑、咽喉痹痛，咳嗽。

◇ 口含牙皂蛋清方

【配方】鸡蛋清1个，猪牙皂角1.5克。

【用法】将皂角研为细末，与鸡蛋清调匀，噙口内使口水流出为度。

【功效】本方疏风清热。适用于风热引起的急性咽炎。

◇ 西瓜白霜

【配方】大西瓜1个，朴硝适量。

【用法】在西瓜蒂上切一小孔，挖去瓤子，装满朴硝，仍以蒂部盖上，用绳缚定，悬挂于通风处，待析出白霜，以鹅毛扫下，研细，贮于瓶中备用。用时以笔管将白霜吹于喉部。

【功效】清热，消肿。主治咽喉炎。

◇ 甘桔饮

【配方】桔梗6克，生甘草3克。

【用法】共研为粗末，置杯中，

以沸水浸泡，温浸片刻。代茶频饮。每日2次。

【功效】桔梗祛痰利咽，开声音。甘草清热解毒。本方可清肺生津，利咽。适用于慢性咽炎。

咽炎注意事项

❶在饮食方面宜吃清淡多汁的各种新鲜蔬菜瓜果，宜吃具有散风清热、生津利咽作用的食物；忌吃辛辣刺激性食物，忌吃温热上火的食物，忌吃煎炒香燥伤阴的食物。

❷保持口腔的清洁，增强体质，预防感冒。

扁桃体炎

扁桃体炎即扁桃体发炎，是指位于咽部的扁桃体的非特异性炎症，由病毒或细菌感染引起。

扁桃体炎有急慢性之分。急性扁桃体炎多见于10～30岁之间的青年人，好发于春秋季节，通常与急性咽炎同时发生，主要由细菌感染而引起，常见致病菌为溶血性链球菌、葡萄球菌和肺炎双球菌。细菌通过空气、飞沫、食物或直接接触而传染。慢性扁桃体炎多由扁桃体炎的急性反复发作或隐窝引流不畅，细菌在隐窝内繁殖而导致，也可继发于某些急性传染病，如猩红热、麻疹、白喉等。

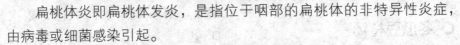

祛病小偏方

◇ **金银花煎剂**

【配方】金银花30克，山豆根15克，甘草6克，硼砂1.5克。

【用法】前3味药煎煮，冲服硼砂。每日2次，每天1剂。

【功效】金银花既能宣散风热，还善清解血毒。本方适用于各种热病，可治疗扁桃体炎。

◇ **胖大海甘草茶饮**

【配方】胖大海4颗，甘草3克，冰糖适量。

【用法】将胖大海、甘草洗净

放入碗内，冲入沸水，加盖闷半小时左右，加入适量冰糖调味，慢慢饮用。隔4小时再泡1次。每天2次。

【功效】胖大海可清热、润肺、利咽。主治干咳无痰、喉痛等症。本方对急性扁桃体炎疗效明显。

❖ 丝瓜汁

【配方】鲜嫩丝瓜3条。

【用法】将丝瓜洗净，捣烂取汁，每次饮1杯。每日2~3次。

【功效】清热解毒，消肿止痛。主治咽炎、咽喉疼痛及扁桃体炎。

❖ 冬瓜豆楂汤

【配方】冬瓜瓤100克，土豆5克，山楂20克。

【用法】以上3味共洗净切碎，加水煎服。每日1剂，2次分服。

【功效】清热解毒，利水消肿，活血止痛。主治急性扁桃体炎，症见咽部疼痛、吞咽不适、吞咽或咳嗽时疼痛加剧。

❖ 蒲公英饮

【配方】蒲公英30克（鲜品加倍）。

【用法】用米泔水或清水煎服。

【功效】适用于急性扁桃体炎。

❖ 黑木耳粉

【配方】黑木耳10克。

【用法】将黑木耳焙干，研成细面。用小细管吹向喉内，数次即愈。

【功效】凉血止血，润燥生肌。适用于扁桃体炎。

➡ 扁桃体炎注意事项 ⬅

❶养成良好的生活习惯，保证充足的睡眠时间。

❷随天气变化及时增减衣服，去除室内潮湿的空气。

❸患病儿童应养成不挑食、不过食的良好习惯。

中耳炎

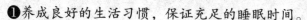

中耳炎就是中耳发炎，是累及中耳全部或部分结构的炎性病变，常

发生于 8 岁以下儿童，其他年龄段的人群也有发生，通常是普通感冒或咽喉感染等上呼吸道感染所引发的疼痛并发症。慢性中耳炎是中耳黏膜、鼓膜或深达骨质的慢性炎症，常与慢性乳突炎合并存在。急性中耳炎未能及时治疗，或病情较重，也可能形成慢性中耳炎。

祛病小偏方

◇ 五倍子枯矾

【配方】五倍子（烧存性）5克，枯矾 2 克。

【用法】共研细末，擦净耳内后吹入少许。

【功效】适用于中耳炎。

◇ 二地二冬猪脊汤

【配方】猪脊髓 200 克，熟地、生地各 15 克，麦冬、天冬各 20 克。

【用法】将全部用料洗净后放入炖盅内，加清水适量，文火炖 3 小时调味食用。

【功效】主治慢性化脓性中耳炎。

◇ 枣肉枸杞子粥

【配方】枣肉 15 克，桂圆肉、枸杞子各 20 克，粳米 100 克。

【用法】煮粥，粥煮好后加适量白糖调味服用。每日 2 次。

【功效】主治慢性化脓性中耳炎。

◇ 白茯苓粥

【配方】白茯苓 15 克，粳米 50 克。

【用法】白茯苓研细末，与粳米入沙锅内，加水 500 毫升，煮成稠粥。每日 2 次，分早晚温热服食。

【功效】本品健脾渗湿。适用于化脓性中耳炎。

◇ 大蒜丝瓜汁滴耳法

【配方】大蒜 2 头，丝瓜 1 根。

【用法】所有材料洗净，共捣烂，用布包挤汁，滴耳，每次 3~4 滴。每日 3 次。

【功效】主治中耳炎。

◇ 石榴皮末吹耳法

【配方】石榴皮适量。

【用法】将石榴皮炒焦研末，吹入耳内。每天 1 次，第 2 天清洗耳道，继续向耳内吹入 1 次。

【功效】石榴皮具有抗菌作用。本方适用于化脓性中耳炎。

◇ 橘树叶

【配方】橘树嫩叶 50 克，香油适量。

【用法】将橘树嫩叶捣烂，装布包浸入香油内，取少许油滴耳。

【功效】祛湿化痰，理气止痛。适用于慢性中耳炎。

◇ 鲤鱼胆汁

【配方】鲤鱼胆汁适量。

【用法】用双氧水将耳内脓水擦洗干净，滴入鲤鱼胆汁，然后以棉花球堵塞耳孔。每日滴 1 次，3 次可愈。

【功效】清热解毒，消炎祛肿。适用于急性和慢性中耳炎。

◇ 黄连散

【配方】黄连、青黛、冰片各适量。

【用法】共研细末，贮瓶备用。用时，先用 3% 过氧化氢清洗患耳，再将少许药末吹入耳道，使药末穿过鼓膜穿孔。每天 2 次，5 天为 1 个疗程。

【功效】清热解毒，收湿生肌，开窍定痛。适用于急、慢性化脓性中耳炎。

◇ 蛋清香油滴耳法

【配方】香油、蛋清各 10 毫升，即 1/5 个鸡蛋的蛋清量。

【用法】将香油和蛋清充分搅拌均匀。将耳内脓液清除干净，滴入 2～5 滴调好的滴耳液。每日 1 次。

【功效】本方可用于急性化脓性中耳炎。

◇ 木鳖子油滴耳法

【配方】木鳖子 3 个，香油适量。

【用法】将木鳖子劈开，滴入香油适量煎至黑色，晾凉，取油滴耳。早晚各 1 次，每次 3～4 滴，滴完后扯耳轮活动几下，以促进药物吸收。

【功效】木鳖子有消肿散结的功效。适用于中耳炎。

◇ 韭菜汁滴耳法

【配方】韭菜汁 50 克，明矾少许。

【用法】将明矾加入韭菜汁中。滴入患耳内，每次 2 滴。每日 3 次，连用 3～4 日。

【功效】适用于中耳炎。

◇ 胡桃油冰片

【配方】胡桃仁、冰片各 3 克。

【用法】将胡桃仁用布包好，加压挤油贮于碗内，放入冰片浸泡使其溶解。用时洗净耳内外，以棉球拭干，将此油滴于耳内。每日 1～2 次，5～10 天可愈。

【功效】清热，消肿。适用于化脓性中耳炎。

中耳炎注意事项

❶不要服热性补药，如人参、肉桂及附子、鹿茸、牛鞭、大补膏之类。

❷挖耳朵所使用的挖耳器须消毒干净。小虫进入耳道，不要急躁，也不要硬捉，可滴入食油泡死小虫后捉取。

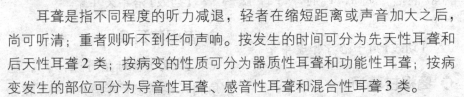

耳 聋

耳聋是指不同程度的听力减退，轻者在缩短距离或声音加大之后，尚可听清；重者则听不到任何声响。按发生的时间可分为先天性耳聋和后天性耳聋 2 类；按病变的性质可分为器质性耳聋和功能性耳聋；按病变发生的部位可分为导音性耳聋、感音性耳聋和混合性耳聋 3 类。

造成耳聋的原因很多，如遗传、产伤、感染、药物应用不当、免疫性疾病、生理机能退化、某些化学物质中毒等。

祛病小偏方

◇ 黄酒炖乌鸡

【配方】雄乌鸡 1 只，黄酒 1000 毫升。

【用法】将乌鸡去毛，洗净，加入黄酒，先用大火烧沸，然后再改用小火炖熟。食肉饮汤。每日 1 次。

【功效】乌鸡性平、味甘，具有滋阴清热、滋补肝肾、气血双补的功效。本方适用于肾虚引起的耳聋或老人耳聋以及小便频数等。

◇ 干嚼核桃仁

【配方】核桃仁 5 个。

【用法】晨起细嚼核桃仁，徐徐咽下，可经常食用。

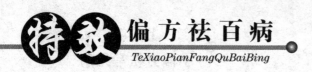

【功效】核桃仁可补肾、温肺、润肠。适用于腰膝酸软，虚寒嗽喘，安神补脑。本方适用于虚证耳鸣、耳聋。

◇ 柴胡川芎液

【配方】柴胡 12 克，制香附 9 克，川芎 12 克，石菖蒲 12 克，骨碎补 9 克，六味地黄丸（包煎）30 克。

【用法】先把上药用水浸泡 30 分钟再放火上煎煮，开后 15 分钟即可。每剂煎 2 次，将 2 次煎出的药液混合。每日 1 剂，每日服 2 次。

【功效】用于治疗肾虚耳聋。

◇ 葛根甘草汤

【配方】葛根 20 克，甘草 10 克。

【用法】将葛根、甘草水煎 2 次，每次用水 300 毫升煎半小时，两次混合。分 2 次服。

【功效】改善脑血流、增加内耳供血。适用于突发性耳聋。

◇ 猪肾粥

【配方】猪肾 1 对，粳米 100 克，葱白 2 根，薤白 7 枚，人参、防风各 5 克。

【用法】猪肾去膜切片，其他

共为末，同粳米煮粥同食即可。

【功效】用于治疗老人耳聋。

◇ 桃仁饮

【配方】桃仁研泥，红花、鲜姜（切碎）各 9 克，赤芍药、川芎各 3 克，去核红枣 7 个，老葱白切碎，3 根，麝香 0.15 克，绢包，用 2 次。

【用法】黄酒 250 克，将前 7 味药煎至 1 盅，去渣，然后将麝香入酒内，再煎 2 沸，晚间睡眠前服。每日早晨再服通气散 1 次。

【功效】治年久耳聋。

◇ 老母猪耳朵

【配方】老母猪耳朵 1 对，皂角刺（根据患者年龄）1 岁 1 枚。

【用法】将皂角刺刺在老母猪耳朵上，加水适量，文火煮熟，去皂角刺，吃肉喝汤。

【功效】扶正通窍。主治老年性耳聋。

◇ 鸡蛋泥鳅

【配方】泥鳅 60 克，鸡蛋 1~2 枚。

【用法】将蛋打碎，盛于碗内，再放入泥鳅，加水适量，拌匀，蒸熟食之，饭后食。每日 1 次，至愈为度。

【功效】扶正通窍，复聪。主治耳聋。

◇ 龙眼粥

【配方】龙眼（去壳）12 个，大枣 12 枚，粳米 60 克，红糖适量。

【用法】将大枣、粳米洗净，与龙眼、红糖同煮粥食用。早、晚各 1 次，温热服。每日 1 剂。

【功效】老年性耳聋，症见肝阳上亢。

◇ 牛奶芝麻饮

【配方】黑芝麻 30 克，鲜牛奶 200 毫升，白糖 10 克。

【用法】先将黑芝麻洗净晒干，入锅内用小火炒熟出香，趁热研成细末，将鲜牛奶倒入锅中，加入黑芝麻细末、白糖，用小火煨煮，将沸腾时停火，倒入杯中即成。早餐时随早点一起服食。每日 1 剂。

【功效】老年性耳聋，症见肝肾阴虚。

◇ 蔓荆子散

【配方】蔓荆子 1000 克。

【用法】研为末，绢袋盛，以酒 5 千克浸 7 宿即成。温服 150 克。每日 3 服。

【功效】主治耳聋。

◇ 炮附子猪肾

【配方】炮附子、川椒（去目）、磁石（醋淬）各 30 克，猪肾 1 个，葱、薤白、精盐各 0.3 克，酒适量。

【用法】将前 3 味研细末，猪肾切细，葱、薤白入药末、精盐，和匀，用湿纸裹，在灰火内煨熟。空腹细嚼，酒调稀粥送下。

【功效】适用于耳聋。

◇ 木香胆草汤

【配方】木香、胆草各 15 克，枳壳 30 克，川芎、木通、香附、枣仁、蝉蜕、菊花、泽泻、合欢、柴胡、石菖蒲、夜交藤各 20 克。

【用法】煎开后熬 20 分钟，其他同生马钱子汤用法。

【功效】清肝泻胆，理气开窍。适用于耳鸣耳聋。

◇ 绿豆糯米糖粥

【配方】糯米糖、绿豆各 1 千克，木香（为末）6 克，烧酒 5 千克。

【用法】用烧酒将上药浸入坛

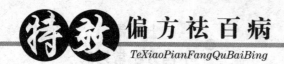
中3周即可。每日早、晚各服15克。

◇ 蚂蚱冰片涂耳法

【配方】蚂蚱数只，冰片少许，香油适量。

【用法】蚂蚱置瓦上焙成灰，和入冰片后入香油内，以油涂耳。每日2次。

【功效】主治药物中毒性耳聋。

◇ 二甘散

【配方】甘遂、甘草各1.5克。

【用法】共研为末，放入葱管，吹入耳内。每日1次，共用3日。

【功效】主治病后耳聋。

◇ 真细辛丸

【配方】真细辛、黄蜡各适量。

【用法】细辛为细末，溶黄蜡为丸，如鼠粪大，绵裹1丸入耳内，2次即愈。

【功效】用于治疗耳聋。

◇ 石菖蒲细辛丸

【配方】石菖蒲、细辛、冰片各3克，人工麝香0.3克，麻油适量。

【用法】共研细末，麻油调和为丸，如枣核大。棉花裹塞耳中。每日1换。

【功效】主治突发性耳聋。

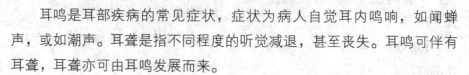

耳 鸣

　　耳鸣是耳部疾病的常见症状，症状为病人自觉耳内鸣响，如闻蝉声，或如潮声。耳聋是指不同程度的听觉减退，甚至丧失。耳鸣可伴有耳聋，耳聋亦可由耳鸣发展而来。

　　婴幼儿时期就发生的全聋或严重的重听，因为不能学习语言，会导致聋哑。内耳病变有时可以侵犯前庭，使平衡功能失常，所以在耳鸣耳聋的同时，可伴有较严重的眩晕。

祛病小偏方

◇ 葵花子壳汤

【配方】葵花子壳 15 克。

【用法】将葵花子壳放入锅中。加水 1 杯煎服。日服 2 次。

【功效】适用于耳鸣。

◇ 磁石猪肾粥

【配方】磁石 60 克，猪肾 1 具，大米 60 克。

【用法】磁石打碎，入沙锅中水煎 1 小时，去渣。入猪肾、大米，煮粥。每晚温热服。

【功效】本方具有养肾益阴，填髓海的功效。适用于肾虚引起的耳鸣。

◇ 苁蓉炖羊肾

【配方】肉苁蓉 30 克，羊肾 1 对，胡椒、味精、盐等调味品适量。

【用法】将肉苁蓉及羊肾（剖洗切细后）放入沙锅内，加水适量，小火炖熟，加入调味品即可。当菜食用。

【功效】本方补肾益精。适用于肾虚耳鸣。

◇ 空服鸡蛋

【配方】鸡蛋 2 个，青仁豆 60 克，红糖 60 克。

【用法】加水煮熟，空腹服用。每日 1 剂。

【功效】用于治疗耳鸣。

◇ 柿饼豆豉粥

【配方】柿饼 3 个，豆豉 10 克，粳米 100 克。

【用法】按常法煮粥服食。每日 1 剂。

【功效】通窍。适用于耳鸣。

◇ 三七花蒸酒酿

【配方】三七花 10 克，酒酿 50 克。

【用法】同装于碗中，隔水蒸熟。分 1 ~ 2 次连渣服，连服 7 日。

【功效】适用于耳鸣。

◇ 白菊花二叶水

【配方】嫩桑叶、白菊花、苦竹叶各 20 克。

【用法】将上 3 味放入茶壶中，用沸水冲沏，代茶饮用。每日 1 剂。

【功效】清火除烦，疏风清热，生津利咽。主治耳鸣、咽喉肿痛、目赤肿痛等。

◇ 芍药甘草汤

【配方】白芍药 10 克，炙甘草 5 克。

【用法】水煎服。每日 1 剂。在服用时可添加适量白糖。

【功效】本方养阴、柔肝、止鸣。适用于现代医学的客观性耳鸣，症见出现喀喀声。

◇ 白果枸杞子煎剂

【配方】白果 10 克，枸杞子 30 克。

【用法】水煎服。每日 2~3 次。

【功效】治耳鸣。

◇ 香葱蒸猪皮

【配方】猪皮、香葱各 60~90 克，精盐适量。

【用法】同剁烂，稍加食盐，蒸熟后一次吃完。连吃 3 日。

【功效】用于治疗耳鸣。

◇ 白毛乌骨雄鸡

【配方】白毛乌骨雄鸡 1 只，甜酒 1200 克。

【用法】同煮，去酒食肉，共食用 3~5 只即可。

【功效】主治耳鸣。

◇ 夏枯草香附饮

【配方】夏枯草、火炭母各 30 克，香附 20 克，石菖蒲 15 克。

【用法】水煎服。每日 2 次。

【功效】清肝，理气，化痰。适用于耳鸣如闻机器声，耳内有堵塞感，且伴有头昏沉重者。

◇ 菠菜羊肝汤

【配方】菠菜 200 克，羊肝 100 克，调料适量。

【用法】按常法煮汤食用。每日 1 剂。

【功效】补肝养血，滋阴润燥。主治肝阴血虚所致的面色无华、头晕耳鸣、疲乏无力等。

◇ 热盐枕耳法

【配方】盐适量。

【用法】将盐炒热，装入布袋中。以耳枕之，袋凉则换，坚持数次，即可见效。

【功效】用于治疗耳鸣。

◇ 柚子肉炖鸡

【配方】柚子 1 个（最好是隔年越冬的），公鸡 1 只（约 500 克）。

【用法】公鸡去毛及内脏，洗净。柚子去皮留肉，柚子肉放鸡肚内，加清水适量，隔水炖熟。饮汤吃鸡。每 2 周 1 次。

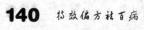

【功效】本方补肾填精。适用于肾虚所致耳鸣。

◇ 柴胡制香附

【配方】柴胡、制香附各50克，川芎25克。

【用法】共研极细末。每日3次，每次9克，温开水吞服。孕妇慎用。

【功效】适用于处伤性耳聋。

◇ 葱汁滴耳法

【配方】葱汁适量。

【用法】每次滴入耳内2滴。

【功效】本法适用于因外瘀血结聚所致耳鸣。

耳聋注意事项

❶注意精神调养，少思虑静养神，可收听柔和音乐。

❷居处、工作环境要肃静，噪声不宜过大。如环境中噪音强度超过80~90分贝时，可采取塞耳塞、戴耳罩等措施，以预防噪声对耳的损害。

❸注意休息，减少房事。

失 音

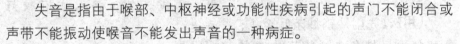

失音是指由于喉部、中枢神经或功能性疾病引起的声门不能闭合或声带不能振动使喉音不能发出声音的一种病症。

失音即嘶哑是指声音失去正常的圆润清亮的音调，常见于喉炎、声带麻痹、喉肿瘤等症。中年以上的患者，若声音嘶哑持续不愈，应考虑喉部肿瘤的可能，须及时就医诊治。

祛病小偏方

◇ 甜蛋花汤

【配方】生鸡蛋1个，砂糖10克。

【用法】将蛋打破置于碗中，放入砂糖，调匀。用少量开水冲沏，每晚睡前服。

【功效】滋阴润燥。主治声音嘶哑。

◇ 公猪油膏

【配方】公猪油500毫升，蜂蜜适量。

【用法】炼去渣滓，入蜜500毫升，再炼，等冷成膏，每次10克，不拘时服。

【功效】滋阴润喉，主治失音。

◇ 橄榄乌梅汤

【配方】咸橄榄5个，乌梅2个，竹叶，绿茶各5克，白糖10克。

【用法】水煎服。每日1剂。

【功效】主治久咳及劳累过度所致的声音嘶哑、失音。

◇ 双叶汤

【配方】茶叶3克，紫苏叶3克，盐6克。

【用法】先用沙锅炒茶叶至焦，再将盐炒呈红色，同紫苏叶加水共煎汤。每日服2次。

【功效】清热，宣肺，利咽。用于治疗外感引起的声音嘶哑症。

◇ 乌梅陈皮汤

【配方】陈皮10克，乌梅3克。

【用法】水煎，分2次服。每天1剂。

【功效】生津止渴，化痰利咽。适用于声音嘶哑。

◇ 花生米汤

【配方】花生米（连内皮）60克。

【用法】用1碗水煮花生米，开锅后改用文火煨熟。可吃可饮，1次用完，每日1次。

【功效】润肺利咽。主治外感引起的失音。

◇ 冰糖梨水

【配方】冰糖50克，梨（鸭梨、秋梨或雪梨）2个。

【用法】将梨洗净切块，同冰糖共放入锅中加水煮烂。日分2次服。

【功效】清肺润喉，消痰降火。用于治疗音哑，对嗓子有保护作用，对肺热久咳病人亦有较好疗效。

◇ 天花粉

【配方】天花粉、玄参各9克，青黛、地骨皮各6克，冰片1.2克，牛黄3克，知母、川贝母各18克，藕汁适量。

【用法】上药均研为细末，以藕汁熬膏为丸，如弹子大，嚼化润下。

第四章

皮肤科

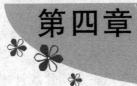

痱　子

痱子又名红色粟粒疹，在炎夏天热的季节最易发生。

常由外界气温增高时，汗液分泌过多而停留于皮肤表面所致。表现多为密集的红色小豆疹或小疱，感染后可发展成脓胞疮或疖肿。发生的部位以头面、胸、腹、肩颈、肘窝和股部较多，有瘙痒和灼热感。

祛病小偏方

◇ 金银花粥

【配方】金银花 30 克，绿豆、粳米各 50 克，白砂糖适量。

【用法】先将金银花水煎去渣，再入绿豆、粳米煮为稀粥，加白砂糖调服。每日 1 剂，2 次分服，连服 3～5 剂。

【功效】清热，解毒，祛暑。主治暑季痱子，伴见口渴烦躁、灼热刺痒、尿赤便干等。

◇ 丝瓜叶汁

【配方】鲜嫩丝瓜叶。

【用法】洗净，切碎，捣如泥状，用干净纱布绞挤汁液。以汁涂搽患处。每日 1 或 2 次。

【功效】主治痱子、疖肿、癣等。

◇ 擦冰块法

【配方】冰块 1 小块。

【用法】将冰块在患处来回揉擦。痱子很快就会消失。

【功效】适用于痱子。

◇ 鱼腥草汤

【配方】鲜鱼腥草 120 克。

【用法】取鱼腥草水煎，待温，用于洗澡。1 日 1 次。

【功效】治痱子。

【备注】在治疗期间患者应多饮水，且保持皮肤干燥、清洁。轻者1次可愈，重者4次可消肿止痒而渐愈。

◇ 芹菜汤

【配方】芹菜100克，花椒6克。

【用法】水煎洗患处。每日2～3次。

【功效】用于治疗痱子。

◇ 丝瓜叶黄柏

【配方】丝瓜叶100克，黄柏20克。

【用法】晒干研末，撒患处。每日1～2次。

【功效】用于治疗痱子。

◇ 擦黄瓜法

【配方】黄瓜1条。

【用法】洗净，切片，涂搽患处。每日洗澡后及临睡前各1次。

【功效】清热解毒。主治痱子。

◇ 枇杷叶汤

【配方】枇杷叶60克。

【用法】将枇杷叶洗净，加适量水煎汤，洗澡。

【功效】治疗痱子。

◇ 冬瓜汁

【配方】冬瓜适量。

【用法】将冬瓜去皮切片绞汁，外擦患处。

【功效】治疗痱子。

◇ 绿豆滑石粉

【配方】绿豆粉、滑石粉各等份。

【用法】将2粉和匀，用时洗净患处，扑撒于痱子上。

【功效】清热解毒。主治炎夏长痱子成疮。

◇ 黄黏土冰片

【配方】黄黏土1小块，冰片10克。

【用法】取地下较深处的黄黏土块，晒干，辗碎，过筛留粉末。冰片研细，与黄土粉调匀。涂撒在痱子上。每日1～2次。

【功效】清热，止痛。主治痱子、小疮疖红痒。

◇ 荷叶煎水

【配方】荷叶2张。

【用法】煎水500毫升，洗患处。

【功效】治疗痱子。

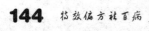

◇ **枸杞梗叶**

【配方】枸杞梗带叶适量。

【用法】将枸杞梗及叶洗净，放入盆内加水煮 1 小时，晾晒。

冲洗身上的痱子。每日 2 次。

【功效】清血热，止痛痒。主治夏日皮肤长痱子、疮疖。

痱子注意事项

保持皮肤干燥、清洁，勤洗温水澡。

皮肤瘙痒

皮肤瘙痒症是指无原发皮疹、自觉瘙痒的一种皮肤病。好发于老年及青壮年，冬季多发。应注意减少洗澡次数，洗澡时不过度搓洗，不用碱性肥皂。内衣以棉织品为宜。

祛病小偏方

◇ **红枣泥鳅汤**

【配方】红枣 15 克，泥鳅 30 克，盐适量。

【用法】将红枣与泥鳅煎汤，加盐调味。每日 1 剂，连用 10 日。

【功效】本方养血润燥。适用于血虚肝旺型皮肤瘙痒，伴头晕眼花、心慌失眠等症。

◇ **绿豆炖白鸽**

【配方】幼白鸽 1 只，绿豆 200 克，酒适量。

【用法】将白鸽除去毛及内脏，加绿豆和少许酒炖熟吃。

【功效】本方清热利湿。适用于湿热所致皮肤瘙痒。

◇ **鲜芹汤**

【配方】鲜芹菜 120 克，大枣 50 克。

【用法】按常法煮汤服食。每日 2 剂。

【功效】养血清肝，主治皮肤瘙痒。

◇ 红枣姜桂饮

【配方】红枣 10 枚，干姜 9 克，桂枝 6 克。

【用法】将 3 味共煎汤服。每日 1 剂，1 周为 1 疗程。

【功效】本方疏风散寒。适用于风寒袭表型皮肤瘙痒。

◇ 槐花丹皮

【配方】槐花、丹皮、茜草、紫草各 20 克，银花、蚤休、白鲜皮各 15 克，甘草 10 克。

【用法】每日 1 剂，水煎 3 次，前 2 煎分 2 次服，第 3 煎待温后外洗。

【功效】清热解毒，凉血活血，祛瘀透疹。适用于全身性皮肤瘙痒，属风热者。

◇ 花椒白矾水

【配方】花椒、白矾各 15 克。

【用法】将花椒、白矾入锅加水煎，待水温后洗患处。每日 1 次，连用 7~10 日。

【功效】适用于皮肤瘙痒。

◇ 油醋涂擦法

【配方】酱油、醋各等量。

【用法】将上 2 味混合，涂擦患处。

【功效】清热祛风，主治风热外袭所致皮肤瘙痒，症见瘙痒剧烈、热后更甚、抓后呈条状血痂等。

皮肤瘙痒注意事项

❶患者忌多食用辛辣、鱼腥、酒类等，以免皮肤瘙痒加剧。

❷应注意减少洗澡次数，洗澡时不要过度搓洗，也不宜用碱性肥皂。内衣以棉织品为宜。

皮 炎

皮炎是一种常见而顽固的皮肤病，反复性大。皮炎最为常见的特征有瘙痒、流水、脱屑等。常见的皮炎有神经性皮炎、脂溢性皮炎、接触性皮炎等。

 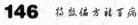

神经性皮炎是一种神经官能性皮肤病，其主要特点是皮肤苔藓样病变和阵发性剧痒。脂溢性皮炎是在皮脂溢出过多的基础上发生的一种慢性渗出性皮肤炎症。其病因多与体质、内分泌失调或细菌感染、气候变化、刺激性食物及外伤等有关。接触性皮炎是因接触某一特定致病物质引起的皮肤炎症，炎症局限于某一特定部位并常有清晰、明确的边界。

祛病小偏方

◇ 山楂绿茶饮

【配方】山楂 25 克，绿茶 3 克。

【用法】将山楂水煎取汁，冲泡绿茶，代茶饮用。每日 2 剂。

【功效】清热降脂，消积导滞。主治脂溢性皮炎。

◇ 当归制首乌煎剂

【配方】当归、制首乌各 25 克，黄芩、杏仁、丹参、白鲜皮各 15 克，升麻 10 克，生甘草 3 克。

【用法】水煎 2 次。每日 1 剂，分 3 次温服。

【功效】清热解毒，养血润燥。适用于干性脂溢性皮炎、血虚风燥症。

◇ 白茅根汤

【配方】生地黄 30 克，白茅根 90 克，仙鹤草、藕节炭各 10 克，红枣 4 颗。

【用法】上药水煎服。每日 1 剂，20 日为 1 疗程。

【功效】本方适用于紫癜性苔癣样皮炎。

◇ 猪蹄甲黄酒饮

【配方】新鲜猪蹄甲、黄酒各适量。

【用法】猪蹄甲焙干，研细末，每次 30 克，以黄酒 90 毫升冲服，服后盖被取汗。每周 1 ~ 2 次，10 次为 1 疗程。

【功效】本方适用于神经性皮炎。

◇ 牛蒡子汤

【配方】牛蒡子、泽泻、木通、茯苓、银花、连翘、白芍各 9 克，知母、防风、苍术各 6 克，蝉衣、甘草、荆芥各 3 克。

【用法】水煎服。每日 1 剂。

【功效】清热利湿，消肿止痒。适用于接触性皮炎。

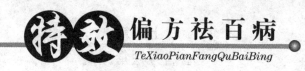
◇ 醋蒜擦洗法

【配方】鲜蒜瓣、米醋各适量。

【用法】将蒜瓣捣烂，用纱布包扎浸于醋内，2小时后取出，擦洗患处，每日3次，每次20分钟。

【功效】本方适用于风热交阻型皮炎，症见肤表丘疹或红斑、局部瘙痒阵发等。

◇ 艾叶茶姜蒜法

【配方】陈茶叶（1年以上），陈艾叶各25克，老姜（捣碎）50克，紫皮大蒜2头（捣碎），盐适量。

【用法】水煎，加盐少许，分2次外洗。

【功效】本方适用于神经性皮炎。

◇ 小苏打洗浴法

【配方】小苏打适量。

【用法】用小苏打溶于热水中洗浴，全身浴用小苏打250～500克，局部浴用50～100克。

【功效】本方适用于神经性皮炎。

◇ 豆腐皮

【配方】豆腐皮、香油各适量。

【用法】豆腐皮烧存性，研成细末，以香油调和匀。涂患处，每日2次。

【功效】清热、润燥、止痒。适用于过敏性皮炎之温痒难忍。

◇ 橄榄液

【配方】生橄榄1千克。

【用法】橄榄洗净，去核捣烂，放入1千克清水内煮，慢火煎至草青色溶液，静置半小时后去渣即成。可湿敷或湿浸患处。每日数次。

【功效】收敛，解毒，生肌。主治神经性皮炎或阴囊表浅溃疡、急性女阴溃疡、湿疹、擦烂红斑等。

◇ 巴豆醋汁

【配方】巴豆、醋各适量。

【用法】将醋倒入粗瓷碗中，用去壳的巴豆磨浆，以稠为度。用时患处先用1%的盐水或凉开水洗净揩干，再用巴豆醋汁涂搽患处。每周用药1次。

【功效】解毒止痒。适用于神经性皮炎。

◇ 铁锈明矾擦涂法

【配方】铁锈60克，明矾6克。

【用法】将铁锈泡在清水里，搅动使其溶解，待水呈红褐色，再对入捣成碎末的明矾，再搅动。用药棉蘸水洗擦患处。每日2~3次。

【功效】清热，解毒，消炎。主治过敏性皮炎。

◇ 红皮蒜敷贴法

【配方】红皮蒜适量。

【用法】红皮蒜去皮捣烂如泥状，敷患处，约5毫米厚，盖以纱布，胶布固定。每日换药1次，连用7日。

【功效】本方适用于神经性皮炎。

癣

癣是由浅部真菌感染而引起的皮肤病。临床上常见的有头癣、体癣、股癣、手足癣和花斑癣等。（夏季多发，冬季少见）

祛病小偏方

◇ 马蜂窝饮

【配方】马蜂窝12克，白蒺藜60克，何首乌30克。

【用法】水煎服。每日1剂。

【功效】治脚癣。

◇ 紫草香油

【配方】紫草9克，香油15克。

【用法】先将香油烧热，将紫草炸焦后，放冷，把头癣痂洗净，再将油搽于患处，连搽数次。

【功效】凉血解毒。适用于头癣。

◇ 川楝子饮

【配方】川楝子18克，浮萍30克，荷叶30克，甘草10克。

【用法】水煎服。每日服2次。

【功效】用于治疗脚癣。

◇ 地骨皮

【配方】地骨皮30克，白矾15克。

【用法】将地骨皮、白矾同时放入盆中，加沸水2000毫升，盖严闷10分钟，趁热先熏再浸泡患处，约30分钟，每日1次。阴虚内热，舌红少苔者，在外洗的同时用生地黄20克，水煎内服。每日 2 次，疗效更佳。

【功效】主治手癣。

◇ 韭菜泡脚法

【配方】韭菜 500 克。

【用法】将新鲜韭菜捣成泥状，放进脚盆，加入沸水（一般以淹没患处稍上一些为宜），再用与脚盆同等大小的盖子将脚盆盖紧，待水稍凉，将双脚浸泡在韭菜水中，30 分钟左右即可。

【功效】本方适用于脚癣，一两次便可见效。

◇ 枯矾松香

【配方】枯矾 60 克，松香 90克，猪板油 25 克。

【用法】松香研末用猪板油包裹，松木点燃板油，溶化滴下冷却后，加入枯矾末调匀，涂患处。

【功效】本方可清热解毒、除燥湿。适用于头癣。

◇ 马料豆油涂擦法

【配方】黑豆适量。

【用法】用长形铁皮筒装满豆粒，两头盖封，一头铁盖上钻小孔若干，用细铁丝缚定斜向悬架，于炭火盆上烧灼，有孔一头向下，下接以碗，黑豆烧灼后有油滴下，

色如胶漆，即马料豆油，用来涂擦患部，有效。

【功效】主治各种癣。

◇ 霍香正气水

【配方】霍香正气水 1 瓶。

【用法】置患足于温热水中浸泡洗净，搽干，再将霍香正气水涂于趾间患处。早、中、晚各 1次。5 日为 1 个疗程。

【功效】治足癣。

◇ 皂角熏洗法

【配方】大皂角 4 条，陈醋 240毫升。

【用法】将大皂角连子打碎，入醋内煎开熏手，如痒先熏后洗，如痛单熏不洗。

【功效】豁痰祛风，杀虫散结。用于治疗脚癣和灰指甲、痈肿、疥癣。

◇ 苦楝皮涂擦法

【配方】鲜苦楝子（打碎）适量。

【用法】将苦楝子放在植物油内（最好棉子油）熬煎，冷后用上面浮油搽头癣，隔天搽 1 次。先剃光头，用苦楝皮煎水洗头后搽药。

【功效】治疗头癣。

◇ 野菊花洗浴方

【配方】野菊花适量。

【用法】将野菊花的根、茎、叶用清水洗净。按 60 克野菊花、500 克水的比例，放在锅里煮开 1～2 小时，去渣后用煎出的水洗头癣，洗时一定要把癣皮洗去，连洗 3 天。

【功效】解毒消肿，杀虫治癣。用于治疗头癣。

◇ 敷花椒法

【配方】花椒适量。

【用法】用花生油煎花椒，去渣，候冷，敷患处。

【功效】杀虫，治癣。用于治疗头癣。

◇ 米醋洗浴方

【配方】米醋 50 毫升。

【用法】米醋置铁勺内，置火上烧开。用药棉球浸醋洗癣处，每日多洗不限。

【功效】散瘀，解毒，止血，杀虫。主治头皮生癣随之脱发，俗称落发癣。

◇ 白头翁洗浴方

【配方】白头翁 80 克。

【用法】水煎洗患处。每日 1 次。

【功效】治头癣。

◇ 烟叶涂擦法

【配方】烟叶 200 克。

【用法】水煎后涂拭患处。每日 3 次。

【功效】解毒，消肿，杀虫。适用于头癣。

◇ 紫荆皮浸泡法

【配方】紫荆皮 100 克。

【用法】将药打为粗末，加水煎煮 30 分钟，用药液浸泡患部 30 分钟。每日 2 次。连续浸泡 3 日可治愈。

【功效】用于治疗手癣。

◇ 冬瓜皮熏洗方

【配方】冬瓜皮（干者为佳）50 克。

【用法】熬汤，趁热先熏后洗。每日 1 次。

【功效】适用于足癣顽固不愈之患者。

◇ 松叶治各种顽癣

【配方】松针 30 克，轻粉 9 克，樟脑 10 克。

【用法】将松针焯黑，与其他2味药一同研末，患处湿者干撒，燥者用油调敷，如痒甚者，可用米醋调敷。每天2次。

【功效】本方常用于治疗各种顽癣。

◆ 未熟核桃擦洗法

【配方】绿核桃（白露节前摘）适量。

【用法】核桃去皮，趁湿用力涂擦癣疮。每日3~5次。或将绿核桃剥下晒干，煎水擦洗患部。

【功效】本方可祛腐生肌。适用于各种癣。

◆ 紫草麻油涂擦法

【配方】紫草9克，老芝麻油15克。

【用法】先将老芝麻油烧热，将紫草炸焦后，放冷，把头癣痂洗净，再将油搽于患处，连搽数次。

【功效】凉血解毒。用于治疗头癣。

◆ 芦荟敷方

【配方】芦荟30克，炙草15克。

【用法】将芦荟晒干，和炙草共为细末，用热水将患处洗净，敷药粉于患处，连涂数次。

【功效】泻热导积，杀虫消炎。用于治疗头癣。

◆ 鱼肝油方

【配方】鱼肝油适量。

【用法】将鱼肝油丸挤破涂在患处。每日3~4次。治疗期间保持手部清洁。一般1周左右可治愈。

【功效】适用于手癣。

◆ 轻粉海螵蛸

【配方】轻粉、海螵蛸各等份。

【用法】先将海螵蛸置瓦片上焙干研粉，再加入轻粉和匀，瓶装备用。用时先洗局部，再扑擦该粉适量（若微汗后擦之，效果更好）。

【功效】适用于花斑癣。

◆ 黄豆水洗脚法

【配方】黄豆200克。

【用法】将黄豆砸成碎粒，加水煎煮。常用此法洗脚，效果良好。

【功效】除水湿，祛风热。主治脚癣、湿疹。

➡ **癣注意事项** ⬅

❶减少或避免进食辛、辣、腥、有刺激性的食物。在饮食上口味以淡为宜。

❷注意保持皮肤尤其是脚部皮肤干燥、卫生，不用公共浴巾、拖鞋等。

牛皮癣

牛皮癣是一种常见的慢性炎症性皮肤病，常发于头皮和四肢伸面，尤其是肘和膝关节附近，临床表现以浸润性红斑及多层银白色鳞屑的血疹或斑片为主，病程经过缓慢，有多发倾向。如果刮去鳞屑及其下面的发亮薄膜后有点状出血，有痒感。

牛皮癣病程较长，反复发作，而且冬季重于夏季。但是，久病之后则无明显季节性。其病因与病毒或链球菌感染、创伤、遗传、代谢或免疫功能障碍、内分泌失调等因素有关，环境寒冷潮湿、季节变换、情绪变化亦可诱发本病。

祛病小偏方

◇ **老茶树根煎剂**

【配方】老茶树根60克。

【用法】茶树根切片，加水浓煎。每日2~3次，空腹服。

【功效】本方清热凉血。适用于牛皮癣进行期。

◇ **蝮蛇人参酒**

【配方】蝮蛇1条，人参15克，白酒1000毫升。

【用法】将蛇置于净器中，用酒醉死，加入人参，7日后取饮。不拘时频饮，随量。

【功效】本方活血通络。适用于血燥型牛皮癣。

◇ **玉竹百合粥**

【配方】生石膏18克，玉竹、百合各15克，大米60克，盐适量。

【用法】先将生石膏、玉竹加

水3碗煎至2碗，再加百合、大米煮成粥，盐调味服食。每日1剂，连服8～10剂。

【功效】本方养血润肤、活血通络。适用于牛皮癣静止期，皮疹日久。

山楂汁涂擦法

【配方】山楂适量。

【用法】将山楂洗净切碎，捣烂取汁，涂搽患处。每日3次。

【功效】杀菌，散瘀，止痒。主治牛皮癣。

牛奶治牛皮癣

【配方】牛奶适量。

【用法】将牛奶大火煮开后，改用小火煮3～5分钟，然后将牛奶倒入另一个容器中，这时容器壁上挂有一层白膜，把这层白膜刮下并涂在患处即可。

【功效】适用于牛皮癣。

鸡蛋黄去癣法

【配方】鸡蛋5个，硫磺、花椒各50克，香油适量。

【用法】将鸡蛋去清留黄，硫磺、花椒混放鸡蛋内，焙干后同蛋一同研末，加香油调成糊状，外贴患处。

【功效】本方适用于牛皮癣。

葱白蓖麻子敷方

【配方】葱白7个，紫皮蒜（略焙）21克，白糖、蓖麻子仁各15克，冰片1.6克。

【用法】共捣如泥状，涂患处。

【功效】适用于牛皮癣。

酒泡斑蝥擦洗方

【配方】斑蝥10克，药用酒精150克。

【用法】同入瓶内泡7天，用药棉蘸药液擦洗患处，一直到起水疱（千万不要用针挑破，到一定程度水疱会自破，脓即流出）。3天后水疱皮自行脱落，不留疤痕，不再复发。

【功效】主治牛皮癣。

土茯苓煎

【配方】土茯苓60克。

【用法】土茯苓研粗末，包煎。每日1剂，分早、晚2次服，15日为1疗程。

【功效】清热利湿，解毒消炎。适用于牛皮癣。

脱 发

　　脱发是由多种原因引起的毛发脱落的现象，生理性的如妊娠、分娩；病理性的如伤寒、肺炎、痢疾、贫血及癌肿等都可能引起脱发。另外，用脑过度、营养不良、内分泌失调等也可能引起脱发。在临床上分为脂溢性脱发、先天性脱发、症状性脱发、斑秃等。中医认为脱发多由肾虚、血虚，不能上荣于毛发，或血热风燥、湿热上蒸所致。

祛病小偏方

◇ 何首乌粥

【配方】何首乌30～60克，粳米100克，红枣5枚，红糖（或冰糖）适量。

【用法】用何首乌在沙锅里煎取浓汁去渣，放入粳米、红枣，文火煮粥，将成粥时加入红糖或冰糖，再沸片刻即可。每日服用1～2次。

【功效】治脱发。

◇ 桑葚桑寄生煎剂

【配方】桑葚、桑寄生、旱莲草各10克。

【用法】水煎服。

【功效】促进生发，主治斑秃。

◇ 干地黄丸

【配方】干地黄60克，山药60

克，枸杞子60克，女贞子60克，桑葚子60克，神曲30克，蚕沙30克。

【用法】研成细末，炼蜜为丸，每丸重9克。每日早、晚各服1丸，开水送服。

【功效】滋肝益肾，凉血消风。用于治疗斑秃。

◇ 侧柏叶当归丸

【配方】侧柏叶120克，当归60克。

【用法】上药烘干研末，水泛为丸。每次10克，淡盐水送下。

【功效】养发，止脱，主治脱发。

◇ 黄芪益气汤

【配方】生黄芪20克，党参15

克，当归、炒白芍药、炒白术、茯苓各9克，桂枝、桔梗各6克，炙甘草3克。

【用法】水煎服。每日1剂。

【功效】补肺益气养血。用于治疗脱发。

◇ 芝麻何首乌糊

【配方】乌丝方黑芝麻粉、何首乌粉各150克，白糖适量。

【用法】以上2药加白糖，煮成浆状，开水冲服。每晚1碗。

【功效】适用于须发早白者。

◇ 枸杞子沉香酒

【配方】熟地黄、枸杞子各60克，沉香6克，白酒1000毫升。

【用法】将上药共研粉末，浸入白酒内，密封。每日摇荡1次，10日后去渣即成。每次服10毫升，每日3次。

【功效】补肝肾，益精血。适用于肝肾精血不足所致的脱发、白发、健忘，甚至斑秃等。

◇ 野蔷薇药液

【配方】野蔷薇嫩枝100克，猢狲姜50克。

【用法】将药水煎百沸，取汁刷头。

【功效】本方适用于病后脱发。

◇ 陈醋洗发法

【配方】陈醋200毫升。

【用法】陈醋加水500毫升，烧热洗头。每早1次，宜常洗。

【功效】主治头发脱落、头皮痒、头屑多。

◇ 食盐洗浴方

【配方】食盐15克。

【用法】将食盐加入1500毫升温开水，搅拌均匀，洗头。每周1~2次。

【功效】长期应用，可防止脱发。

◇ 青果诃子涂擦法

【配方】诃子15克，青果25克，山柰、官桂、樟脑各5克，香油250毫升。

【用法】各药材用香油浸3日，每日早上用手蘸药擦患处30~40次。

【功效】主治秃顶、脱发。

◇ 柚子核液

【配方】柚子核25克。

【用法】将柚子核用开水浸泡约1昼夜。用核及核液涂拭患处。每日2或3次。

【功效】主治头发枯黄、脱发及斑秃。

◇ 透骨草汤熏洗法

【配方】透骨草45克。

【用法】每天1剂，水煎，先熏后洗，熏、洗各20分钟，洗后勿用水冲洗头发。连用4～12天。

【功效】祛风除湿，活血祛瘀。治脂溢性脱发。

◇ 榧子水

【配方】榧子3枚，胡桃2个，侧柏叶30克。

【用法】将药共捣浸雪水梳头，其头发不脱落，而且光润。

【功效】本方适用于肾虚型脱发。

→ 脱发注意事项 ←

❶注意合理饮食，可适当加强营养。

❷平时多按摩头皮、梳头。

白 发

白发不包括老年性自然衰老后所致的白发，而指因遗传因素或某些疾病所致的早年性白发症。现代医学认为，白发症主要是毛发黑素形成减少，由黑素细胞形成黑素的功能减弱，酪氨酸酶的活动减低所致。凡情绪过度紧张、用脑过度、忧虑、惊恐、神经外伤等都可能造成白发，此外，发生慢性消耗性疾病时也可能出现白发。

祛病小偏方

◇ 桐子首乌汤

【配方】梧桐子15克，何首乌25克，黑芝麻15克，熟地黄25克。

【用法】水煎服，代茶饮。

【功效】用于治疗白发。

◇ 桑葚膏

【配方】桑葚子、蜂蜜各适量。

【用法】用纱布将桑葚子挤汁过滤，装于陶瓷器皿中，文火熬成膏，加适量蜂蜜调匀，贮存于瓶中备用。每服1～2汤匙。每日

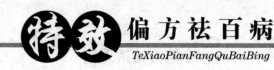

1 次，开水调服。

【功效】养血脉，乌须发。用于治疗头发早白，少白头。

◇ 黑豆黑芝麻丸

【配方】黑豆、黑芝麻各 250克，何首乌 60克，熟地黄 20克，蜂蜜适量。

【用法】炒熟研末拌匀，炼蜜为丸，每粒大小如黄豆。每次服30~40 粒。每天 2 次。

【功效】养阴补肾，乌发。用于治疗白发。

◇ 巨胜子丸

【配方】巨胜子、菊花、茯苓各 1000 克，蜂蜜适量。

【用法】将药研末，以蜂蜜为丸如绿豆大。吞服。每日 3 次，3个月为 1 个疗程。

【功效】本方治疗高血压白发病人尤良。

◇ 生地桑葚方

【配方】生地黄、桑葚子各 30克，白糖 15 克。

【用法】将生地黄、桑葚子共捣末。每服 3~5 克，每日 2~3 次。

【功效】补肾乌发。用于治疗白发。

◇ 枸杞子首乌茶

【配方】枸杞子 15 克，何首乌15 克。

【用法】冲泡代茶服。每日1 剂。

【功效】养阴补肾，乌发。用于治疗白发。

◇ 牛膝饮

【配方】牛膝适量。

【用法】牛膝每次煎服 20 克。每日 2 次。

【功效】本方适用于青壮年头发早白。

◇ 生熟地黄丸

【配方】生、熟地黄、蜂蜜、白酒各适量。

【用法】各两地黄研细，以蜜为丸，如绿豆大。每服 10 克。每日 3 次，白酒送下。

【功效】可用于各个年龄段及不同性别的白发。

◇ 何首乌煮鸡蛋

【配方】何首乌 100 克，鲜鸡蛋 2 个，红糖适量。

【用法】加水适量，蛋熟后去皮再煮半小时，加红糖少许再煮片刻。吃蛋喝汤。每 3 日 1 次。

【功效】用于治疗白发。

◇ 石榴汁涂抹法

【配方】石榴适量。

【用法】连同皮核捣烂取汁液，涂于须发上。

【功效】用于治疗白发。能使白发渐渐变黑。

◇ 米醋黑大豆染发法

【配方】米醋 1000 毫升，黑大豆 500 克。

【用法】黑大豆用米醋煮，去豆，再煎如糊状，染发。

【功效】适用于女性白发。

痤 疮

痤疮俗称"青春痘""暗疮""粉刺"，是一种毛囊皮脂腺的慢性炎症，本病好发于青春期男女的颜面、上胸和肩背等皮肤皮脂发达部位，临床以炎性丘疹、白头粉刺、黑头粉刺、结节囊肿、疤痕为主要特征。初起时，皮疹为针头或芝麻大小，与肤色相同或红色，顶端日渐呈现黑头，可挤出黄白色粉渣（即粉刺），乃遗留凹陷疤痕。

祛病小偏方

◇ 丹参内服方

【配方】丹参 100 克。

【用法】将丹参研成细粉，装瓶备用。每次 3 克，每日 3 次内服。

【功效】活血化瘀，治疗痤疮。一般服药 2 周后痤疮开始好转，约 6~8 周痤疮数减少。以后可逐渐减量（每日 1 次，每次 3 克），巩固疗效后，可停药。

◇ 丹紫黄白汤

【配方】丹参 20 克，紫草 10 克，制大黄 9 克，白花蛇舌草 20 克，神曲 15 克。

【用法】煎 2 遍和匀。每日 1 剂，早晚分服。

【功效】丹参活血化瘀，近代研究丹参酮抗菌消炎，有报告用以治疗痤疮；紫草凉血解毒，近代研究有抑菌消炎作用；大黄有

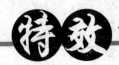
泻火凉血，通便解毒之功；白花蛇舌草清热解毒为治疗疮疖肿毒之良药。因为以上4药均为寒凉之品，恐碍脾胃，故用神曲以保护脾胃。

◇ 白芷苦参方

【配方】白芷 10～30 克，苦参 5～10 克，白花蛇舌草 10～30 克，丹参 20～30 克，川椒 3～5 克，淫羊藿 5～10 克，甘草 5～10 克。

【用法】水煎服。

【功效】用于治疗粉刺。

◇ 土茯苓生地榆煎剂

【配方】土茯苓 30 克，生地榆 15 克，赤芍药 10 克，黄柏 15 克，蒲公英、茜草各 10 克，地肤子、金银花、板蓝根各 15 克。

【用法】水煎服。每日 1 剂。

【功效】清热解毒，活血祛湿。适用于痤疮患者。

◇ 金银花煎剂

【配方】金银花 30 克，连翘、黄芩、川芎、当归各 12 克，桔梗、牛膝各 9 克，野菊花 15 克。

【用法】水煎服。每日 1 剂。

【功效】用于治疗痤疮。

◇ 大黄液

【配方】大黄、黄连、黄芩、黄柏、知母各 10 克，夏枯草 15 克，皂角刺、牡丹皮各 10 克，菊花 20 克，连翘 12 克。

【用法】加水煎沸 15 分钟，滤出药液，再加水煎 20 分钟，去渣，两煎药液对匀，分服。每日 1～2 剂。

【功效】用于治疗痤疮。

◇ 枇杷苡米粥

【配方】生薏苡仁 100 克，鲜枇杷（去皮核）60 克，枇杷叶 10 克。

【用法】枇杷叶洗净切碎，煮沸 10～15 分钟，去渣，纳入薏苡仁煮粥，粥熟后放入切碎的枇杷果肉搅匀。每日温热服 1 次。7 天为 1 个疗程。

【功效】健脾除湿，清热凉血。适用于痤疮。

◇ 苡仁穿心莲方

【配方】穿心莲、苡仁、败酱草各 30 克。

【用法】水煎服。每天 1 剂，分 2 次服。

【功效】清热解毒。治疗痤疮。

◇ 香蕉茶叶山楂汤

【配方】香蕉 2 只，山楂 30 克，茶叶 1 张。

【用法】将茶叶剪成小块，山楂洗净，香蕉切段，加水 500 毫升，煎至 300 毫升，分 2 次食香蕉喝汤。

【功效】适用于痤疮。

◇ 黄芩连翘汤

【配方】黄芩、蒲公英、连翘各 20 克，丹参、赤芍、浙贝、金银花各 15 克，甘草 10 克。

【用法】水煎服。

【功效】适用于痤疮。

◇ 百合荷叶粥

【配方】鲜百合、鲜荷叶各 30 克，糯米 50 克，冰糖适量。

【用法】百合剥皮去须，洗净切碎，荷叶洗净，加糯米与水，煮至米烂汤稠，加入冰糖。早晚分服，20 天为 1 个疗程。

【功效】润肺清心，滋养肺胃，清肺泻热。适用于痤疮。

◇ 金银花赤牡煎剂

【配方】金银花 20 克，皂角刺 10 克，穿山甲（先煎）5 克，赤芍、牡丹皮各 15 克，蜡梅花、防风、白芷、陈皮各 10 克，甘草 6 克。

【用法】水煎服。

【功效】清热解毒，凉血消疮。主治痤疮。

◇ 金银花蒲公英方

【配方】金银花、蒲公英、紫花地丁、穿心莲、生地黄、玄参各 15 克，升麻 6 克，牡丹皮、甘草各 10 克。

【用法】水煎服。

【功效】清热解毒，凉血滋阴。主治痤疮。

◇ 白果天仙子泡脚法

【配方】白果、天仙子、赤石脂、密佗僧、硫磺、樟脑各 10 克，冰片 3 克。

【用法】将上药中的前 6 味加清水 2000 毫升，煎至水剩 1500 毫升时，澄出药液，倒入盆中，纳入冰片，先熏蒸擦洗患处，待温度适宜时泡洗双脚。每晚临睡前泡洗 1 次，每次 40 分钟，20 日为 1 个疗程。

【功效】收湿散结，清热化瘀。主治痤疮。

◇ 丝瓜藤水涂擦法

【配方】丝瓜藤水适量。

【用法】丝瓜藤生长旺盛时期，在离地 1 米以上处将茎剪断，把根部剪断部分插入瓶中（勿着瓶底），以胶布护住瓶口，放置 1 昼夜，藤茎中有清汁滴出，即可得

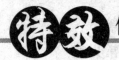
丝瓜藤水擦患处。

【功效】清热，润肤。用于治疗粉刺，痤疮。

◇ 桑白皮枇杷叶泡脚法

【配方】桑白皮、生枇杷叶各125克，冰片3克。

【用法】各前2味加清水适量，煎煮30分钟，去渣取汁，与2000毫升开水一起倒入盆中，纳入冰片，先熏蒸擦洗患处，待温度适宜时泡洗双脚。每日早、晚各1次，每次熏泡40分钟，10日为1个疗程。

【功效】清热泻火。适用于痤疮。

◇ 浮萍洗脸法

【配方】浮萍、苍耳子各等份。

【用法】水煎，洗脸。每日1次。

【功效】用于治疗痤疮。

◇ 枯矾大黄涂方

【配方】枯矾10克，硫磺、大黄各5克，黄连、黄柏各3克。

【用法】冷开水70～100毫升，浸1昼夜。每晚睡前将药液摇匀，涂于面部。

【功效】用于治疗痤疮。

◇ 丁香蜂蜜方

【配方】蜂蜜30克，白丁香10粒。

【用法】将白丁香浸蜂蜜中，早、晚点面。

【功效】主治粉刺。

◇ 山楂香蕉汤

【配方】香蕉2只，山楂30克，荷叶1张。

【用法】将荷叶剪成小块，山楂洗净，香蕉切段。加水500毫升，煎至300毫升，分2次食香蕉喝汤。

【功效】清热解毒。适用于痤疮。

痤疮注意事项

❶患者饮食方面要注意"四少一多"，即少吃辛辣食物（如辣椒、葱、蒜等），少吃油腻食物（如动物油、植物油等），少吃甜食（如糖类、咖啡类），少吃"发物"（如狗、羊肉等）；适当多吃凉性的蔬菜水果。

❷保持心情愉快、舒畅。远离紫外线、电磁辐射等不良因素。

雀 斑

雀斑又名雀儿斑、雀子，是指皮肤暴露部位出现的褐色或淡褐色针头至黄豆大小的斑点，多见于女性，好发于面部，也可发生于颈部及手背部，只影响人的容貌。雀斑与阳光刺激有关，夏季表现更为显著。

祛病小偏方

◇ 丹参地黄煎剂

【配方】丹参、浮萍、鸡血藤各30克，生地黄20克，连翘15克，红花、川芎、荆芥穗、生甘草各10克。

【用法】水煎服。

【功效】用于治疗雀斑。

◇ 松脂白茯苓丸

【配方】松脂500克，白茯苓250克，蜂蜜适量。

【用法】上药为末，炼蜜为丸，梧桐子大。每服30丸，白汤下。

【功效】用于治疗雀斑。

◇ 苍耳子粉剂

【配方】苍耳子若干。

【用法】将苍耳子做成粉，洗净，焙干，研成细粉，装瓶备用。每次饭后服3克，米汤送下。每日3次。

【功效】适用于因风邪袭面，气血失和而致的雀斑。

◇ 茵陈煎服方

【配方】茵陈20克，生地榆、老紫草各15克，赤芍药10克，地肤子、土茯苓各15克。

【用法】水煎服。每日1剂。

【功效】清热凉血，消斑美容。适用于雀斑。

◇ 赤小豆方

【配方】赤小豆、米糖各适量。

【用法】在锅中烤，然后研为粉末，与米糖混合，加入开水饮用。

【功效】祛斑美容。治雀斑。

◇ 冬瓜仁莲芷粉

【配方】冬瓜仁150克，莲子粉15克，白芷9克。

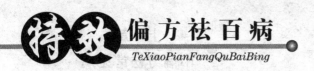
【用法】共研细末，饭后用开水冲服 1 汤匙。每日 2 ~ 3 次。

【功效】洁面祛斑。主治雀斑。

◇ 当归丹参煎剂

【配方】当归 9 克，生地 9 克，川芎 6 克，赤芍 9 克，白芍 9 克，丹参 24 克，丹皮 9 克，泽兰 9 克，益母草 12 克，郁金 9 克，陈皮 9 克，香附 9 克，白芷 6 克。

【用法】水煎服。每日 1 剂。

【功效】活血，理气。主治面部色素沉着，症见产后数月，面部色素仍不消退者。

◇ 熟地山药方

【配方】熟地 15 克，山茱萸、炒丹皮各 10 克，茯苓 12 克，山药 30 克，升麻、白附子、细辛、巴戟天各 3 克，甘草 10 克。

【用法】水煎服。每日 1 剂，分 2 次服。

【功效】本方适用于因肾阴亏损而致的雀斑。

◇ 香菜汤洗脸法

【配方】香菜适量。

【用法】洗净后加水煎煮。用香菜汤洗脸，久用见效。

【功效】主治雀斑。

◇ 糯米膏

【配方】糯米 30 粒，生石灰半酒杯，碱面 6 克。

【用法】先将碱用温水溶化，然后倒入石灰内拌匀成泥状，再倒入另一稍大的杯中，将糯米扎入石灰泥内 1/2，把石灰泥杯覆盖在潮湿地上，12 小时后，糯米已熟，将上半部熟米调匀成膏。用时针挑膏点涂在雀斑上。涂后稍有痒痛感，约 10 分钟可消失。

【功效】祛黑消斑。

◇ 黑牵牛粉涂抹法

【配方】黑牵牛粉适量，鸡蛋清适量。

【用法】将 2 者调匀，备用，在临睡前将调好的黑牵牛粉，涂抹在脸上，晨起洗去。

【功效】本方既可除雀斑，又能保护皮肤。

◇ 桃花冬瓜仁敷脸法

【配方】桃花、冬瓜仁各等份，蜂蜜适量。

【用法】将桃花阴干，研成细粉，冬瓜子去壳，研末，加入蜂蜜调匀，夜晚以此蜜敷面，每晨起洗净。每日 1 次。

【功效】理气活血，润养祛斑。对雀斑有效。

◇ 玉容散

【配方】樟脑、藿香、密陀僧、茯苓各 30 克，白芷 15 克，玄胡粉、天花粉各 3 克。

【用法】上药共为细末，每用少许，临卧时水调搽面上，次早洗去，数日姿容可爱。

【功效】主治男、女雀斑、汗斑等症。

◇ 白牵牛擦方

【配方】白牵牛、甘松、香附、天花粉各 30 克，藁本、白蔹、白芷、白附子、宫粉、白及、大黄各 15 克，肥皂 500 克。

【用法】用肥皂 500 克捶粒，同药和匀。每日擦面，有效。

【功效】主治雀斑、粉刺。

◇ 牙皂散擦洗法

【配方】猪牙皂角、紫背浮萍、白梅肉各等份。

【用法】上共为末，每洗脸时搽洗，其斑自落，神效。

【功效】主治雀斑。

◇ 黑丑鸡蛋清

【配方】黑丑、鸡蛋清各适量。

【用法】将黑丑研成细末，和鸡蛋清调匀备用。临睡前涂在患处及面部，早晨起床后除去。

【功效】治疗雀斑，还可美容护肤。

◇ 旋覆花

【配方】旋覆花适量。

【用法】将旋覆花去杂质择干净，每日以冲泡旋覆花的水洗脸。

【功效】祛斑美容。治疗雀斑。

◇ 醋白术擦脸法

【配方】醋 500 克，白术 50 克。

【用法】用醋浸泡白术 7 天，以醋涂擦面部，每日数次，应连续使用。

【功效】消斑洁面。主治黑斑、雀斑。

◇ 胡萝卜

【配方】胡萝卜 1.5 千克，硼酸 5 克。

【用法】将胡萝卜捣烂，用纱布包好，榨取汁，加入硼酸可防腐，装瓶。1 天用此汁涂患处 3～5 次，15 天为 1 疗程。同时常吃胡萝卜，对减少雀斑有好处。

【功效】主治雀斑。

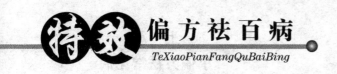
雀斑注意事项

❶掌握正确的洗脸方法，选用适合自己皮肤的化妆品。

❷忌食辛、辣食物，保持心情愉快。

湿　疹

湿疹是一种特殊类型的变态反应性皮肤疾患。

其临床特征分别为：急性湿疹为红斑、丘疹、水疱、脓疮、奇痒等，并在皮肤上呈弥漫性发布。慢性湿疹由急性湿疹演变而来，反复发作，长期不愈。皮肤肥厚，表面粗糙，患部皮肤呈暗红色及有色素沉着，呈苔癣样。男女老幼皆可发病，无明显的季节性，冬季较常发生。

祛病小偏方

◇ 绿豆饮

【配方】绿豆100克。

【用法】煎水饮用。

【功效】清热解毒，清暑利湿。

◇ 菊花茶

【配方】菊花5克。

【用法】开水冲泡，饮用。

【功效】用于治疗湿疹。

◇ 蝉蜕

【配方】蝉蜕5克，苦参10克，土茯苓15克，生薏苡仁10克，白蒺藜10克，地肤子10克，白鲜皮10克，焦山栀子10克，生甘草5克，苍术10克。

【用法】水煎服。每日1剂。

【功效】清热解毒，祛风化湿。用于治疗小儿急性湿疹。

◇ 冬瓜粥

【配方】粳米30克，冬瓜适量。

【用法】加水同煮食用。

【功效】用于治疗湿疹。

◇ 黄花菜饮

【配方】黄花菜（即苜蓿菜）鲜根30克。

【用法】水煎去渣饮服。

【功效】清热利湿。用于治疗湿疹。

◇ 荷叶粥

【配方】粳米 30 克，鲜荷叶 1 张，食糖少许。

【用法】常法煮粥，待粥煮熟时，取荷叶洗净，覆盖粥上，再微煮少顷，揭去荷叶，粥咸淡绿色，调匀即可。加食糖少许食用。

【功效】用于治疗湿疹。

◇ 金银花茶

【配方】金银花 15 克，糖适量。

【用法】煎水，加糖适量，饮用。

【功效】用于治疗湿疹。

◇ 大枣扁豆汤

【配方】大枣 10 枚，白扁豆 30 克，红糖适量。

【用法】按常法煮汤服食。每日 1 剂。

【功效】健脾利湿，养血润肤。适用于慢性湿疹。

◇ 甘蔗粥

【配方】甘蔗 500 克，大米 50 克。

【用法】甘蔗洗净，切成小段。与大米入锅同煮，熬至粥成。嚼服甘蔗，吸汁弃渣，喝粥。每日 2 次。

【功效】本方适用于湿疹。

◇ 陈皮蒸鲫鱼

【配方】鲫鱼 1 条（约重 300 克），陈皮、生姜各 10 克，调料适量。

【用法】鲫鱼去肠杂，收拾干净；陈皮、生姜切丝，放入鲫鱼肚内，加调料、清汤，同蒸至熟烂即可。

【功效】本方健脾除湿。适用于湿疹。

◇ 马齿苋汁

【配方】鲜马齿苋 300 克。

【用法】洗净切碎，煎汤服食。每日 1 剂，连服 5～7 剂。

【功效】本方适用于急性湿疹。

◇ 牡蛎烧慈姑

【配方】牡蛎肉 100 克（切片），鲜慈姑 200 克（切片），调料适量。

【用法】将牡蛎肉煸炒至半熟，加入鲜慈姑后同煸，纳调料，加清汤，大火烧开，小火焖透，烧至汤汁稠浓即可。佐餐食用。

【功效】本品清热凉血，除湿

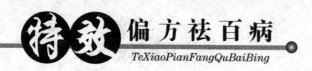

解毒。适用于湿热型湿疹。

◇ 茅根苡仁粥

【配方】鲜白茅根30克，薏苡仁300克。

【用法】先煮白茅根20分钟后去渣留汁，加入薏苡仁煮成粥食用。

【功效】清热凉血，除湿利尿。主治湿热蕴结型湿疹。

◇ 蜂蜜涂抹方

【配方】蜂蜜适量。

【用法】将蜂蜜放入1小杯水中溶化，用它来涂抹患部。每日2~3次，约2~3日即可止痒，1星期后即可痊愈。

【功效】有效治疗湿疹，且可防伤口化脓。

◇ 地榆马齿苋敷方

【配方】生地榆、马齿苋各10克。

【用法】水煎200毫升，用纱布取液于患部湿敷。干后再行浸药。每天敷3~6次。

【功效】用于治疗婴儿湿疹，用于渗出液多的患儿。

◇ 玉米须外敷法

【配方】玉米须适量。

【用法】将玉米须烧灰存性，研为末，以香油调拌，外敷患处。

【功效】清利湿热。用于治疗湿疹。

◇ 蚕豆皮敷方

【配方】蚕豆皮、香油各适量。

【用法】将蚕豆浸泡软后，剥其皮晒干。用火将蚕豆皮烘烤极焦，研成细末过筛，香油调拌均匀。敷于患处。每日1次。

【功效】利湿化滞，收敛医疮。主治湿疹，对头、耳、颜面之急性湿疹效果最著。

◇ 蕹菜烫洗法

【配方】蕹菜。

【用法】将蕹菜洗净，加水煮数沸。趁热烫洗患处。

【功效】清热，祛湿，止痒。主治皮肤湿痒。

◇ 蝉蜕龙骨膏

【配方】蝉蜕30克，龙骨15克，凡士林30克。

【用法】将蝉蜕、龙骨研为末，用凡士林调为软膏，涂患处。

【功效】散风祛湿。治疗湿疹。

◇ 食盐明矾洗浴方

【配方】食盐6克，明矾50克。

【用法】冲开水洗涤。

【功效】主治湿疹。

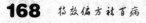

◇ 鸡蛋赤豆搽方

【配方】赤豆适量,鸡蛋2个。

【用法】将赤豆研成细末,用鸡蛋清调和搽患处。每日2次,连用3天。

【功效】主治湿疹。

◇ 明矾茶浸泡法

【配方】茶叶、明矾各60克。

【用法】将茶叶、明矾入500毫升水中浸泡30分钟,然后煎煮30分钟即可。外用,每次用此茶水浸泡患处10分钟,不用布擦,使其自然干燥。

【功效】本方清热利湿。适用于急性湿疹痒痛兼作,伴有口苦、尿短、便结等症。

◇ 苦参芒硝汤外洗法

【配方】苦参、芒硝、灵仙根各60克,黄柏、银花、薄荷、生大黄各30克,花椒15克。

【用法】煎水外洗。每日2次。

【功效】本法适用于湿疹。

◇ 仙鹤草烫洗法

【配方】鲜仙鹤草250克(干品50~100克)。

【用法】上药加水适量,用沙锅煎煮(勿用金属器皿),用毛巾或软布条浸药液烫洗患处。每日早、晚各1次,每次20分钟。每剂药可用2~3日。

【功效】本法适用于渗出型湿疹。每次烫洗必须重新煮沸,烫洗后应保持患处干燥,勿接触碱性水液。

◇ 山楂苦参汁

【配方】山楂、苦参、生大黄各60克,蝉蜕30克,芒硝60克。

【用法】将前4味放入沙锅内,加水2000毫升,煎沸10~15分钟,加入芒硝再煎1~2沸,取汁备用。以药棉蘸药温洗患处。每日5~6次。【功效】清热解毒,活血化瘀,除湿止痒。适用于急、慢性湿疹。

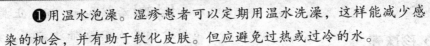

湿疹注意事项

❶用温水泡澡。湿疹患者可以定期用温水洗澡,这样能减少感染的机会,并有助于软化皮肤。但应避免过热或过冷的水。

❷穿棉质衣服。棉质的衣物比较柔软,不会引起皮肤瘙痒。应避免合成的衣料以及紧身衣物。这些衣物不但黏身体,而且可能会导致皮肤发痒。

带状疱疹

带状疱疹是由水痘带状疱疹病毒所引起的一种以沿周围神经分布的群集性疱疹和神经痛为特征的病毒性皮肤病。本病以中老年人为多见，常在春秋发病，愈后极少复发。部分带疱疹老年患者遗留神经痛，造成很大痛苦。泛发性带状疱疹可并发肺、脑损害，甚至导致死亡。

祛病小偏方

◇ 当归散

【配方】当归50克。

【用法】研成细末。每次服1克，日4次。

【功效】用于治疗带状疱疹。

◇ 板蓝根煎剂

【配方】板蓝根、紫花地丁、淡竹叶、金银花、虎杖、白花蛇舌草各20克，牡丹皮、柴胡、黄芩、枳壳、甘草、延胡索各10克。

【用法】水煎服。

【功效】清热解毒，主治带状疱疹。

◇ 珍珠壳

【配方】龙胆草10克，车前子15克，生地黄15克，木通15克，牡丹皮10克，珍珠壳30克，蝉蜕10克，板蓝根15克，柴胡10克，连翘10克，泽泻15克，甘草10克。

【用法】水煎服。

【功效】清热泻火利湿。主治皮肤疱疹。

◇ 陈皮煮鸡蛋

【配方】陈皮、当归各9克，柴胡15克，鸡蛋1只。

【用法】将上3味药洗净，共置锅内，加水同煮，鸡蛋熟后去壳再入锅煮15～20分钟，去渣，吃蛋喝汤。每日1剂，连服5～7日。

【功效】活血养血，理气止痛。适用于气滞血瘀型带状疱疹。症见皮损消退后局部疼痛不已等。

◇ 菱角粥

【配方】粳米、红糖各100克，

菱角 500 克。

【用法】菱角煮熟，去壳取肉，切碎；粳米加水煮至米粒开花时，放菱角煮成稠粥，加红糖调味。作早餐。

【功效】清热祛湿。适用于湿热型带状疱疹。

◆ 马齿苋膏涂敷法

【配方】新鲜马齿苋 100 克。

【用法】将新采的鲜马齿苋洗净、切碎、捣成糊状涂敷患处，日换 1~2 次。如已破溃用野菊花煎汤洗净后再敷药。

【功效】本品具有清热解毒、凉血消肿之功，对热毒疮疡内服外敷均佳，故用以治疗本病亦有良效。

◆ 雄黄敷方

【配方】雄黄 20 克，大黄 40 克，冰片、硼砂、滑石粉、地榆、赤芍药各 20 克，米醋适量。

【用法】共为极细末，用米醋调成稀糊状。用时，把药物涂于患处，上敷油纸或塑料纸，然后用纱布、胶布固定。每日换药 1 次。

【功效】用于治疗带状疱疹。

◆ 老茶树叶涂擦法

【配方】老茶树叶、浓茶汁各适量。

【用法】将茶树叶晒干，研细，以浓茶汁调和。涂患处。每日 2~3 次。

【功效】清热，利尿。用于治疗带状疱疹。

◆ 龙胆草敷方

【配方】龙胆草、当归、王不留行各等份。

【用法】将龙胆草、当归粉碎后过 120 目筛。每次内服 4 克，每日 3 次。同时王不留行用文火炒黄研细末，用麻油调匀。每日 3 次。敷患处。

【功效】主治带状疱疹。

◆ 马铃薯敷方

【配方】马铃薯 500 克。

【用法】捣如泥。涂敷患处。日 2~4 次。

【功效】用于治疗带状疱疹。

◆ 番薯叶泥

【配方】鲜番薯叶 100 克，冰片少许。

【用法】共捣如泥，调患处。每日 2 次。

【功效】用于治疗带状疱疹。

◆ 豆腐皮方

【配方】豆腐皮 30 克。

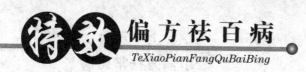

【用法】焙干研末。麻油调涂。每日 1 ~ 3 次。

【功效】用于治疗腰、肩、胸胁部疱疹。

◇ 艾绒条方

【配方】艾绒条、二味败毒散、雄黄、白矾各等份。

【用法】围绕红肿及簇集水疱群的周围皮肤，用艾绒条点灸，每隔 1 ~ 2 厘米点灸一下。每日点灸 1 次。再在患处外敷 2 味药败毒散。每日 1 次。

【功效】用于治疗带状疱疹。

◇ 菊花叶方

【配方】菊花叶适量。

【用法】将菊花叶洗净，捣汁，调白酒抹患处。

【功效】清热解毒。用于治疗带状疱疹。

◇ 青蒿汤洗液

【配方】青蒿草半斤（1 次量）。

【用法】将青蒿草煎汤洗患处。每日洗 3 次。

【功效】清热凉血。治疗带状疱疹。

◇ 半枝莲泥涂擦法

【配方】鲜半枝莲 1 大把。

【用法】捣如泥，涂患处。每日 1 ~ 2 次。

【功效】用于治疗带状疱疹。

◇ 空心菜膏

【配方】鲜空心菜、菜子油各适量。

【用法】将空心菜去叶取茎，在新瓦上焙焦后，研成细末，用菜子油搅成油膏状，在患处以浓茶汁洗涤，拭干后，涂搽此油膏。1 天 2 ~ 3 次。约 3 ~ 5 天后痊愈。

【功效】用于治疗带状疱疹。

◇ 韭菜根蚯蚓浆

【配方】鲜韭菜根 30 克，活蚯蚓 20 克，香油适量。

【用法】上 2 味捣烂，加少量香油和匀，置瓶内放阴凉处备用。用时外涂患处，用消毒敷料包扎，以防药液外溢。每天涂 2 次。

【功效】清热解毒。治疗带状疱疹。

◇ 仙人掌糯米粉外敷法

【配方】仙人掌、糯米粉各适量。

【用法】将仙人掌刮去外面的刺，捣烂和糯米粉混合，外敷。每日 2 次。

【功效】用于治疗带状疱疹。

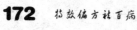

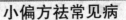

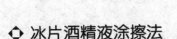

◇ **冰片酒精液涂擦法**

【配方】冰片 50 克，75% 酒精 100 毫升。

【用法】将冰片放入酒精中，搅拌溶化，外擦患处。

【功效】本方可减轻带状疱疹、烫伤、肿瘤转移等造成的剧痛。

◇ **菟丝子膏涂抹法**

【配方】菟丝子、香油各适量。

【用法】菟丝子焙干研末，小

麻油调膏。外涂。每日 2 次。

【功效】本方柔润肌肤、收敛止痛。适用于带状疱疹。

◇ **大蓟小蓟牛奶膏涂抹法**

【配方】大蓟、小蓟等量，牛奶适量。

【用法】将药物浸泡牛奶中，泡软后，捣烂成膏，涂抹患处。

【功效】大蓟、小蓟均可散瘀、解毒、消痛。本方适用于带状疱疹。

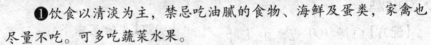

➡ **带状疱疹注意事项** ⬅

❶饮食以清淡为主，禁忌吃油腻的食物、海鲜及蛋类，家禽也尽量不吃。可多吃蔬菜水果。

❷锻炼身体，积极预防并发症。

荨麻疹

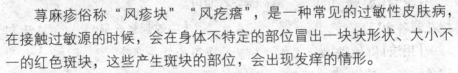

荨麻疹俗称"风疹块""风疙瘩"，是一种常见的过敏性皮肤病，在接触过敏源的时候，会在身体不特定的部位冒出一块块形状、大小不一的红色斑块，这些产生斑块的部位，会出现发痒的情形。

本病可因外界冷热刺激，或因食物、药物、生物制品、病灶感染、肠寄生虫或精神刺激等因素而诱发。

祛病小偏方

◇ **生姜米醋红糖饮**

【配方】生姜 50 克，红糖 100

克，米醋 100 毫升。

【用法】将生姜洗净切丝，与

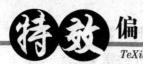
红糖、米醋共置沙锅内，煎沸1分钟，去渣后服用。每日1剂。

【功效】温中和胃，活血祛瘀。适用于食物过敏引起的荨麻疹。

❖ 芋头猪排汤

【配方】芋头茎（干茎）30～60克，猪排骨适量。

【用法】将芋头茎洗净，加适量猪排骨炖熟食。每日服1次。

【功效】本方疏风、清热、解表，主治风热型荨麻疹，伴发热、恶寒、咽喉红痛等症。

❖ 艾叶酒

【配方】白酒100克，生艾叶10克。

【用法】上药共煎至50克左右，顿服。每天1次，连服3天。

【功效】主治荨麻疹。

❖ 桂花鲜桃

【配方】鲜桃300克，红糖、桂花酱各20克。

【用法】鲜桃洗净，去皮、核，切条，加入桂花酱、红糖，当点心吃。

【功效】本方活血散瘀。适用于荨麻疹。

❖ 蝉蜕糯米酒

【配方】蝉蜕3克，糯米酒50克。

【用法】将蝉蜕研成细末后，将糯米酒加清水250毫升，在锅内煮沸，取1碗水酒，加入蝉蜕粉搅匀温服。每日1剂。

【功效】祛风，清热，止痒。主治荨麻疹。

❖ 红薯藤红糖饮

【配方】红薯藤（干品）50克，红糖适量。

【用法】红薯藤水煎，加红糖适量饮服。每日1剂，3～5剂为1个疗程。

【功效】主治荨麻疹。

❖ 红糖藕片

【配方】鲜藕300克，红糖20克，调料适量。

【用法】鲜藕洗净切片，开水焯过后，入红糖及调料，拌匀即可。

【功效】活血通络。适用于阴血不足型荨麻疹。

❖ 首乌当归饮

【配方】制首乌30克，当归、白芍、白及、地龙干各10克，路路通、生地各15克，川芎、乌药、荆芥、防风各6克，甘草5克。

【用法】先把上药用水浸泡30分钟，再煎30分钟，每剂煎2次，将2次煎出的药液混合。每日1剂，早晚各1剂。15日为1疗程。

【功效】本品可养血活血，祛风止痒。适用于荨麻疹。

◇ **姜醋木瓜方**

【配方】鲜木瓜60克，生姜12克，米醋100毫升。

【用法】上药共入沙锅煎煮，醋干时，取出木瓜、生姜，早、晚2次服完。每日1剂，以痊愈为度。

【功效】本方疏风、解表、止痒。适用于荨麻疹遇冷加剧者。

◇ **银花藤茺蔚子**

【配方】银花藤50克，茺蔚子50克，川芎50克。

【用法】煎汤，代茶饮。孕妇慎用。

【功效】适用于各型荨麻疹患者。

◇ **椒盐桃仁**

【配方】桃仁500克，花椒盐少许。

【用法】桃仁洗净，晾干，去皮尖，油炸后，放入花椒盐拌匀。适量服食。

【功效】本方可活血化瘀。适用于荨麻疹。

◇ **参枣五味汤**

【配方】红枣15克，党参9克，五味子6克。

【用法】将上药水煎，饮汤吃枣。每日1剂。

【功效】本方适用于脾胃虚弱型荨麻疹，症见形寒怕冷、胸脘胀闷、神疲乏力等。

◇ **芝麻根烫洗**

【配方】芝麻根1把。

【用法】洗净后加水煎，趁热烫洗。

【功效】清热，散风，止痒。主治荨麻疹。

◇ **大蒜煎液外洗法**

【配方】大蒜（打碎）、盐各15克，明矾12克。

【用法】将上药水煎，趁热洗患处。

【功效】本方适用于荨麻疹。

白癜风

白癜风是一种原发性的局限性或泛发性皮肤色素脱失症。常因皮肤色素消失而发生大小不等的白色斑片，好发于颜面和四肢，常无自觉症状。白斑部皮肤正常，只有对称性的大小不等的色素脱失症状。白癜风周边常可见黑色素增多现象，皮损大小、形状、数目因人而异。

祛病小偏方

◇ 红花当归煎剂

【配方】红花 10 克，当归 10 克。

【用法】水煎，分 2 次服。每日 1 剂。

【功效】活血祛瘀。用于治疗白癜风。

◇ 何首乌丸

【配方】何首乌、荆芥穗、苍术米泔浸 1 宿，焙干、苦参各等份，肥皂角 1500 克。

【用法】上药研为细末。用好肥皂角 1500 克（去皮、弦），于瓷器内熬为膏，和为丸，如梧桐子大。每服 30～50 丸，空腹时用酒或茶送下。

【功效】用于治疗白癜风。

【备注】服药期间，忌食一切动风之物。

◇ 当归柏子仁丸

【配方】当归、柏子仁（去壳）各 250 克，蜂蜜适量。

【用法】将 2 味分别烘干研细粉，炼蜜为 120 丸。每次 1 丸，每日服 3 次。

【功效】活血养血。用于治疗白癜风。

◇ 何首乌枸杞煎剂

【配方】何首乌 15 克，枸杞子 15 克。

【用法】水煎服。每日 2 次。

【功效】滋阴、补肝益肾。治疗白癜风。

◇ 芝麻油治白癜风

【配方】芝麻油、白酒各适量。

【用法】每次用白酒 10～15 毫

升，送服芝麻油 10 ~ 15 毫升。每日 3 次。连服 2 个月以上。

【功效】润燥，祛癜。用于治疗白癜风。

◇ 野茴香蜜膏

【配方】野茴香 222 克，除虫菊根、白鲜皮、干姜各 44 克，蜂蜜 1100 毫升。

【用法】将蜂蜜倒入容器内，置沸水中溶化水浴，搅拌除沫；将上药共研细过筛之药面，徐徐倒入蜜内，充分搅拌成糊状，放置成膏。每日 3 次，每次服 15 克。10 日后，每次增加 5 克，一直加至 30 克，每日用量 90 克，直至痊愈。

【功效】用于治疗白癜风。

◇ 何首乌黄芪煎剂

【配方】黄芪 15 克，何首乌 15 克，蒺藜 15 克，当归 12 克，川芎 12 克，红花 6 克，枸杞子 12 克，生地黄 12 克，白芷 12 克，桂枝 10 克。

【用法】水煎服。每日 1 剂。

【功效】养血祛风，活血通络。主治白癜风。

◇ 白蒺丸

【配方】蒺藜 600 克，补骨脂 500 克，白芷 400 克，紫河车、何首乌各 300 克，美登木 200 克，人参、鸡血藤各 100 克，荆花蜂蜜适量。

【用法】上药共为细末，加荆花蜂蜜为丸，每丸重 3 克。白开水送服。每次 1 丸，每日 3 次。

【功效】适用于白癜风。

◇ 马齿苋治白癜风

【配方】马齿苋 20 克（鲜品加倍），红糖 10 克，醋 70 毫升。

【用法】诸药煮沸，过滤后取药液置有色瓶内备用。或将鲜马齿苋洗净、切碎、捣烂，用纱布包好，挤出汁液，瓶装备用。用时以棉签蘸药液涂患处，每天 1 ~ 2 次（最好晚上睡前涂 1 次）。患部晒太阳，每天从 10 分钟开始，逐日增加至 1 ~ 2 小时。日光浴时注意防止感光性皮炎发生。

【功效】主治白癜风。

◇ 大黄膏涂擦法

【配方】生大黄 50 克，甘油 20 克，酒精适量。

【用法】将大黄研末，过 120 目筛后加甘油 20 克、95% 酒精适量，调匀成糊状，瓶装密封备用。用时先将患处用温开水洗净，晾干后用药膏涂擦。每天

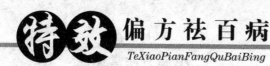
早、晚各 1 次。

【功效】破积行瘀。治疗白癜风。

❖ 苦参盐膏

【配方】苦参、盐各 0.3 克。

【用法】上 2 味药捣碎为末，先以酒 1 升煎至 108 毫升，入药 2 味，搅匀，慢火再煎成膏，每用前先以卫生布揩患处，令赤，涂之。

【功效】适用于白癜风、筋骨痛。

❖ 硫磺茄片

【配方】硫磺 10 克，白茄子 30 克。

【用法】白茄子切片蘸硫磺擦患处。每日 1~2 次。

【功效】主治白癜风。

❖ 鲜姜片涂擦法

【配方】鲜姜适量。

【用法】姜洗净，切片。用切面在患处涂擦，至姜汁擦干，再换 1 片，连续涂擦至局部皮肤发热为止。每日数次，坚持使用，2~3 个月见效。

【功效】祛风强肤。主治白癜风。

❖ 鳝鱼治白癜风

【配方】鲜活白鳝鱼适量。

【用法】将鳝鱼洗净、晒干，放油中煎枯，取油外搽患处。

【功效】治疗白癜风。

❖ 无花果叶涂擦法

【配方】无花果叶、烧酒各适量。

【用法】将果叶洗净，切细，用烧酒浸 5 天。以此酒涂擦患处，每日 3 次。涂擦此药后晒太阳半小时。

【功效】主治白癜风。

❖ 木蝴蝶泡酒

【配方】木蝴蝶 30 克，白酒 500 毫升。

【用法】将木蝴蝶浸泡 2~3 日后，酒变色后开始擦患处，坚持每天早、晚各擦 1 次。

【功效】本方主治白癜风。

❖ 柠檬硫磺粉

【配方】柠檬、硫磺各适量。

【用法】在中药房购得硫磺粉，每日以柠檬沾硫磺粉擦患处，慢者 10 日，快者 1 周可痊愈。

【功效】本方主治白癜风。

◇ **乌梅菟丝子酒**

【配方】乌梅 300 克，菟丝子 200 克，蒺藜 100 克，甘草 100 克，大黄 50 克，桂枝 50 克，75% 酒精 300 毫升。

【用法】以上药物晒干研碎，浸泡于酒精 15 日，过滤后，装于瓶中备用。祛斑。

【功效】主治白癜风、重症汗斑。

白癜风注意事项

❶适当增加营养，尽量避免服用维生素 C，少吃或不吃富含维生素 C 的蔬菜和水果。忌食草莓、杨梅、酸辣食物及鸡、羊等发物。多吃高含酪氨酶、铜离子的食物。可经常吃韭菜、发菜、黑米饭、榆树叶等有防治白癜风作用的食物。

❷保持乐观的情绪，多晒太阳。

鸡 眼

鸡眼是一种多见于足底及足趾的角质增生物。多呈囊黄色或蜡黄色，系足上较突出部分的皮肤长期受压或摩擦，发生局限性角层增厚，其尖端渐深入皮层，圆形基底裸露皮外，坚硬如肉刺。此症影响脚底肌肉活动，使尖端压迫神经末梢，产生疼痛。

祛病小偏方

◇ **半夏粉敷方**

【配方】半夏适量。

【用法】研为细粉，先将鸡眼表面角化层用刀切破呈一小凹状，将适量半夏粉填敷后用胶布固定。

【功效】用于治疗鸡眼。

◇ **乌梅米醋方**

【配方】乌梅 2 个，米醋 20 毫升。

【用法】将乌梅去核取肉并切碎，放入米醋中密封 24 小时即可使用。

【功效】用于治疗鸡眼。

◇ 无花果敷方

【配方】未成熟的无花果。

【用法】捣烂。敷于患处。每日换药2次，数日见效。

【功效】适用于赘疣、鸡眼。

◇ 干蜈蚣膏

【配方】干蜈蚣30条，乌梅9克，菜子油或香油适量。

【用法】将蜈蚣、乌梅焙干，共研细末，装入瓶内，再加入菜子油（以油浸过药面为度），浸泡7～10日后，即可使用。用时先将1%盐水浸泡患部15～25分钟，待粗皮软化后，剪除粗皮（以见血丝为宜），再取适量药膏调匀，外敷患处，用纱布包扎，每12小时换药1次。

【功效】用于治疗鸡眼。

◇ 五倍子膏

【配方】五倍子、生石灰、石龙脑、樟脑、轻粉、血竭各1克，凡士林12克。

【用法】各研细粉，调匀（可加温）成膏即成。先用热水泡洗患处，待鸡眼外皮变软后，用刀片仔细刮去鸡眼的角质层，贴上剪有中心孔的胶布（露出鸡眼），敷上此药，再用胶布贴在上面。每日换药1次。

【功效】用于治疗鸡眼。

◇ 贴橡皮膏

【配方】橡皮膏适量。

【用法】用热水把鸡眼泡软发白后，将上边的老皮用小剪刀剪去，然后把橡皮膏剪成比鸡眼大些的方块贴上。过3～4日揭下橡皮膏后，重复进行，坚持至鸡眼彻底治好为止。

【功效】用于治疗鸡眼。

◇ 茉莉花茶

【配方】茉莉花茶适量。

【用法】在口中嚼成糊状，敷在患处，再用胶布贴盖，5日换1次。3～5次后鸡眼自行脱落。

【功效】用于治疗鸡眼。

◇ 荔枝核粉

【配方】荔枝核、米醋各适量。

【用法】将上药在太阳下晒干，或置瓦片上（忌用铁器）焙干，碾压成粉，用不加色素的米醋，混和如泥，即成。将上药涂抹患处，荔核粉泥须把周围僵硬的皮盖严，上附脱脂棉，用纱布包扎，每晚将脚烫洗后换洗 1 次，轻者 3 ~5 日，重者 10 日均可治好。

【功效】用于治疗鸡眼。

❖ 紫果敷方

【配方】紫果、食盐各适量。

【用法】加食盐适量捣烂，先把鸡眼厚皮刮去后，用此药外敷患处。每日 4 ~6 次。

【功效】用于治疗鸡眼。

❖ 鸦胆子仁敷贴

【配方】鸦胆子仁 5 粒。

【用法】先将患部用温开水浸洗，用刀刮去表面角皮层，然后将鸦胆子捣烂贴患处，外用胶布黏住。每 3 ~5 日换药 1 次。

【功效】用于治疗鸡眼、脚垫。

❖ 荸荠葱白方

【配方】荸荠 1 枚，葱白 1 根。

【用法】将荸荠、葱白去皮，捣烂如泥。敷于鸡眼处，用卫生布包好。每晚睡前洗脚后换药 1 次。

【功效】用于治疗脚鸡眼。

❖ 糯米膏

【配方】糯米 100 克，15% 苛性钾液 250 毫升。

【用法】用糯米泡入上液，隔

24 小时后捣成透明药膏。用胶布控孔套在患处，保护皮肤，露出疣或鸡眼后，直接涂药，再盖胶布固定。每 3 日换药 1 次，脱落为止。

【功效】用于治疗鸡眼、寻常疣。

❖ 葱白液

【配方】葱白液（即葱叶内带黏性的汁液）。

【用法】取鲜大葱，将葱叶头割断，用手挤其液。缓慢涂擦数次可愈。

【功效】用于治疗鸡眼。

❖ 清凉油

【配方】清凉油适量。

【用法】将清凉油涂在鸡眼上，再点燃香烟将清凉油烤熔。每日 3 ~4 次，3 日即可。

【功效】适用于鸡眼。

❖ 蛇蜕饼方

【配方】蛇蜕（瓦焙存性）1 条，乌梅 1 个。

【用法】先将蛇蜕研末，再与乌梅共捣成饼，敷患处，以细布扎紧，1 天 1 夜即可。

【功效】适用于鸡眼。

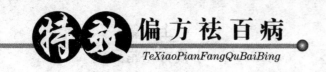
◇ **万年青叶**

【配方】鲜万年青叶适量。

【用法】将万年青叶洗净捣烂，外敷患部。每日1次。

【功效】清热解毒，利尿消肿。适用于鸡眼。

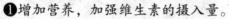

鸡眼注意事项

❶增加营养，加强维生素的摄入量。

❷保持乐观情绪，经常锻炼身体，提高身体对疾病的抵抗能力。

尖锐湿疣

尖锐湿疣是由病毒引起的性传播疾病，病原体是人乳头瘤病毒，多半通过性交感染，在上皮细胞内生长，温暖潮湿的环境更易繁殖。其好发部位在皮肤、黏膜交界的温暖湿润处，如阴部、肛周、阴茎等。初起为小而柔软的疣状淡红色丘疹，以后逐渐增大增多，表面凹凸不平，呈乳头样或菜花样，根部可有蒂，表面湿润，可因潮湿刺激浸渍而破溃、糜烂、出血。疣体巨大，可覆盖整个阴部。尖锐湿疣偶可见于生殖器以外的部位，如腋窝、脐窝、乳房、趾间等。

祛病小偏方

◇ **黄芪苦参敷贴**

【配方】黄芪、黄柏、苦参、薏苡仁各15克。

【用法】上药研细末，用竹板敷于患处，轻轻用力摩搽使药粉与患处紧贴。每次用0.5～1克，10次为1个疗程。一般1～2个疗程可愈。

【功效】用于治疗尖锐湿疣。

◇ **马齿苋青叶熏洗方**

【配方】马齿苋60克，大青叶30克，明矾21克。

【用法】煎水先熏后洗，每日2次，每次15分钟。熏洗后，外用六一散 30 克，枯矾粉 9 克，混合后撒疣体上。

【功效】用于治疗尖锐湿疣。

◇ 青黛苍术方

【配方】青黛、苍术、黄柏各 40 克，花生油适量。

【用法】上药共研细末，用花生油调匀，涂搽患处。每日 2 次。

【功效】用于治疗尖锐湿疣。

◇ 千金散

【配方】千金散、青黛散、二妙散、三妙散各适量。

【用法】外涂。

【功效】用于治疗尖锐湿疣。

◇ 黄连素粉

【配方】黄连素粉 2 克，轻粉 1 克，冰片 5 克，薄荷脑 3 克，茶油 50 毫升。

【用法】将上药共调成糊状，装瓶，同时以棉签蘸药点在患处（药不宜多），再配合西医治疗。

【功效】去腐生肌、消炎、止痒。

◇ 紫草山豆根汤

【配方】紫草、山豆根各 15 克，木贼、三棱、莪术各 12 克，明矾 20 克。

【用法】上药加水 300 毫升，煎 40 分钟，取药液浸洗 30 分钟。每日 1 次，5 天为 1 个疗程。

【功效】清热解毒，活血消疣。主治尖锐湿疣。

◇ 麻杏苡甘汤

【配方】麻黄 10 克，杏仁、重楼各 15 克，薏苡仁、甘草各 6 克，板蓝根 30 克。

【用法】水煎服。每日 1 剂。

【功效】适用于尖锐湿疣。

◇ 马齿苋搽洗方

【配方】马齿苋 30 克，败酱草、土茯苓、板蓝根、萹蓄、芒硝各 20 克。

【用法】上药加水煎，取药液 500 毫升，倒入干净盆中，搽洗患处，然后在坐浴 10 分钟，早、晚各 1 次，1 周为 1 个疗程。

【功效】适用于尖锐湿疣。

◇ 板蓝根苦参液

【配方】板蓝根、苦参、生香附、木贼草、露蜂房各 250 克，陈醋 500 毫升。

【用法】上药加水 5000 毫升，煎 1 小时，去渣过滤，得澄清液约 2000 毫升，再对入陈醋 500 毫升，即成。分装每瓶 50 毫升，密闭避光备用。用时，用于棉签将尖锐湿疣及周围组织擦干，用0.2%新洁尔灭溶液消毒，再用棉签蘸药液涂于尖锐湿疣上，待干。

每日3~5次，2周为1个疗程。

【功效】解毒散瘀，消肿软坚，止痒。主治尖锐湿疣。

尖锐湿疣注意事项

❶注意个人卫生、保持阴部清洁干燥。

❷节制性生活。

冻　疮

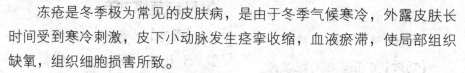

冻疮是冬季极为常见的皮肤病，是由于冬季气候寒冷，外露皮肤长时间受到寒冷刺激，皮下小动脉发生痉挛收缩，血液瘀滞，使局部组织缺氧，组织细胞损害所致。

多患于手、足、耳廓等暴露部位，初起局部皮肤呈苍白漫肿、麻木冷感，继则呈青紫色，或有斑块、边沿赤红、自觉灼痛、瘙痒。轻者10天左右自行消散，重者则疼痛加剧，可出现紫血疮，皮肤溃烂，一般收口缓慢，至天暖才愈。严重的有水疱，疱破后可形成溃疡、瘙痒和烧灼甚至痛感。

祛病小偏方

◇ **当归肉桂粥**

【配方】当归20克，肉桂6克，粳米150克，红糖适量。

【用法】2味药煎浓汁去渣备用，取粳米150克加水煮粥至熟，加入药汁和红糖适量，温服。

【功效】预防冻疮。

◇ **黄芪桂汁汤**

【配方】黄芪、桂枝、芍药、生姜、大枣、鸡血藤、制附片各适量。

【用法】水煎服。每日1剂。

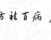

【功效】温经散寒、活血消肿。

【备注】有水疱加茯苓、乌梢蛇、苍术、玉米；病发于面部加白芷、川芎；发于上肢加片姜黄、桑枝；发于下肢加川牛膝、独活；有瘀斑肿胀加桃仁、泡山甲、当归；痛甚加细辛、晚蚕沙、乳香、葱白；麻木不仁加地龙、海风藤、全蝎；兼红肿热痛加土茯苓、红藤、败酱草、蒲公英、连翘。

◇ 茄梗辣椒梗洗浴方

【配方】茄梗、辣椒梗、荆芥各 60 ~ 80 克。

【用法】上药加水 2000 ~ 3000 毫升，煮沸后趁热洗患处。每日 1 次。

【功效】本方适用于冻疮。

◇ 熟萝卜敷方

【配方】萝卜适量。

【用法】将萝卜切厚片，煮熟。敷患处，凉则换。每日数次。

【功效】用于治疗冻疮未破者。

◇ 活蟹蜂蜜膏

【配方】活蟹 1 只，蜂蜜适量。

【用法】活蟹烧存性，研成细末，以蜂蜜调匀。涂于患处，每

日更换 2 次。

【功效】清热解毒，疗疮排脓。用于治疗冻疮溃烂不敛。

◇ 花生皮糊

【配方】花生皮、醋、樟脑、酒精各适量。

【用法】先将花生皮炒黄，研碎，过筛成粉末，每 50 克加醋 100 毫升调成糊状，放入樟脑粉 1 克、酒精少许调匀。将药敷于患处，用纱布包好固定，一般轻症 2 ~ 3 日可愈。

【功效】活血，消肿。用于治疗冻伤初起局部红肿发痒未溃烂者。

◇ 马勃外敷

【配方】马勃 1 块，土霉素软膏适量。

【用法】将疮面先涂以一层土霉素软膏，再敷上适量马勃，包扎 3 ~ 4 日。

【功效】解毒、止血、收敛。适用于冻疮溃烂者。

◇ 山楂敷方

【配方】鲜山楂 100 克。

【用法】将山楂烧熟捣烂，敷患处。

【功效】活血散瘀。适用于新旧冻疮。

◇ 荆芥紫苏叶汤

【配方】荆芥、紫苏叶、桂枝各15克。

【用法】将上3味加清水2000~3000毫升，煮沸后温洗患处。每日1~2次。

【功效】用于治疗冻疮。

◇ 茄根熏洗方

【配方】茄根适量。

【用法】以茄根7~8枝，劈碎用水煮沸，于临睡前煎汤熏洗患部。每晚1次，连续2~3次。

【功效】用于治疗冻疮未破溃。

◇ 红辣椒酒涂擦

【配方】新红辣椒50克，白酒100毫升。

【用法】将新红辣椒洗净切碎，用白酒泡5~7日。涂擦患处。溃烂处不宜涂擦。

【功效】用于治疗冻疮。

◇ 生姜外擦

【配方】生姜1块。

【用法】将生姜煨热，切开涂擦患处。每日2次。

【功效】用于治疗冻疮未溃。

◇ 鲜松针汤

【配方】鲜松针适量。

【用法】将鲜松针水煎。浸洗患处。每日2次。

【功效】用于治疗冻疮。

◇ 熟大蒜涂擦方

【配方】大蒜1个。

【用法】将大蒜去皮放锅内蒸熟后取出。涂擦1~2次即可见效。

【功效】用于治疗冻疮。

◇ 山药敷方

【配方】山药1段。

【用法】将山药洗净，捣泥敷之，隔夜即效。

【功效】适用于冻疮每年冬季复发者。

◇ 蛋黄油

【配方】鸡蛋。

【用法】将鸡蛋煮熟，取出蛋黄放在铁勺中，以文火烤熬。取析出的蛋黄油敷患处，并用纱布包扎，几日后，溃烂处即会愈合结痂。

【功效】解热毒，补阴血。用

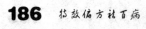

于治疗冻疮溃烂。

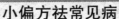

◇ 老丝瓜末

【配方】老丝瓜、猪油各适量。

【用法】将老丝瓜烧灰存性，和猪油调和，涂患处。

【功效】通络，消肿。主治手足冻疮。

◇ 白及糊

【配方】白及、香油各适量。

【用法】将白及磨粉，香油调成糊，敷患处。每日1次。

【功效】生肌止痛。适用于冻疮已溃烂者。

◇ 谷糠烘烤方

【配方】谷糠适量。

【用法】将谷糠放盆内点烧，烘烤患处。每日烤1次，数日即可生肌。

【功效】活血，消肿。主治冻疮。

◇ 凡士林蜂蜜外敷法

【配方】熟蜂蜜、凡士林等量。

【用法】将蜂蜜、凡士林调和成软膏，涂于无菌纱布上，敷于疮面，每次敷2~3层。敷前要将疮面清洗干净，敷药后用纱布包扎固定。

【功效】本方适用于冻疮。

◇ 河蚌散

【配方】河蚌壳适量。

【用法】将河蚌壳煅后研末，敷患处。每日1次。

【功效】治疗冻疮溃烂。

◇ 猪油蛋清外擦法

【配方】猪油、蛋清各适量。

【用法】猪油和蛋清按1:2的量混合，轻轻地擦抹患部10~20分钟，每晚睡前擦1次。

【功效】本方适用于冻疮。

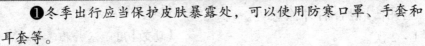

冻疮注意事项

❶冬季出行应当保护皮肤暴露处，可以使用防寒口罩、手套和耳套等。

❷平时保持服装、鞋、袜的干燥。

❸注意休息和增加营养，以增加抗寒能力。

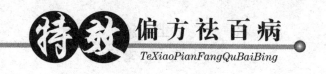
梅 毒

梅毒，民间称为"杨梅大疮"，是由梅毒螺旋体引起的一种性接触传染病。本病症状各种各样，时隐时现，病程持续很长，可潜伏多年而无明显症状（隐性梅毒），也可由孕妇直接传给胎儿（胎传梅毒）。少数患者通过病损部位接触或污染物的接触而患病。梅毒早期主要侵犯皮肤及黏膜，晚期可侵犯心血管系统及中枢神经系统。多发生于男女前后阴部，也可见口唇、乳房、眼睑等处。初起患部为粟米大丘疹或硬块，四周亮如水晶，破后成溃疡，色紫红无脓水，四周坚硬凸起，中间凹陷，常单发。

祛病小偏方

◇ 滑石敷方

【配方】滑石、密陀僧、寒水石各15克，腻粉、麝香各少许。

【用法】上为末，油调敷或干贴患处。

【功效】适用于下阴疮疼不止。

◇ 红升丹涂方

【配方】红升丹、白凡士林10克。

【用法】混合后外涂患处。每日1～2次。

【功效】用于治疗梅毒。

◇ 地丁草方

【配方】紫花地丁草、煅露蜂房、乳香、没药、升麻各9克。

【用法】为末，每服15克，酒调下。

【功效】用于治疗梅毒日夜痛，不能行动。

◇ 甘草蜂蜜方

【配方】甘草20克，蜂蜜30毫升。

【用法】为末，共为泥，敷患处。每日1次。

【功效】用于治疗梅毒。

◇ 马齿苋方

【配方】马齿苋干品30～60克（鲜品则60～100克）。

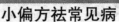
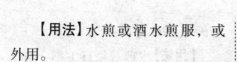

【用法】水煎或酒水煎服，或外用。

【功效】用于治疗梅毒遍身如癣，发背诸毒，顽疮、湿癣、白秃、丹毒等。

◇ 黄柏猪膏敷方

【配方】黄柏、猪膏各等份，轻粉少许。

【用法】上 3 味合炼，敷患处。

【功效】用于治疗下疳。

◇ 五倍子方

【配方】五倍子、黄柏、滑石、轻粉各等份。

【用法】研为末，掺数次即愈。

【功效】用于治疗阴囊上生疮，黄水流，不能行走。

◇ 萝卜干粉

【配方】萝卜干。

【用法】烧黑研末，1 次半茶匙。每日 3 次，用清水服。

【功效】用于治疗梅毒。

◇ 白矾轻粉

【配方】白矾、轻粉、儿茶、杏仁各 3 克。

【用法】各为末，和匀，猪胆汁调涂。每日 2 ~ 3 次。

【功效】用于治疗男女性梅毒。

◇ 土茯苓煎液

【配方】土茯苓 11 克，木通、金银花、茯苓、防风各 3.8 克，川芎、大黄各 3.8 克。

【用法】用 810 毫升水煎至 540 毫升。每日分 4 ~ 5 次，温服。

【功效】对排除梅毒毒素有特效。

◇ 蒲公英粥

【配方】蒲公英 40 ~ 60 克（鲜品 60 ~ 90 克），粳米 50 ~ 100 克。

【用法】先将蒲公英洗净，切碎煎取药汁去渣，入粳米同煮成稀粥。每日 2 ~ 3 次，温热服食，3 ~ 5 日为 1 个疗程。

【功效】一期、二期梅毒。

◇ 茯苓甘草汤

【配方】土茯苓 50 克，金银花 15 克，甘草 10 克。

【用法】水煎，分 2 次服。每日 1 剂。

【功效】主治梅毒。

◇ 紫浮萍煎洗方

【配方】紫浮萍适量。

【用法】水煎洗。每日 1 ~ 2 次。

【功效】主治梅毒。

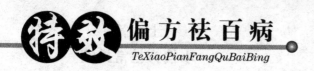

◇ 葶苈大枣丸

【配方】大枣 250 克，鹅不食草、葶苈子各 9 克。

【用法】后 2 味研末，加入大枣（去核）肉内，捣烂，做成药丸。每日 2 次，每次 9 克。

【功效】主治梅毒。

◇ 解毒天浆散

【配方】当归、银花、生甘草各 30 克，白芍、防风、乌梢蛇、蝉蜕各 20 克，蒺藜 12 克，花粉、白鲜皮、大胡麻各 15 克，土茯苓 120 克。

【用法】水煎。每日 1 剂，分 2 次服。

【功效】清热，利湿，解毒。适用于梅毒。

◇ 人中白杏散

【配方】人中白 3 克，铜绿（醋炙）、苦杏仁各 1.5 克，冰片少许。

【用法】共研细末，外敷患处。每日 2 ~ 3 次。

【功效】主治梅毒。

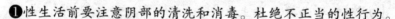

梅毒注意事项

❶性生活前要注意阴部的清洗和消毒。杜绝不正当的性行为。

❷尽量避免使用公共用品，注意日常用具的清洁和消毒。

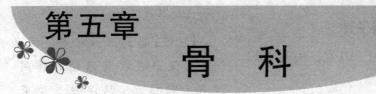

第五章

骨　科

颈椎病

颈椎病又称颈椎综合征，是颈椎骨关节炎、增生性颈椎炎、颈神经根综合征、颈椎间盘脱出症的总称，是一种以退行性病理改变为基础的疾病。主要由于颈椎长期劳损、骨质增生，或椎间盘脱出、韧带增厚，致使颈椎脊髓、神经根或椎动脉受压，出现一系列功能障碍的临床综合征。

祛病小偏方

◇ 山丹桃仁粥

【配方】山楂 30 克，丹参 15 克，桃仁（去皮）6 克，大米 50 克。

【用法】所有原料洗净，丹参先煎，去渣取汁，再放入山楂、桃仁及大米，加水适量，大火煮沸，小火熬成粥。山楂用水煮一下可以去掉一些酸味，如果还觉得酸，可以适量加一点白糖。

【功效】山楂具有活血化瘀、通络止痛的功效，有助于解除局部瘀血状态，对跌打损伤有辅助疗效。

◇ 木瓜陈皮粥

【配方】木瓜、陈皮、丝瓜络、川贝母各 10 克，大米 50 克。

【用法】所有原料洗净，木瓜、陈皮、丝瓜络先煎，去渣取汁，加川贝母、大米煮成粥，最后加冰糖。

【功效】木瓜可平肝舒筋、和胃化湿。本方可适用于湿痹拘挛、腰膝关节酸重疼痛、吐泻转筋。本方对痰湿阻络型颈椎病有疗效。

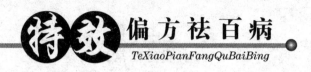

❖ 桃仁决明子汁

【配方】桃仁10克。决明子12克，蜂蜜适量。

【用法】将桃仁和决明子同煎取汁，对入蜂蜜调制。每次适量服用。每日2次。

【功效】适用于脊髓型颈椎病引起的颈部疼痛。

❖ 白芍葛根丸

【配方】白芍240克，伸筋草90克，葛根、桃仁、红花、乳香、没药各60克，甘草30克。

【用法】上药研细末，水泛为丸，每服3克。每日3次，1个月为1疗程。

【功效】适用于颈椎病。

❖ 荆芥防风乳香

【配方】荆芥、防风、乳香、没药、胡椒、川乌、蒲公英、威灵仙各100克，细辛5克。

【用法】诸药共研细末，过80目筛装瓶备用。首先在疼痛部位以醋涂湿，撒铜钱厚药粉，上面盖6~8层纱布，用醋浸湿纱布块及药粉，稍候用75%的酒精均匀喷撒在纱布上，点燃酒精，至患者有温热感，到忍受极限时，将火吹灭。待无温热度时，再用同样方法操作3~5次。

【功效】起到活血祛瘀、祛风消炎、促进吸收及镇痛的作用。适用于颈椎病，风湿性关节炎，软组织扭伤，痹症，胸腰椎炎，骨质增生，寒热红肿及脓肿。孕妇慎用。

❖ 全蝎蜈蚣

【配方】全蝎10克，蜈蚣2条，鹿含草、川芎、当归、自然铜、乌梢蛇各15克。

【用法】将上药加水煎煮2次，取药汁混合。每日饮服2次。孕妇禁用。

【功效】适用于颈椎病。

❖ 生姜丁香糖

【配方】丁香粉5克，生姜末30克，白糖50克，香油适量。

【用法】将白糖放入沙锅内，文火煮沸，再加丁香粉、生姜末调匀，继续煮至挑起不粘手为度。放一瓷盘，涂以香油，将糖倾入摊平，稍凉后趁软切成小块，经常食用。

【功效】降逆化痰。适用于颈椎病。

❖ 桑葚芝麻蜜膏

【配方】桑葚、黑芝麻各500克，蜂蜜200克。

【用法】以上 3 味加水适量，小火煎熬成膏。每日早、晚各 2 匙，温开水冲服。

【功效】适用于颈椎病属精血不足者。

颈椎病注意事项

❶睡觉时枕头不宜太高，以使颈椎保持平直为准。

❷低头看书和写字不宜一次时间过长，不妨每隔半小时左右休息一会儿。

❸冬季寒冷容易加重颈椎病的病情，因此应注意颈部保暖。

颈椎病的伸颈运动法

双脚分开与肩同宽，两手臂放在身体两侧，指尖垂直向下（坐姿时两手掌放在两大腿上，掌心向下），眼睛平视前方，全身放松。抬头缓慢向上看天，要尽可能把头颈伸长到最大限度，并将胸腹一起向上伸（不能单纯做成抬头运动）。将伸长的颈慢慢向前向下运动，再缓慢向后向上缩颈。长期坚持可有效预防颈椎病。

肩周炎

肩关节周围炎简称肩周炎，是肩关节周围肌肉、韧带、肌腱、滑囊、关节囊等软组织损伤、退变而引起的关节囊和关节周围软组织的一种慢性无菌性炎症。发病年龄大多 50 岁以上，所以又称为"五十肩"，女性发病率略高于男性，且多见于体力劳动者。病程一般在 1 年以内，较长者可达 1~2 年。

祛病小偏方

◇ **桑枝槐汁**

【配方】鲜桑枝 90 克，鲜槐枝 60 克，鲜松枝、鲜柳枝、鲜柏叶、鲜艾叶各 30 克，桂枝 15 克，白酒 15 毫升。

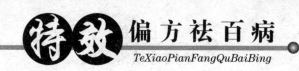
【用法】将前 7 味加水煎煮 15 分钟，加入白酒，再煮 5～10 分钟，取药液做局部熏洗，每次 30 分钟。每日 2 次。

【功效】适用于肩周炎。

◇ 白凤仙花膏

【配方】白凤仙花、臭梧桐、生姜、大蒜、韭菜各 200 克。

【用法】共同捣碎取汁，再用文火熬成膏状，摊贴患处。每日 1 次。

【功效】适用于肩周炎。

◇ 莲党杞子粥

【配方】莲子 60 克，生党参 40 克，大米 50 克，枸杞子 15 克，冰糖适量。

【用法】莲子用温水浸泡，剥去心，大米、生党参、枸杞子淘洗净，全部原料放锅中，加水适量，用大火烧沸，改小火煮熟，加入冰糖溶化即可。

【功效】莲子味甘、性平，具有补脾止泻、益肾固精、养心安神等功效。党参可补气、止痛、通经活络。此粥能够缓解肩周炎症状，减少疼痛，安神。

◇ 乳香没药外敷法

【配方】乳香、没药、赤芍、羌活、吴茱萸各 30 克，醋适量。

【用法】共研细粉，装入纱布袋中，扎紧口，加入适量醋，外敷肩关节处，上放热水袋。每日 2 次，每次 20 分钟。每剂药可用 3～5 日。

【功效】适用于肩周炎。

◇ 茄虾饼

【配方】茄子 250 克，虾皮 50 克，鸡蛋 2 个，面粉、植物油、黄酒、生姜、麻油、精盐、白糖、味精各适量。

【用法】将茄子切丝，用盐腌渍 15 分钟后，挤去水分，加入黄酒浸泡的虾皮，并加姜丝、盐、白糖、麻油和味精，拌和成馅料。面粉加蛋液、水调成面浆。锅中倒入植物油烧热，舀入一勺面浆，转锅摊成饼，中间放馅，再盖上半勺面浆，双面煎黄。

【功效】经常食用，能够补钙，抗骨质疏松，预防肩周炎。

◇ 蜈蚣散

【配方】白芍 200～300 克，姜黄 12～15 克，大条蜈蚣 10～12 条。

【用法】上药共研细粉，每天服 3 次，每次用 12～15 克，加水 50～70 毫升，煮沸待温后服，1 周为 1 疗程。

【功效】适用于肩周炎。

◇ 细辛生姜敷方

【配方】细辛 90 克，老生姜 300 克，高粱白酒（60 度）100 克。

【用法】细辛研末，生姜洗净，

混合杵成泥蓉，铁锅内炒热，入白酒调匀，再微炒。将药铺于纱布上，热敷肩周疼痛部位，每晚 1 次。敷药时避免受凉感寒。

【功效】适用于肩周炎。

肩周炎注意事项

❶注意肩部保暖防寒，防止受凉受潮。

❷除一般治疗外，必须坚持肩关节练习。患者作内旋、外展、外旋、环转上臂、后背手等功能锻炼，锻炼必须要缓慢持久地进行，不可操之过急。要坚持早晚反复锻炼，才能有助于功能恢复。

肩周炎的俯卧保健法

患者采取俯卧位，将双腿反放在背后，然后用力将头胸部和双腿用力挺起离开床面，使身体呈反弓形，坚持至稍感疲劳为止。依此法反复锻炼 10 分钟左右，每天早晚各一次。长期坚持此项锻炼，可有效预防和治疗腰肌劳损、低头综合征的发生。

腰 痛

腰痛是以腰部一侧或两侧疼痛为主要症状的一种病症。

由于腰部是脊柱运动范围较大的部位，人体负荷较重，故各种原因都可能使腰部受伤。

‖‖‖‖ 祛病小偏方 ‖‖‖‖

◇ 土鳖虫煎剂

【配方】土鳖虫 10 克，木通 6 克，杜仲 12 克，续断 12 克，黄芪

30 克，狗脊 20 克，巴戟天 20 克，牛膝 10 克，地龙 20 克，当归 10 克。

【用法】水煎服。每日 1 剂，

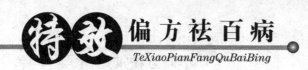

连服 3 剂。忌服寒凉食物。

【功效】补肾壮腰。适用于腰肌劳损所致腰痛。

◇ 猪肾胡椒粉

【配方】猪肾 1 对，白胡椒 14 粒，白酒适量。

【用法】将猪肾洗净剖开，剔去筋膜，装入白胡椒，焙干，研为细末。每服 9 克。每日早、晚各 1 次，白酒送下。

【功效】祛风除湿，温经通脉。适用于风湿腰痛。

◇ 杜仲炖猪腰

【配方】杜仲 30 克，猪腰 1 个，盐适量。

【用法】猪腰洗净去腰臊，同杜仲一起炖煮，加盐调味服用。

【功效】补肾壮腰。适用于腰酸痛。

◇ 韭菜黄酒汤

【配方】韭菜或韭菜根 30 ~ 50 克，黄酒 90 毫升。

【用法】将韭菜洗净切细，与黄酒共置锅内，煮沸，趁热饮服。每日 1 ~ 2 剂。

【功效】祛风散瘀，活血通脉。适用于扭伤腰痛。

◇ 生姜大葱敷方

【配方】生姜、大葱、面粉各适量。

【用法】切碎，再共同捣烂，入锅炒热，趁热敷腰部，以宽带缚紧。

【功效】适用于慢性腰痛。

◇ 茶叶米醋饮

【配方】茶叶 6 克，米醋 50 毫升。

【用法】将茶叶用 200 毫升沸水冲沏，候温，对入米醋 1 次服下。

【功效】缓急止痛，活血散瘀。适用于腰痛难转。

◇ 煮野水鸭

【配方】将野水鸭 1 只，巴戟天 20 克，淫羊藿、金樱子、韭菜子各 15 克，冬虫夏草 10 克。

【用法】将野水鸭从尾部杀开，取出内脏，把上药放入鸭肚内煮熟食用。

【功效】补肾壮腰。适用于肾虚腰痛。

◇ 山药枸杞子粥

【配方】山药 60 克，枸杞子 30 克，粳米 100 克。

【用法】共洗净，加水煮粥。

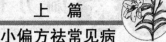

每日 1 剂。

【功效】滋阴补肾。适用于肾阴虚腰痛，症见腰膝酸软，心烦失眠，口干咽燥等。

◇ 白术苡仁汤

【配方】白术 30 克，薏苡仁 20 克，芡实 10 克。

【用法】加水煎沸 15 分钟，滤出药液，再加水煎 20 分钟，去渣，两煎药液对匀。分服。每日 1 剂。

【功效】适用于腰肌劳损、疼痛。

◇ 黑豆核桃杜仲汤

【配方】黑豆、核桃仁各 60 克，杜仲 9 克。

【用法】水煎服。吃核桃仁、黑豆，喝汤。每日 1 剂。

【功效】温肾壮阳。适用于肾阳虚腰痛，症见腰膝酸疼，遇劳加重，下肢不温等。

◇ 螃蟹壳

【配方】螃蟹壳 1 个，黄瓜子 15 克，黄酒适量。

【用法】前 2 味晒干研末，黄酒冲服。每日 1 剂。

【功效】适用于急性腰扭伤，跌打损伤。

◇ 金狗脊方

【配方】狗脊 30 克，桑寄生 30 克，千斤拔 30 克，菟丝子 12 克，补骨脂 9 克，续断 12 克，木香（后下）6 克，独活 12 克，威灵仙 9 克。

【用法】水煎服。

【功效】补养肝肾，强壮筋骨。适用于肝肾虚损之慢性腰痛。

◇ 辣椒叶涂敷法

【配方】辣椒叶适量，酒少许。

【用法】洗净，捣烂，炒热，将酒频频洒上，趁热敷于患处，以布条裹束。

【功效】适用于慢性腰痛。

◇ 艾叶醋方

【配方】五月艾 60 克，醋 15 克。

【用法】将艾叶去梗，炒至焦黄，洒醋。趁热用布裹束于腰部疼痛处。

【功效】适用于腰部疼痛。

➡ 腰痛注意事项 ⬅

注意趋暖避寒，养成良好的生活习惯。避免长时间保持一个固定的姿势，减少负荷，注意休息。

腰椎间盘突出

腰椎间盘突出是西医的诊断病名。中医学典籍中无腰椎间盘突出症之名，根据该病的临床表现，可归于"腰痛"、"腰腿痛"、"痹症"等范畴。椎间盘突出症是一个多发病、常见病，它主要因腰椎间盘劳损变性、纤维环破裂或髓核脱出等刺激或压迫脊神经、脊髓等引起的一系列症状群。

祛病小偏方

◇ 肉苁蓉炖羊肾

【配方】羊肾 2 个，肉苁蓉 30 克（布包），调味品适量。

【用法】将羊肾去筋膜，切片，加肉苁蓉和水煲汤，酌加各种调味品服用。

【功效】羊肾可温补肾阳。本方对腰椎间盘突出有较好的食疗效果。

◇ 熟地黄白芥子饮

【配方】熟地黄 50 克，白芥子 20 克，鹿角胶 15 克，肉桂、炮姜炭、生甘草各 5 克，麻黄 10 克。

【用法】加水煎汤。分 2 次饮完。每日 1 剂。

【功效】适用于补肾强腰。

◇ 伸筋草煎剂

【配方】伸筋草、鹿衔草、老鹳草各 15 克。

【用法】水煎。分 2 次服。每日 1 剂。

【功效】适用于腰椎间盘突出。

◇ 地龙煎剂

【配方】全蝎、土鳖、乌梢蛇、穿山甲各 9 克，地龙 20 克。

【用法】急性期水煎。每日 1 剂，分 2 次服；恢复期用散剂，将 5 味药物共研细末。每次 3 克，每日 2 次，用白酒送服。

【功效】适用于腰椎间盘突出。

◇ 络石藤煎剂

【配方】络石藤、过江龙各 30 克，桑枝、桂枝、木瓜各 10 克。

【用法】水煎。分 2 次服。每日 1 剂。

【功效】适用于腰椎间盘突出。

◇ 威灵仙煎剂

【配方】威灵仙 15 克，泽兰、苏木、姜黄、丹参、川断各 10 克。

【用法】水煎服。每日 1 剂。

【功效】通络止痛。适用于腰椎间盘突出。

◇ 杜仲煎剂

【配方】杜仲、熟地黄各 20 克，川芎、当归尾、牛膝、红花、泽兰、白术各 10 克。

【用法】水煎。每日 1 剂，分 2 次服。

【功效】补益肝肾，强筋壮骨。

腰椎间盘突出注意事项

❶注意劳动保护，改善劳动姿势，避免长久弯腰和过度负重，以免加速椎间盘的病变，注意加强腰背肌的功能煅炼，加强对椎间盘的保护。

❷要注意卧硬板床休息，避免卧软床，以减少椎间盘承受的压力，缓解突出物对脊髓、神经根的刺激和压迫，以利局部炎症的吸收，并注意保暖，避免着凉和贪食生冷，加强腰背部的保护，佩戴护腰，并在医生指导下进行功能煅炼。

❸病情较轻者经适当休息或按摩即可恢复。重症者，应去医院请医生手术治疗。

擦腰法缓解不适症

两手掌根紧贴腰部，用力擦动，动作快而有力，以腰部有温热感为度。本法可缓解腰椎间盘突出引起的不适症状。

关节炎

本病中医称"痹证"或"痹病"。是指人体营卫失调，感受风寒湿热之邪，合而为病；或日久生虚，内生痰浊、瘀血、毒热，正邪相搏，

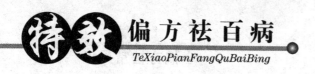

使经络、肌肤、血脉、筋骨，甚至脏腑的气血痹阻，失于濡养，出现肢体关节与肌肉疼痛、肿胀、酸楚、麻木、重着、变形、僵直及活动受限等症状，甚至累及脏腑的一类疾病的总称。

祛病小偏方

◇ **大枣葱梅姜汤**

【配方】大枣 10 枚，生姜 3 片，葱须 15 克，乌梅 10 克。

【用法】水煎服。每日服 2 次。

【功效】主治类风湿性关节痛。

◇ **冰糖木耳姜汤**

【配方】冰糖 20 克，生姜 3 片，细辛 5 克，木耳 30 克。

【用法】水煎服。每日服 2 次。

【功效】主治类风湿性关节痛。

◇ **当归猪肝粥**

【配方】当归 15 克，猪肝 60 克，糯米 60 克。

【用法】同煲粥。

【功效】适用于肩周炎。

◇ **玫瑰茴香汤**

【配方】玫瑰花、小茴香各 10 克，陈皮 12 克。

【用法】水煎 2 次，早、晚分服。每日 1 剂。

【功效】祛风湿，止痛。适用于风湿性关节炎。

◇ **水蛭黑豆汤**

【配方】水蛭 15 克，黑豆 30 克，大枣 10 枚。

【用法】水煎 2 次，早晚分服。每日 1 剂。

【功效】补益肝肾，化湿通络。适用于类风湿性关节炎。

◇ **龟板杜仲酒**

【配方】龟板（乌龟的腹甲）、杜仲、白酒各适量。

【用法】将上 2 味浸入白酒内，40 天后可服用。

【功效】祛湿宣痹。适用于风湿性关节炎引起的疼痛。

◇ **桑枝汤**

【配方】桑枝 1 把。

【用法】切细，以水煎 2 碗。1 日服尽，可连服数次。

【功效】适用于肩周炎。

◇ **韭菜子艾叶汤**

【配方】韭菜子 15 克，艾叶、小茴香各 10 克。

【用法】水煎服。每日 1 剂。

【功效】温经散寒，除湿止痛。适用于肩周炎。

◇ 当归酒

【配方】全当归 100 克，米酒 1000 毫升。

【用法】将当归洗净切片，浸入米酒中，密封 7 日后即可饮服，每服 15～20 毫升。每日 2 次。饮完后，可再加米酒 500 毫升，15 日后饮服。

【功效】补血活血，通络止痛。适用于寒痹。

◇ 猪肉炖沙参

【配方】猪瘦肉 250 克，沙参 30 克，油、盐、葱、姜各少许。

【用法】猪瘦肉切片，锅置于火上烧热下油，先煸炒猪肉，再放入沙参及各种调料，加适量温水煮熟。连肉带汤分 2 次吃下。

【功效】适用于风湿性关节炎疼痛。

◇ 樱桃酒

【配方】鲜樱桃 500 克，米酒 1000 毫升。

【用法】将樱桃洗净晾干，浸入米酒内，密封贮存，每日摇荡 1 次，10 日后即成。每次饮 50 毫升。每日 2 次。

【功效】滋养肝肾，祛风除湿。适用于风湿性关节炎，四肢麻木等。

◇ 木瓜丝瓜络

【配方】木瓜 10 克，丝瓜络 15 克。

【用法】水煎服。

【功效】舒筋活络。适用于风湿性关节炎早期。

◇ 狗骨白酒

【配方】狗骨、白酒各适量。

【用法】将狗骨浸于酒内。15 日后可服。

【功效】益血脉，暖腰膝。适用于风湿痹症之腰腿痛、肌肉萎缩等。

◇ 薏仁酒

【配方】薏仁 500 克，白酒 500 毫升。

【用法】蒋薏仁碾细，放入瓶中，加白酒封固，每日振摇 1 次，半月后即可饮用。每日 3 次，每次口服 30 毫升。

【功效】除湿散寒，温阳通痹。适用于肩周炎。

◇ 地骨桑头忍冬地黄汤

【配方】地骨皮 30～60 克，老

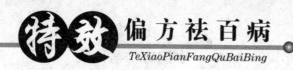

桑头 30 克，救必应 10 克，忍冬藤 15 克，生地黄 12 克。

【用法】水煎服。

【功效】舒筋活络止痛。适用于风湿、类风湿性关节炎。

◇ 秦艽防风黄芪汤

【配方】秦艽 15 克，防风 10 克，黄芪 15 克，地龙 15 克，桑枝 10 克，葛根 25 克，忍冬藤 25 克，黄柏 15 克，苍术 10 克，薏苡仁 30 克。

【用法】水煎服。

【功效】清利湿热，祛风除湿，除痹止痛。适用于类风湿性关节炎。

◇ 二乌樟脑散

【配方】川乌、草乌、樟脑各 90 克，陈醋适量。

【用法】共研细末，贮瓶备用。外用，根据疼痛部位大小，取药末适量，用陈醋调成糊状，匀敷于压痛点，厚约 0.5 厘米，外覆敷料，然后用热水袋热敷 30 分钟，每日 1 次，一般 3 次即可显效。

【功效】祛寒湿，止痹痛。适用于肩周炎。

◇ 陈醋熏蒸法

【配方】陈醋 300 毫升，新砖数块。

【用法】砖放在炉内烧红，取出放在醋内浸透，趁热放在关节下烟熏（熏前用纱布一块放于醋内浸湿，然后包在关节处），为了防止烟熏散热过快和醋味走失，可用被子遮盖，并根据砖的热度逐渐向砖贴近，以稍近些为好，砖凉即停止，隔日 1 次。

【功效】散瘀消肿。适用于关节炎。

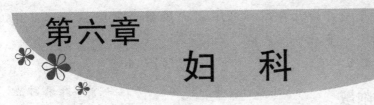

第六章
妇　科

月经不调

　　月经不调也称月经失调，是妇科常见病。表现为月经周期或出血量的异常，或是月经前、经期时的腹痛及全身症状。病因可能是器质性病变或是功能失常。许多全身性疾病如血液病、高血压病、肝病、内分泌病、流产、宫外孕、葡萄胎、生殖道感染、肿瘤（如卵巢肿瘤、子宫肌瘤）等均可引起月经失调。

祛病小偏方

◇ 活鲤鱼当归粉

【配方】活鲫鱼1尾（约200克），当归15克，血蝎、乳香各5克，黄酒适量。

【用法】鲫鱼去肠留鳞，腹内纳入当归、血蝎及乳香，泥封烧存性，研成细末。温黄酒送服，每服5克。每日2次。

【功效】补脾益气，行瘀止痛，止血。用于治疗血崩。

◇ 艾叶干姜水

【配方】艾叶、干姜各50克，桂枝35克，细辛12克。

【用法】将上药加清水适量，煎煮30分钟，去渣取汁，与2000毫升开水一起倒入盆中，先熏蒸脐下，待温度适宜时泡洗双脚。每日1次，每次熏泡40分钟，10日为1个疗程。

【功效】温经，散寒，止痛。适用于月经延后、月经量少。

◇ 丹参末

【配方】丹参、酒适量。

【用法】为末，每次服6克，酒调下。

【功效】用于治疗妇人月经不调，或前或后、或多或少，产前胎不安、产后恶血不下。

◇ 荔枝核香附散

【配方】荔枝核、香附等份，黄酒适量。

【用法】将 2 味捣碎，研末。黄酒调服，每次 6 克。每日早、晚各 1 次。

【功效】散寒祛湿，理气散结，调经止痛。适用于行经前小腹疼痛。

◇ 母鸡胶艾汤

【配方】母鸡（去头爪）半只，艾叶 15 克，阿胶 15 克。

【用法】母鸡去内杂，洗净，加水煮熟。取鸡汤一碗另煎煮艾叶，5 分钟后下阿胶，待阿胶溶化后立即饮服。每日 1 次。

【功效】补血止血，滋阴安神。用于治疗月经淋漓不断、下腹痛，崩漏。

◇ 艾叶母鸡汤

【配方】艾叶 25 克，老母鸡 1 只，白酒 125 毫升。

【用法】先将鸡开膛去肠及杂物，切块，锅内加水 1 大碗，放入鸡、艾叶和酒共炖，烧开后改用文火煨熟。食肉饮汤。日用 2 次。

【功效】补中益气，温经散寒，止痛止血。用于治疗月经来时点滴不断，日久身体虚弱。

◇ 豆腐羊肉汤

【配方】豆腐 2 块，羊肉 50 克，生姜 25 克，盐少许。

【用法】煮熟加盐。饮汤食肉及豆腐。

【功效】益气血，补脾胃。适用于体虚及妇女月经不调、脾胃虚寒。

◇ 豆腐米醋汤

【配方】米醋 200 毫升，豆腐 250 克。

【用法】将豆腐切成小块用米醋煮，以文火煨炖为好，煮熟。饭前吃，一次吃完。

【功效】活血调经。适用于身体尚壮妇女的月经不调如经期过短、血色深红、量多。

◇ 山楂红糖水

【配方】生山楂肉 50 克，红糖 40 克。

【用法】山楂水煎去渣，冲入红糖，热饮。非妊娠者多服几次，经血亦可自下。

【功效】活血调经。用于治疗月经错后。

◆ 煮食雄鸡冠

【配方】雄鸡冠 2 个，食盐少许。

【用法】将鸡冠煮熟（不宜过烂），蘸盐吃，每月吃 3~5 次。

【功效】养血调经。适用于月经不调。

◆ 红糖木耳汤

【配方】黑木耳 120 克，红糖 60 克。

【用法】将木耳洗净，用水煮熟，加红糖拌食。一次吃完，血渐止，再以木耳、红糖各 60 克拌食即愈。

【功效】益气，凉血，止血。适用于崩中漏下、血崩不止。

◆ 猪肉益草汤

【配方】瘦猪肉 50 克，益母草 10 克。

【用法】水煎煲汤。日饮 2 次。

【功效】活血调经，利尿消肿。用于治疗月经不调，症见经血过多、经期不准。

◆ 蒲荧益母草汤

【配方】蒲黄 6 克，益母草 15 克，川芎 15 克，当归 15 克，红花 6 克，柴胡 6 克，鹿衔草 6 克，广木香 6 克，制香附 6 克，乌药 6 克。

【用法】水煎。

【功效】适用于妇女月经不调，经前腹痛。

◆ 益母草赤芍药

【配方】益母草 14 克，赤芍药 12 克，龙胆草 6 克，制香附 14 克，五灵脂 12 克，茯苓 14 克，汉归 14 克，桃仁泥 10 克，红花 8 克，赤茯苓 10 克，丹参 14 克。

【用法】水煎。

【功效】适用于月经失调，不孕症（经行期间 3~5 剂）。

◆ 地黄当归丸

【配方】地黄 12 克，当归 6 克，党参 10 克，炒白术 10 克，陈皮 10 克，菟丝子 10 克，川续断 10 克，制香附 5 克，月季花 3 克。

【用法】按上述用量比例制成丸剂备用，亦可用上述一日用量作煎剂或散剂应用。

【功效】适用于月经不调。

◆ 玫瑰花膏

【配方】玫瑰花 300 朵。

【用法】玫瑰花去花蕊，水煎

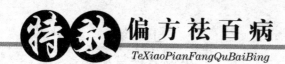
取浓汁，滤去渣，再煎，加红糖500克收膏，瓷瓶密闭，切勿露气。早晚沸水冲服。

【功效】玫瑰花性甘、味微苦，可行气解郁、和血、止痛。适用于肝胃气痛、月经不调、跌打伤痛。

◇ 干芹菜汤

【配方】干芹菜50克，金针菜（黄花菜）25克。

【用法】用水1碗，煮成半碗服。

【功效】适用于月经不调。

◇ 西瓜秧红糖汤

【配方】西瓜秧、红糖各30克。

【用法】水煎服。每日2次。

【功效】适用于月经不调。

月经不调注意事项

❶生活规律，劳逸有度，顺应日出而动，日落而眠的自然节律，当人体生物钟调整好，月经即可逐渐恢复正常。

❷适量地选用乌骨鸡、羊肉、猪羊肾脏、青虾、对虾、鱼子、蛤蟆、海参、淡菜、黑豆、胡桃仁等滋补性的食物。

痛　经

痛经是指妇女在经期及其前后出现小腹或腰部疼痛，甚至痛及腰骶。每随月经周期而发，严重者可伴恶心呕吐、冷汗淋漓、手足厥冷，甚至昏厥，给工作及生活带来严重影响。

目前临床上常将其分为原发性和继发性两种，原发性痛经多见于青春期少女、未婚及已婚未育者。继发性痛经则多因生殖器官有器质性病变所致。

祛病小偏方

◇ 山楂向日葵子汁

【配方】山楂30克，向日葵子15克，红糖30克。

【用法】先将山楂、向日葵子一齐放在锅内炒，以向日葵子炒

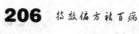

香熟为度。再加水，熬成浓汁后，将红糖放入熬化即成。每次于经前1～2日，连服2～3剂，正痛时亦可服用。

【功效】本方适用于血瘀为主的痛经。

◇ 核桃仁干

【配方】黄酒、红糖各400克，核桃仁200克。

【用法】黄酒、红糖共加热使糖溶化，取出用碗装好，将核桃仁200克放入，浸渍1～2日，晒干。每日服3次，每次15～20克。

【功效】适用于经后腰酸、腹痛的虚寒型痛经。

◇ 南瓜红花汤

【配方】南瓜蒂1枚，红花5克，红糖32克。

【用法】前2味药先煎2次，去渣，加入红糖溶化，于经前分2日服用。

【功效】适用于痛经。

◇ 当归生姜羊肉汤

【配方】当归24克，生姜30克，羊肉200克。

【用法】将羊肉洗净切块，同当归、生姜一起炖熟，吃肉饮汤，行经期每日1剂。

【功效】当归可补血活血，调经止痛，润肠通便。本方适用于眩晕心悸、月经不调、经闭痛经、虚劳有寒痛经，或寒疝腹痛等症。

◇ 红花白酒煎剂

【配方】红花18～30克，白酒300毫升。

【用法】用白酒煎红花，煎至约150毫升，分2次服用。若疼痛不减，再服1剂。

【功效】红花治疗妇女腹中刺痛有瘀血者，月经色黑，有血块，瘀血下则疼痛减轻。

◇ 老丝瓜汤

【配方】干丝瓜1条。

【用法】将干丝瓜加水1碗煎服。每日1次，连服3～4天。

【功效】适用于痛经。

◇ 樱桃叶煎剂

【配方】樱桃叶（鲜、干品均可）20～30克，红糖20～30克。

【用法】水煎取液300～500毫升，加入红糖熔化，1次顿服，经前服2次，经后服1次。

【功效】适用于痛经。

◇ 海马肉桂

【配方】海马、肉桂各3克，

红糖适量。

【用法】将海马、肉桂共研细末，红糖用开水溶化。每次取药粉 3 克。每日 2 次，用红糖水冲服。3～5 日为 1 个疗程。

【功效】温经补阳，散寒止痛。适用于虚寒性痛经。

◇ 鸡蛋元胡汤

【配方】鸡蛋 2 个，元胡 20 克，益母草 50 克。

【用法】3 物加水同煮，蛋熟后去壳，再煮片刻。食蛋饮汤，于经前开始，日服 1 次，连服 5～7 天。

【功效】本方适用于阳虚内寒型痛经。

◇ 韭菜红糖汤

【配方】鲜韭菜 250 克，红糖 60 克。

【用法】将韭菜洗净捣烂取汁，加入红糖煮沸饮服，饮后俯卧片刻。每日 1 剂，连服 3 剂，经前 2～3 天开始服用。

【功效】温经，散寒，止痛。适用于寒湿凝滞型痛经。

◇ 水仙菊花茶

【配方】干水仙花、菊花各 10 克。

【用法】将上药用滚开水 200

毫升温浸 15 分钟，当茶饮。

【功效】活血调经，祛风除热。适用于妇女痛经。

◇ 龙眼红酒饮

【配方】连壳龙眼（煅灰存性）10 粒，红酒 3 杯，水 6 杯。

【用法】上述材料合炖 1 小时，去渣饮汤。

【功效】缓解痛经。适用于经期前后腹痛。

◇ 益黄八珍散

【配方】党参 24 克，白术 9 克，茯苓 12 克，当归 9 克，生地 12 克，赤芍 9 克，川芎 6 克，益母草 30 克，地鳖虫 9 克，炒蒲黄 9 克，鸡血藤 18 克。

【用法】水煎服。每日 1 剂。

【功效】适用于月经先后无定期，漏下色污有块，痛经。

◇ 当归怀牛膝煎剂

【配方】当归 10 克，川芎 4.5 克，怀牛膝 10 克，制香附 10 克，桂枝 3 克，白芍 9 克，小茴香 3 克，延胡索 12 克，淡吴茱萸 2.5 克，煨姜 2 片，艾叶 3 克。

【用法】以水煎。

【功效】适用于宫寒型痛经。

◇ 桑䗪四物汤

【配方】全当归、丹参、赤芍、生地、䗪虫、炒蒲黄、炒川楝、艾叶、鸡内金各9克，川芎6克，桑寄生、菟丝子各15克，三七粉3克（冲服）。

【用法】水煎服。每日1剂。

【功效】适用于痛经。

◇ 炒艾叶

【配方】炒艾叶10克，制香附、丹参、当归各15克，泽兰、川芎、赤芍、乌药、元胡、五灵脂各12克，蒲黄、木香、甘草、良姜各9克。

【用法】经来之前（2~3天）水煎两次，早晚或空腹时服，忌食生冷之物。每次服3~5剂。

【功效】适用于经前腹痛，行经腹痛，少腹冷痛，久不受孕等症。

◇ 益母草香附水泡脚法

【配方】益母草、香附、乳香、没药、夏枯草各20克。

【用法】将上药加清水适量，浸泡20分钟，煎数沸，取药液与1500毫升开水同入脚盆中，趁热熏蒸，待温度适宜时泡洗双脚。每日2次，每次40分钟，从月经开始前10日起，15日为1个疗程。

【功效】温经散寒，活血止痛，理气散结。适用于痛经。

◇ 炒醋盐

【配方】粗盐（或粗砂）250克，陈醋50毫升。

【用法】将粗盐（或粗砂）爆炒，再将陈醋慢慢地洒入，边洒边炒，洒完后再炒片刻，装入布袋，热熨腰和腰骶部。

【功效】温经，理气止痛。适用于经期小腹痛和腰痛者。

◇ 盐姜葱热熨方

【配方】食盐（研细）500克，生姜（切碎）120克，葱头（洗净）1握。

【用法】炒热熨痛处。

【功效】散寒通经、止痛。适用于痛经。

◇ 云南白药热敷法

【配方】云南白药适量。

【用法】以白酒调为稀糊状，填于肚脐处，外用胶布固定，并可用热水袋热熨肚脐处。每日2~3次，每次10~15分钟，药糊每日1换，连续3~5天。

【功效】适用于痛经。

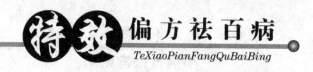
痛经注意事项

❶保持清洁，如外阴瘙痒不适，应在水中加入少量肤阴洁、洁尔阴等洗液，起到杀菌止痒的目的。同时绝对禁止房事、盆浴及游泳。

❷饮用清淡而有营养的食品，如新鲜的蔬菜、鲜蛋、鲜奶、豆制品、鱼、瘦肉等。不宜过食辛热或寒凉之品，如辣椒、梨、香蕉。不宜过量饮酒，不宜吃过凉的食品，如冷饮。

❸保持心情舒畅，情绪平和，避免激动，消除紧张烦闷或恐惧心理。

闭　经

闭经是指超过青春期年满 18 岁以上者，月经仍未来潮或月经周期建立之后因怀孕、哺乳，又未到绝经期，月经突然停止超过 3 个月以上仍未来潮的症状。前者称为原发性闭经，后者称为继发性闭经，本病在中医学中分为虚实两类。虚为阴亏血虚，无经可下；或肝肾亏损，精血不足。多因先天不足，后天缺乏补养，大量失血，房劳过度等造成。实者皆为气滞血瘀，经脉不畅，血不运行。由经期冒雨涉水，感受风邪，或饮食失节，过食寒物所致。

祛病小偏方

◇ 向日葵梗猪爪汤

【配方】向日葵梗 9 克，猪爪 250 克。

【用法】先将猪爪（猪蹄壳）洗净，刮去污垢淘洗干净后放入沙锅内，用文火煨炖至烂熟。猪爪煨烂后，加入向日葵梗，煮几沸熬成浓汁，去渣，饮汁。每日 2～3 次，每次 20～30 毫升。

【功效】本方适用于气滞血瘀之闭经。

◇ 泽兰叶水鱼汤

【配方】泽兰叶 10 克，水鱼 1 只，米酒少许。

【用法】将活的水鱼用热水烫，使其排尿后，切开去肠脏。泽兰叶研末，纳入水鱼腹内（甲与肉同用），加清水适量，放瓦盅内隔水炖熟，加少许米酒服食。每隔 1 日 1 次，连服 3~5 次显效。

【功效】本方适用于阴虚血燥之闭经。

◇ 黄芪党参汤

【配方】党参、黄芪各 30 克，当归、熟地黄各 10 克，茜草 12 克，乌贼骨 15 克。

【用法】水煎服。

【功效】益气养血通经。适用于月经由后期量少色淡质稀薄渐至停闭，伴面色苍白、气短懒言者。

【备注】下焦虚寒加紫石英、附子；大便不实加补骨脂、葫芦巴；少腹冷痛加吴茱萸、小茴香；腹部胀痛加益母草、马鞭草。

◇ 乌鸡丝瓜汤

【配方】乌鸡肉 150 克，丝瓜 100 克，鸡内金 15 克，精盐适量。

【用法】共煮至烂，服时加精盐少许。

【功效】健脾消食，养阴补血。适用于因体弱血虚引起的闭经、月经量少。

【备注】乌鸡，又叫黑脚鸡、药鸡，归肝、肾经，是滋阴清热、补益肝肾、健脾止泻的食疗佳品。

◇ 木耳苏木

【配方】木耳 50 克，苏木 50 克。

【用法】用水、酒各 1 碗，煮成 1 碗服。

【功效】适用于妇女月经突然停止，过 1~2 个月有腰胀、腹胀现象者。

◇ 猪肝大枣汤

【配方】猪肝 200 克，大枣 20 枚，番木瓜 1 个。

【用法】将大枣去核、番木瓜去皮后，加水煮熟吃。

【功效】适用于闭经。

◇ 益母草乌豆水

【配方】益母草 30 克，乌豆 60 克，红糖适量。

【用法】益母草与乌豆加水 3 碗，煎至 1 碗。加糖调服，并加黄酒 2 汤匙冲饮。每日 1 次，连服 7 日。

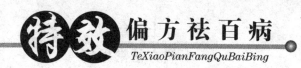
【功效】活血，祛瘀，调经。适用于闭经。

◇ 老母鸡木耳汤

【配方】老母鸡1只，木耳50克，大枣10枚。

【用法】鸡去毛、内脏，合木耳、大枣，加水煮烂吃。

【功效】适用于体虚闭经。

◇ 怀山药玄参煎剂

【配方】怀山药50克，玄参25克，白术15克，生鸡内金10克，牛蒡子15克，大黄10克，䗪虫7.5克，桃红15克，怀牛膝25克。

【用法】水煎服。每日1剂，两煎分早、午、晚各服1次。

【功效】推陈下瘀。适用于室女闭经，继发性闭经。

◇ 生地当归汤

【配方】生地、当归、赤芍、桃仁、五灵脂、大黄、丹皮、茜草、木通各15克。

【用法】取汤淋脐下。1日1次，每次30分钟，7天为1疗程。上药加水1500毫升，共煎，去渣。

【功效】适用于热结血闭的实证闭经。

◇ 桃仁墨斗鱼汤

【配方】桃仁10克，墨斗鱼200克，油、盐各适量。

【用法】墨斗鱼洗净切片，加水与桃仁共煮，以油、盐调味。食鱼饮汤。

【功效】滋阴养血，活血祛瘀。适用于血滞闭经。

◇ 红糖姜枣茶

【配方】红糖100克，红枣100克，生姜25克。

【用法】水煎。代茶饮，连续服用至见月经来潮为止。

【功效】补血活血，散寒调经。适用于闭经。

◇ 人乳韭菜汁

【配方】人乳1杯，韭菜汁1杯。

【用法】蒸热，早晨空腹1次服。

【功效】适用于闭经。

◇ 中华绒螯蟹酒服方

【配方】中华绒螯蟹适量，黄酒1盅。

【用法】每次取蟹15克，用黄酒蒸熟。日服1次，经行停药。

【功效】活血调经。适用于血瘀闭经。

◇ 蚯蚓粉

【配方】蚯蚓若干，黄酒适量。

【用法】将蚯蚓放瓦上焙黄。研末用黄酒送服。每日 1 剂，连服 5 日。

【功效】适用于多日不来月经，闭经。

◇ 桑葚鸡血藤汤

【配方】桑葚 25 克，红花 5 克，鸡血藤 20 克，黄酒适量。

【用法】加黄酒水煎。每日 2 次温服。

【功效】补血行血，通滞化瘀。适用于闭经。

◇ 乌鸡丝瓜汤

【配方】乌鸡肉 150 克，丝瓜 100 克，鸡内金 15 克，精盐适量。

【用法】共煮至烂，服时加盐少许。

【功效】健脾消食，养阴补血。适用于因体弱血虚引起的闭经、月经量少。

◇ 月季花煎汤

【配方】月季花瓣（阴干）18 克。

【用法】水煎服。

【功效】活血调经。适用于闭经。

◇ 海蚌车前饮

【配方】海蚌 1000 克，车前草 100 克。

【用法】煲水饮。1～2 次即愈。

【功效】补益气血，清热祛湿。适用于闭经。

◇ 马鞭草蒸猪肝

【配方】鲜马鞭草 60 克（干品 30 克），猪肝 60～100 克，盐适量。

【用法】将猪肝切片，鲜马鞭草切成小段，混匀后用瓷器盛放，隔水蒸熟，加盐调味服食。每日 1 次。

【功效】适用于闭经，一般 3～4 剂见效。孕妇忌服。

闭经注意事项

少吃辛辣、油炸、油腻之品，忌食生冷，避免冒雨涉水。适当参加体育活动，避免剧烈运动。

乳腺炎

乳腺炎是指乳腺的急性化脓性感染，多见于妇女哺乳期，尤其是初产妇。乳腺炎的危害是较大的，初起时乳房肿胀、疼痛，肿块压痛，表面红肿，发热；如继续发展，则症状加重，乳房搏动性疼痛。严重乳腺炎患者可伴有高烧、寒战，乳房肿痛明显，局部皮肤红肿，有硬结、压痛，患侧腋下淋巴结肿大，压痛。

祛病小偏方

◇ 黄花菜炖猪蹄

【配方】干黄花菜 50 克，猪蹄 200 克，清汤、料酒、精盐、味精、姜片、葱段各适量。

【用法】将泡好的干黄花菜去根，洗净，切段；将猪蹄去毛洗净，放入沸水锅中煮 5 分钟，捞出；起火上锅，放入猪蹄、清汤、料酒、精盐、姜片、葱段，用大火烧沸后，改用小火煨炖，大约 1 小时后，放入黄花菜段，烧至肉烂时，放入味精，即可出锅。

【功效】适用于乳腺炎初期。

◇ 乳香没药膏

【配方】乳香、没药、大黄、蜂房各 10 克，蜂蜜适量。

【用法】将前 4 味药混合研细末，再加蜂蜜调成膏状，敷盖于乳房结块处，用布覆盖，胶布固定。每天换药 1 次。

【功效】适用于乳腺炎。

◇ 仙人掌白矾敷贴法

【配方】鲜仙人掌 60 ~ 100 克，白矾 5 ~ 10 克。

【用法】将仙人掌用火炭烙去毛刺，捣碎，与白矾细末混匀，加入适量清水调呈泥状，敷贴患处，用纱布包好固定。1 日更换 1 次。

【功效】适用于急性乳腺炎。

◇ 葡萄叶外敷法

【配方】葡萄叶适量。

【用法】葡萄叶洗净，捣烂为泥。敷于乳房周围，用纱布包好。

每4小时换药1次，数次可愈。

【功效】适用于乳腺炎初期。

◇ 黄菊花蚤休金银花外敷法

【配方】黄菊花、蚤休、金银花、醋各适量。

【用法】上药共研末，用醋调匀，外敷患处，用纱布覆盖并固定。每天3次。

【功效】本方适用于乳腺炎、腮腺炎。

◇ 五倍子糊

【配方】五倍子30克，食醋适量。

【用法】研成细末，加食醋适量，调成糊状，敷患侧乳房上，外用纱布固定。每日1次。

【功效】适用于急性乳腺炎。

乳腺炎注意事项

❶应多吃清淡、容易消化的饮食，不要吃刺激性食品。

❷要保持乳房卫生，经常用温开水擦洗。

❸产后开始哺乳时，如有乳头破裂，不应让婴儿用嘴吮奶汁，可用吸奶器将乳汁吸出，装在奶瓶内喂婴儿。在乳头上涂搽磺胺软膏。

阴道炎

阴道炎是阴道黏膜及黏膜下结缔组织的炎症，是妇科门诊常见的疾病。正常健康妇女由于解剖学及生物化学特点，阴道对病原体的侵入有自然防御功能，当阴道的自然防御功能遭到破坏，则病原体易于侵入，导致阴道炎症。幼女及绝经后妇女由于雌激素缺乏，阴道上皮薄，细胞内糖原含量减少，阴道抵抗力低下，易受感染。

祛病小偏方

◇ 百部乌梅汤

【配方】百部15克，乌梅30克，白糖适量。

【用法】将百部和乌梅加适量清水煎煮，煎好后去渣取汁，加入适量白糖煮沸。趁热服,分2~3次服完。每日1剂,连用3~5日。

【功效】乌梅可清热利湿、杀虫。适用于湿热型滴虫性阴道炎,症见带下黄稠、有异味,阴痒明显。

◆ 马齿苋白果鸡蛋汤

【配方】鸡蛋3个,鲜马齿苋60克,白果仁7个。

【用法】鸡蛋打碎取鸡蛋清,把鲜马齿苋、白果仁混合捣烂,用鸡蛋清调匀,用刚煮沸的水冲好,空腹服。每日1剂,连服4~5日。

【功效】马齿苋可清热解湿、止滞。适用于细菌性阴道炎,症见湿热下注、白带黄稠、小便黄。

◆ 猪肝马鞭草

【配方】猪肝60克,马鞭草30克。

【用法】将猪肝及马鞭草切成小块拌匀,用盖碗盖好,放蒸锅内蒸半小时即可食用。1次服。

【功效】清热,祛湿,解毒。适用于妇女阴痒、白带过多及闭经、经少。

◆ 桃仁豆腐汤

【配方】桃仁(去皮、尖)10克,豆腐200克,调料适量。

【用法】按常法煮汤服食。每日1剂。

【功效】清热解毒,润燥行瘀。适用于滴虫性阴道炎。

◆ 芦荟黄柏煎药剂

【配方】芦荟6克,蛇床子、黄柏各15克。

【用法】以上3味煎水。用时先用棉花洗净阴部,后用线扎棉球蘸药水塞入阴道内,病人仰卧,连用3晚。每晚1次。

【功效】消炎、杀菌、杀虫。适用于滴虫性阴道炎。

◆ 鲜桃叶洗方

【配方】鲜桃叶120克。

【用法】将鲜桃叶洗净,煎汤,冲洗阴道。

【功效】适用于滴虫性阴道炎。

◆ 鬼针草洗剂

【配方】新鲜鬼针草全草和蛇泡霸的全草各60克。

【用法】水煎出味,将药液倒在盆内,趁热熏后坐盆浸洗,边浸边洗净阴道分泌物。

【功效】适用于阴道炎。

【备注】治疗期间勿使用其他药,禁房事;内裤需煮沸消毒,勤换勤晒；月经期禁止用药；已婚者夫妇同时治疗为好。

◇ 蛇床子地肤子洗液

【配方】蛇床子 15 克，地肤子 30 克，百部 15 克，白芷 9 克。

【用法】煎汤洗阴道。分 2 次洗。

【功效】适用于阴道炎。

◇ 苦参根百部熏洗方

【配方】苦参根、百部各 30 克，花椒 9 克。

【用法】煎汤熏洗。

【功效】适用于阴道炎。

◇ 蛇床子苦参熏洗方

【配方】蛇床子、苦参、川椒、甘草各 15 克。

【用法】煎汤熏洗。

【功效】适用于阴道炎。

◇ 萝卜汁醋

【配方】白萝卜汁、醋各适量。

【用法】用醋冲洗阴道，再用白萝卜汁擦洗及填塞阴道。一般 10 次为 1 个疗程。

【功效】清热解毒，杀虫。适用于滴虫性阴道炎。

◇ 桃仁膏

【配方】桃仁适量。

【用法】将桃仁捣碎为膏状，纱布包，塞入阴道。每日 1 换，连续数次。

【功效】适用于滴虫性阴道炎。

◇ 蛇床黄柏散

【配方】蛇床子、黄柏、苦参各等份。

【用法】共研为细粉，过 100 目筛，灌装胶囊每粒 0.5 克。早、晚各 1 粒，塞入阴道。

【功效】适用于阴道炎、滴虫病及附件炎、子宫内膜炎。

◇ 矾蛇汤

【配方】白矾 9 克，蛇床子 30 克，鹤虱、黄柏各 9 克。

【用法】煎汤熏洗。早、晚各 1 次。

【功效】适用于阴道炎。

◇ 龙胆三七散

【配方】龙胆草、黄连、黄柏各 15 克，乌贼骨、苦参、枯矾、硼砂各 30 克，冰片 5 克，三七粉 5 克。

【用法】先将龙胆草、黄连、黄柏、苦参烘干研粉，装入空心胶囊，每丸 0.5 克，每晚 1 粒，塞入阴道深处。7 日为 1 个疗程。

【功效】适用于各型阴道炎、慢性宫颈炎。

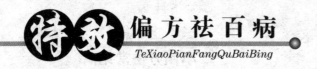
◇ **大蒜汁疗法**

【配方】大蒜适量。

【用法】将大蒜洗净，捣烂取汁，纱布消毒后用大蒜汁浸透，然后将其塞入阴道内30分钟。每天1次。但因其刺激性强，易灼伤黏膜，所以阴道给蒜汁应在医生指导下进行。

【功效】大蒜汁可有效杀灭真菌，局部外用效果也不错。

◇ **连翘汁塞阴道法**

【配方】连翘100克。

【用法】放沙锅中加水600~700毫升，煎取200毫升，过滤去渣，温度适宜时用小块无菌纱布浸药汁后塞入阴道。每天1次，每次保留3~4小时，连用至愈。

【功效】适用于阴道炎。

→ 阴道炎注意事项 ←

注意个人卫生。每日清洗外阴，勤换内裤。内裤、毛巾用后煮沸消毒，浴盆可用1%乳酸擦洗。最好每日用0.5%醋酸或1%乳酸冲洗阴道1次，然后塞药。

宫颈炎

宫颈炎是指妇女子宫颈发生的炎症性病变，可分为急慢性2种。急性子宫颈炎较为少见，但不及时治疗，就可能转变成慢性宫颈炎。主要症状是患者子宫颈部红肿、疼痛、宫颈糜烂、宫颈肥大、子宫颈息肉、宫颈腺体囊肿、子宫颈管炎等。

祛病小偏方

◇ **白扁豆方**

【配方】白扁豆250克。

【用法】炒后研末。每日2次，每次16克，米汤送服。

【功效】适用于宫颈炎。

❖ 赤石脂海螵蛸散

【配方】赤石脂、海螵蛸各 18 克。

【用法】两药共研成细末。每次服 3 克，每日 3 次。

【功效】适用于宫颈炎赤白带下。

❖ 生黄芪煎剂

【配方】生黄芪、煅龙骨（包煎）、煅牡蛎（包煎）、凤尾草、红藤各 30 克，制黄精、金樱子、黄实乌贼骨各 15 克，炮姜炭 3 克。

【用法】每天 1 剂，水煎分早、晚服，7 剂为 1 个疗程。在冷冻术后第一天开始服药。

【功效】适用于慢性宫颈炎。

❖ 鸡蛋艾叶汤

【配方】鸡蛋 2 个，艾叶 15 克。

【用法】艾叶煎汤，去渣，放鸡蛋同煮。

【功效】适用于宫颈炎。

❖ 冬瓜子方

【配方】冬瓜子 90 克，冰糖适量。

【用法】冬瓜子捣烂，加等量冰糖和水煎。早、晚各服 1 次。

【功效】适用于宫颈炎。

❖ 薏米粥

【配方】薏米 60 克，红糖 30 克。

【用法】按常法煮粥食用。每日 1 剂。

【功效】健脾利湿，清热排脓。适用于慢性宫颈炎。

❖ 五倍子涂抹法

【配方】五倍子、枯矾各等份，甘油适量。

【用法】五倍子、枯矾研细末，用甘油调成糊状。用棉签蘸药粉涂于子宫颈管口内外。每日 1 次，15 次为 1 个疗程。病较重者可连用 1 个疗程。月经来潮时，可以暂停用药。

【功效】适用于慢性宫颈炎。

❖ 金银花汤

【配方】金银花、蒲公英各 15 克。

【用法】水煎服。每日 1 剂，2 次分服。

【功效】清热解毒，消肿散结。适用于慢性宫颈炎。

❖ 鸡冠花瘦肉汤

【配方】鸡冠花 20 克，瘦猪肉 100 克，红枣（去核）10 颗。

【用法】将鸡冠花、红枣、猪

特效偏方祛百病

瘦肉洗净；把全部用料一起放入沙锅，加入适量清水，大火煮沸，改小火煮 30 分钟，调味即可。鸡冠花有白色、红色 2 种，白色者以渗湿清热为主，治白带；红色者除清热利湿，尚能入血分以治赤白带，使用时可按症候不同选用。

【功效】本方具有清热利湿止带的功效。

◇ 天花粉栀子芦根汤

【配方】天花粉、栀子各 15 克，芦根、绿豆各 30 克。

【用法】所有药材水煎内服。每日 2 次，每天 1 剂。

【功效】天花粉可清热解毒，利湿。适用于宫颈炎湿热症，症见小便短赤、涩痛等。

◇ 蛇床子方

【配方】蛇床子、黄柏、苦参、贯众各 15 克。

【用法】煎水每日冲洗阴道。7 日为 1 个疗程。

【功效】适用于宫颈炎。

◇ 苦荬汤

【配方】细叶苦荬菜、广西黄柏树皮、阔叶十大功劳茎、灵香草各适量。

【用法】水煎，趁热熏患处，待温坐盆。每日 1 剂。

【功效】适用于宫颈炎。

◇ 猪胆汁白矾方

【配方】鲜猪胆汁 1 个，白矾 9 克。

【用法】将白矾放入猪胆汁内，阴干或烘干，研末，过箩极细，备用。一般轻者上药 5 次即愈，重者上药 10 次。

【功效】清热，解毒，防腐。适用于慢性宫颈炎。

◇ 无花果叶汤

【配方】无花果叶 20 克（鲜品 50 克）。

【用法】加水煎汤，趁热坐浴。每日 1 次。

【功效】清热解毒。适用于慢性宫颈炎。

◇ 鸡蛋清塞宫颈法

【配方】鸡蛋清适量。

【用法】宫颈部位用生理盐水揩拭干净，用鸡蛋清涂抹患处，然后再用蘸满蛋清的棉球塞子宫颈处。次日取出，连用 5 天为 1 个疗程。

【功效】此法适用于宫颈糜烂有出血者。

◇ 金银花甘草塞阴道法

【配方】金银花、甘草各10克。

【用法】研细末，先用温盐水将阴道分泌物冲洗干净，用带线的药棉蘸药末放入阴道。每晚1次，12小时后拉出药棉，5天为1个疗程。

【功效】此法清热解毒。适用于宫颈炎。用药后红肿消退，白带多、腰痛等症状明显改善。

◇ 孩儿茶涂抹法

【配方】孩儿茶适量，精盐3克。

【用法】孩儿茶研细末，用温水加盐化开后，冲洗宫颈，然后将药末均匀地涂撒患处。每天1次，5天为1个疗程。

【功效】此法适用于宫颈炎。

宫颈炎注意事项

❶保持外阴清洁，特别是在经期、产褥期、流产后更应注意卫生，防止感染。

❷尽量减少人工流产及其他妇科手术对宫颈的损伤，产后应及时修补子宫颈裂伤。

❸定期做好妇检，发现子宫颈炎应予以积极治疗。治疗期间禁食鱼虾等发物及辛辣食物。

子宫脱垂

子宫脱垂是指子宫偏离正常位置沿着阴道下降，低于子宫颈外阴道口到坐骨棘水平以下甚至完全脱出阴道口外的症状，中医称"阴挺""阴颓""阴疝"。多发于产后妇女。多因素体气虚，加之产后损耗，或产后过早操劳过度，或房劳过度，或生育过多，耗损肾气，以致脾肾气虚，中气下陷，进而引起胞脉松弛不固所致。在过劳、剧咳、或排便用力太过等情况下，往往引起反复发作。

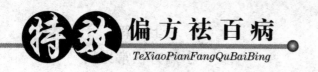

|||||| 祛病小偏方 ||||||||||||||||||||||||||||||▶

◇ 老丝瓜壳

【配方】老丝瓜壳1个，白酒（50度以上）适量。

【用法】老丝瓜烧灰存性，以白酒送服，每次服10克。每日服2次。

【功效】适用于子宫脱垂。

◇ 团鱼头酒服方

【配方】团鱼头5～10个，黄酒或米酒适量。

【用法】洗净切碎，置锅内炒黄，研末，每晚临睡前服3克，用米酒或黄酒送服。

【功效】适用于子宫脱垂。

◇ 敛脱方

【配方】白棕根500克，鲜猪肉250克。

【用法】将上料同煮，取肉食之，不加酱盐。

【功效】适用于体虚之子宫下脱者。

◇ 金樱子黄芪膏

【配方】金樱子肉、黄芪片各500克。

【用法】水煎3次，每次用水800毫升，煎半小时，3次混合，去渣，用小火浓缩成膏。每日服3次，每次30～50克。用温开水送服。

【功效】补中益气，固肾提升。适用于妇女子宫脱垂。

◇ 黄鳝汤

【配方】黄鳝1条，酱油、精盐、味精各少许。

【用法】将黄鳝去内脏、切段，煲熟后调味。每日服1次。

【功效】适用于子宫脱垂。

◇ 鳖头黄酒服方

【配方】鳖头、黄酒各适量。

【用法】将鳖头置火上烧炭存性，研末。每次用黄酒送服6克。每日3次。

【功效】益气补虚。适用于子宫脱垂。

◇ 加味四君汤

【配方】党参、家茄根、黄芪、野茄根各9克，白术、云茯苓各6克，甘草3克。

【用法】水煎服。每日1剂。一般连服半月至1月有效。

【功效】适用于子宫脱垂。

◇ 升草汤

【配方】升麻15克，甘草6

克，缩葫芦1个。

【用法】水煎连服数剂。

【功效】适用于子宫脱垂。

◇ **何首乌鸡汤**

【配方】何首乌20克，老母鸡1只，盐少许。

【用法】老母鸡宰杀去毛及内脏，洗净，将何首乌装入鸡腹内，加水适量煮至肉烂。饮汤吃肉。

【功效】补中益气。适用于妇女子宫脱垂、痔疮和脱肛。

◇ **山药汤**

【配方】山药120克。

【用法】每晨煮服。

【功效】适用于子宫脱垂。

◇ **艾叶煮鸡蛋**

【配方】陈艾叶15克，鸡蛋2个。

【用法】先用净水煮艾叶出味后，滤渣取汁，煮蛋，略加红糖。每隔3天空腹时服1次。

【功效】温经止痛，散寒除湿。适用于子宫脱垂预后复发者。

◇ **黄芪当归散**

【配方】嫩黄芪60克，当归30克，升麻15克，糯米90克，猪脬1具。

【用法】前4味共研末，同猪脬炖服。

【功效】益气，升提。适用于子宫脱垂。

◇ **黄芪甲鱼汤**

【配方】甲鱼（重约500克）1只，黄芪50克，姜片、黄酒、精盐、味精、香油各适量。

【用法】甲鱼剖净、切块，黄芪洗净同放于沙锅中，加水烧开后，加入姜片、黄酒和精盐，小火炖至酥烂，捡出黄芪，下味精，淋香油。每日服1~2次，每次1小碗，分2~3日服完，趁热食肉喝汤。

【功效】益气养血。适用于子宫脱垂。

◇ **蒸升麻鸡蛋方**

【配方】升麻4克，鸡蛋2个。

【用法】将升麻研末，放入鸡蛋内，密封口，隔水蒸熟。吃蛋，每日1剂。连服10天为1疗程，休息1周，再做第2个疗程。

【功效】益气升提。适用于子宫脱垂。

◇ **益智仁酒服方**

【配方】益智仁18克为末（3日量），老酒适量。

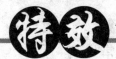
【用法】泡老酒服。1 日 1 次，连服 3 日。气虚者兼服补中益气汤。

【功效】温脾，暖经，固中。适用于子宫脱垂。

◇ 荔枝酒

【配方】去壳鲜荔枝 1000 克，陈米酒 1000 毫升。

【用法】将荔枝洗净，晾干，浸入米酒内，密封贮存，7 日后即成。每次服 15 ~ 20 毫升，每日早、晚各服 1 次。

【功效】益气壮阳，活血补血。适用于子宫脱垂。

◇ 无花果枝叶汤

【配方】无花果枝、叶共 250 克。

【用法】加水 3 碗，煎汤洗患处。

【功效】适用于子宫脱垂。

◇ 醋熏法

【配方】醋 250 毫升。

【用法】痰盂内加醋 250 毫升，将小铁块或小铁器烧红放入盂内，醋即沸腾，患者坐痰盂上熏 15 分钟。每日 1 次。治疗期间注意营养、休息，忌房事。

【功效】收敛破痕。适用于子宫脱垂。

◇ 五倍子粉

【配方】五倍子粉、香油各适量。

【用法】以香油调后，用消毒棉球蘸药，堵塞阴道穹隆处。

【功效】适用于子宫脱垂。

子宫脱垂注意事项

❶产后不宜过早操持家务，更不能参加重体力劳动。

❷哺乳期不应超过 2 年，以免子宫及其支持组织萎缩。

❸避免长期站立、下蹲或经常屏气等增加腹压的动作。

盆腔炎

盆腔炎是指女性盆腔生殖器官、子宫周围的结缔组织及盆腔腹膜的

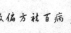
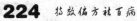

炎症，常见的是输卵管炎及输卵管卵巢炎。多表现为下腹疼痛，痛连腰骶，可伴发热，白带异常，月经不调，甚至不孕。本病总的病因病机，急性期多为热毒炽盛或湿热瘀结，慢性期多为气滞血瘀、寒湿凝滞、湿热瘀结、气虚血瘀。

祛病小偏方

◇ 苋柏汤

【配方】獭猫 30 克，苋柏 50 克，杭白芍药 35 克，酒适量。

【用法】水煎内服。每日 1 剂，日服 3 次，对酒饮。

【功效】清热解毒，活血化瘀止痛。

◇ 皂角刺煎剂

【配方】皂角刺 20 克，生黄芪 20 克，生蒲黄包 12 克，制大黄（后下）6 克。

【用法】水煎服。每日 1 剂。

【功效】托毒排脓，益气生肌，活血化瘀。适用于盆腔炎及盆腔炎性肿块。

◇ 杏仁半夏煎剂

【配方】杏仁 10 克，生薏苡仁 10 克，蔻仁 6 克，淡竹叶 10 克，川厚朴 10 克，半夏 10 克，陈皮 10 克，茯苓 10 克，泽泻 10 克，车前子 10 克。

【用法】水煎服。每日 1 剂。

【功效】化湿，清热，宣畅三焦。适用于湿热内蕴所致的妇人急慢性盆腔炎，症见头痛身重，口淡乏味，胸闷不舒，少腹隐痛，带下量多，色黄，舌淡红，苔黄厚腻，脉滑。

◇ 蚤休地丁草煎剂

【配方】蚤休 15 克，紫花地丁 15 克，虎杖 15 克，当归 10 克，川芎 5 克，川楝子 10 克，延胡索 10 克。

【用法】水煎服。每日 1 剂。

【功效】疏肝理气，活血化瘀，清利湿热。适用于盆腔炎。

◇ 珍珠菜蒲公英煎剂

【配方】珍珠菜、穿心莲、蒲公英、忍冬藤、白花蛇舌草、紫花地丁、大青叶、鱼腥草各 15 ~ 50克。

【用法】任选上药 2 ~ 3 种，水煎服。每日 1 剂。

【功效】适用于盆腔炎。

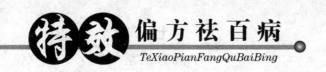
◇ 蛇牛汤

【配方】白花蛇舌草 50 克，入地金牛 10 克，穿破石 15 克。

【用法】水煎服。每日 1 剂，服药至盆腔炎症消失即可停。

【功效】适用于盆腔炎。

【备注】对盆腔脏器的炎性肿块并伴有感染病灶者，疗效也较显著。

◇ 毛茛鲜草

【配方】毛茛鲜草适量。

【用法】捣烂外敷。每日 1 次。局部起泡即取去，外涂龙胆紫，勿用针刺破。

【功效】适用于盆腔炎。

◇ 地杷汤

【配方】米口袋 20 克，地龙 10 克，土枇杷 25 克。

【用法】用鲜品或干品，水煎服。每日 1 剂，日服 3 次。

【功效】适用于盆腔炎或尿道炎等症。

◇ 白花白芍煎剂

【配方】白花蛇舌草 100 克，地龙 20 克，白芍 50 克。

【用法】水煎服。

【功效】清热解毒，缓急止痛。适用于盆腔炎。

◇ 苦菜青萝卜汤

【配方】苦菜 100 克，金银花 20 克，蒲公英 25 克，青萝卜（切片）200 克。

【用法】上 4 味共煎煮，去药渣后吃青萝卜喝汤。每日 1 剂。

【功效】清热解毒。适用于湿热瘀毒型盆腔炎，症见发热，下腹胀痛，小腹两侧疼痛拒按，带下色黄量多，舌质红、苔黄，脉滑数。

◇ 淡菜韭菜汤

【配方】淡菜 60 克，韭菜 120 克，调料适量。

【用法】按常法煮汤食用。每日 1 剂。

【功效】温阳补肾，益精止带。适用于肾阳虚型盆腔炎。症见白带清冷、量多、质稀薄、终日淋漓不断、腰酸如折、小腹冷感、小便频数清长、大便溏薄等。

◇ 茯苓丹参丸

【配方】土茯苓、丹参各 25 克，三棱、莪术各 15 克，当归 20 克，山药 30 克，蜂蜜适量。

【用法】以上各药洗净，烘干，粉碎，炼蜜为丸，每丸重 10 克。每日 2～3 次，每次口服 1～2 丸。

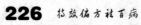

1 个月为 1 疗程。

【功效】活血化瘀，祛瘀止痛，软坚散结。适用于慢性盆腔炎。中医辨证属热毒或湿浊邪气郁积胞宫和盆腔，以致经络闭阻，气血凝滞，影响冲任。

◇ 灌肠煎剂

【配方】丹参 30 克，三棱 20 克，鱼腥草、穿心莲、白花蛇舌草各 30 克。

【用法】上述药物浓煎至 100 毫升。灌肠前应排空大、小便，

灌肠时煎汁应在 39 摄氏度左右（不烫手即可），于月经干净后第 3 日起。每日 1 次。14 日为 1 个疗程，连续治疗 3 个疗程。

【功效】活血化瘀，攻坚散结，清热解毒，利湿。主治慢性盆腔炎。

◇ 大青盐

【配方】炒大青盐 500 克或醋拌坎离砂 500 克。

【用法】布包敷于下腹部。

【功效】适用于盆腔炎。

➡ 盆腔炎注意事项 ⬅

❶适当参加体育锻炼以增强体质。

❷宜保持外阴干洁，发病及用药期间尽量避免性生活。

白带增多症

白带是指妇女在青春期、月经前期或妊娠期，从阴道中排泄出的少量无臭异气味的白色或淡黄色分泌物。如果妇女在经前期或妊娠期、青春期带下量多，颜色深黄或淡黄，或混有血液，质黏稠如脓或清稀如水，气味腥臭，称为白带增多症，是妇女生殖器官炎症或肿瘤疾病的先导。

祛病小偏方 ▶

◇ 荞麦蛋清汤

【配方】荞麦米 50 克（炒焦），

鸡蛋清 2 个。

【用法】注入清水 200 毫升，烧开后，打入鸡蛋清 2 只，煮熟。

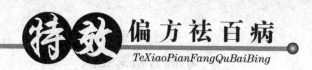
趁热服。每日服 2 次。

【功效】适用于妇女带下，白带黄浊。

◇ 白胡椒膏

【配方】白胡椒 30 粒，银杏 25 粒，母丁香 25 粒，雄黄 3 克，白牡丹 1 个，石榴皮 5.4 克，人工麝香 18 克，海螵蛸 5.4 克，万应膏 300 克。

【用法】上药混合成细末，与万应膏搅匀，分摊 10 张。

【功效】适用于妇女白带增多。

◇ 黑木耳红糖水

【配方】黑木耳 30 克，红糖水适量。

【用法】将黑木耳焙干研末，以红糖水冲服，每日 3~6 克。每日 2 次。

【功效】适用于赤白带下。

◇ 冬瓜子方

【配方】冬瓜子 20 克，米汤适量。

【用法】冬瓜子炒熟，研末，以米汤调服。每次 6 克。

【功效】适用于赤白带下。

◇ 白术车前子方

【配方】白术 15 克，茯苓、车前子、鸡冠花各 9 克。

【用法】水煎服。

【功效】补脾燥湿。适用于白带过多、黄带、臭味。

◇ 苦菜银花汤

【配方】苦菜 50 克，金银花、蒲公英各 20 克。

【用法】水煎 2 次，每次用水 500 毫升，煎半小时，2 次混合，去渣取汁。分 2~3 次服。

【功效】适用于妇女子宫内膜炎、宫颈炎、子宫颈糜烂、白带腥臭。

◇ 黄荆子酒服方

【配方】黄荆子 35 克，酒适量。

【用法】炒焦为末，空腹酒服 6 克。

【功效】适用于白带增多。

◇ 冬瓜仁败酱草

【配方】冬瓜仁（捣）30 克，麦冬 15 克，败酱草 30 克。

【用法】水 800 毫升，煎取 300 毫升。每日 1 剂，7 日为 1 个疗程。

【功效】清利湿热，止带。适用于妇女湿热带下。

◇ 白毛藤煎剂

【配方】白毛藤 15 克。

【用法】水煎服。

【功效】适用于白带增多。

◇ 保坤丸

【配方】陈石灰细末25克，茯苓、白术各6克，怀山药13克。

【用法】上药共研细末，以怀山药研末，打糊为丸，如桐子大，每服4粒。每日1~2次，白开水送下。

【功效】适用于妇人白带腥臭。

◇ 白果豆浆

【配方】白果10粒，豆浆适量。

【用法】白果去皮，捣碎，放入豆浆内，炖熟服用。每日1次，连服数日。

【功效】敛肺定喘，止带浊。适用于白带过多。

◇ 怀山白芷粥

【配方】怀山药30克，白芷10克，海螵蛸20克，粳米45克，花生油、味精各适量。

【用法】海螵蛸、白芷用布包好，与怀山药、粳米煮粥，粥成可加入花生油、味精等调味品。每日分2次温服。

【功效】健脾止带。适用于妇女白带多、面色萎黄或苍白无光泽、舌质淡者。

◇ 五指毛桃煎剂

【配方】五指毛桃50克，豆豉姜30克，白面风40克，岗稔根、金樱根、鸡血藤、细叶双眼龙各25克，龙船花根25克。

【用法】水煎服。

【功效】补气活血，清热祛湿。适用于白带过多。

◇ 金菊叶方

【配方】金菊叶60克，鸡蛋2个。

【用法】将金菊叶洗净切碎，放碗内，打入鸡蛋，加水调匀，上笼蒸熟，1次服下。每日1剂。

【功效】舒肝解郁，止带。适用于肝郁带下。

◇ 芹菜子煎剂

【配方】芹菜子30克，黄酒适量。

【用法】每服15克，黄酒引，水煎服。

【功效】适用于白带过多。

◇ 枣树根皮方

【配方】新枣树根皮9克，草红花4.5克，黄酒300毫升。

【用法】水煎服。每日1剂，2次分服。

【功效】温经，活血，止带。适用于带下。

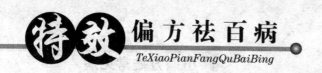

白带增多注意事项

❶不宜过食肥甘或辛辣之品。

❷避免冒雨涉水及久居阴湿之地。

❸平时应该保持外阴干爽，勤换内裤。

更年期综合征

更年期综合征是由雌激素水平下降而引起的一系列症状。更年期妇女由于卵巢功能减退，垂体功能亢进，分泌过多的促性腺激素，引起自主神经功能紊乱，从而出现一系列程度不同的症状，如月经变化、面色潮红、心悸、失眠、乏力、抑郁、多虑、情绪不稳定、易激动、注意力难以集中等，称为更年期综合征。

祛病小偏方

◇ 莲芡粥

【配方】莲子（去芯）、芡实（去壳）各60克，鲜荷叶1块，糯米适量。

【用法】上述材料洗净，鲜荷叶撕成小片，与适量糯米煮粥，亦可加适量砂糖服食。

【功效】莲子味甘、性平，具有补脾止泻、益肾固精、养心安神等功效。在中国，芡实自古就被作为永葆青春活力、防止未老先衰的良物。本方适用于更年期综合征、心烦、失眠。

◇ 益智仁粥

【配方】益智仁5克，糯米50克，盐少许。

【用法】益智仁研末；糯米煮粥，然后调入益智仁末，加盐少许，稍煮片刻。每日早晚餐温热服。

【功效】益智仁可补肾助阳、固精缩尿。本方适用于妇女更年期综合征以及老人脾肾阳虚、腹中冷痛、尿频、遗尿等。阴虚血热者忌服。

◇ 甘麦红枣粥

【配方】浮小麦 50 克，红枣 30 克，甘草 15 克。

【用法】先将甘草加水煎汁，去渣后与淘净的浮小麦和红枣一同煮粥。每日 2 次，空腹食用。

【功效】益气宁心安神。适用于妇女脏躁，症见精神恍惚，时常悲伤欲哭，不能自持或失眠盗汗，舌红少苔，脉细而数。

◇ 桑贞降脂方

【配方】桑寄生、女贞子、钩藤（后下）、山药各 15 克，制何首乌、旱莲草各 12 克，陈皮、决明子、怀牛膝各 10 克。

【用法】水煎服。

【功效】滋肾养肝，降脂化浊。适用于肝肾阴虚型围绝经期妇女高脂血症。

◇ 枣仁丹参方

【配方】酸枣仁、丹参各 30 克，茯苓 15 克，当归 10 克，巴戟天 15 克，栀子 10 克，党参、白术各 15 克，炙甘草 10 克。

【用法】水煎服。

【功效】养血健脾安神。适用于更年期综合征。

◇ 黄连白芍方

【配方】黄连 6 克，白芍、栀子、酸枣仁各 15 克，肉桂 3 克，柴胡、泽泻、茯神、山茱萸各 10 克，熟地黄 20 克。

【用法】水煎服。

【功效】滋水清肝。适用于更年期综合征。

◇ 女贞子首乌水

【配方】女贞子、制首乌各 50 克，苦丁茶 15 克。

【用法】洗净，一同放入锅中，加清水 2000 毫升，煎至水剩 1500 毫升时，滤出药液，倒入脚盆中，先熏蒸，待温度适宜时泡洗双脚，每晚临睡前泡洗 1 次，每次 40 分钟，15 天为 1 疗程。

【功效】适用于更年期综合征。

◇ 白萝卜合欢水

【配方】白萝卜 250 克，合欢皮、夜交藤各 50 克。

【用法】将白萝卜切片，与另两味同入药锅，加清水适量，煎煮 30 分钟，去渣取汁，与 2000 毫升沸水一起倒入盆中，待水温适宜时泡洗双脚。每天 2 次，每次 40 分钟，15 天为 1 疗程。

【功效】缓解更年期综合征。

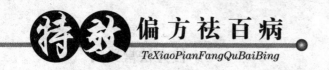

更年期注意事项

❶不吃或少吃辛辣或生冷食物，不喝浓茶、浓咖啡，应禁烟、酒等。

❷保持心情放松，适当参加体育活动，保证充足的睡眠。

搓前胸法

患者取坐位，医者立其身后，一手扶其肩头，另一手以手掌斜向从其胸上方沿两乳正中，向下推搓 1～3 分钟，每日 1 次。

第七章
儿 科

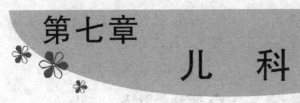

感冒发热

孩子受凉感冒，很容易发高烧，特别是免疫力低下的儿童。发热其实是人体患病后的反应，如果体温不是持续超过39.5摄氏度则不应急于退热。小儿发热时面红唇红，或者五心热，或者小便少，或者烦躁不安。根据病因小儿发热分为表、里、虚、实、壮、昼、夜、潮、惊、积、会、烦、骨蒸、五脏以及表里俱热或半表半里热等各种不同表现，情况复杂。感冒发热是由外部风邪侵袭导致，可伴有呕吐、惊风等风寒风热症状。小儿感冒后头痛、鼻塞、流涕、咳嗽等就会出现发热。

正常小儿的肛温波动于36.9~37.5摄氏度，舌下体温较肛温低0.3~0.5摄氏度，腋下温度为36~37摄氏度，不同个体的正常体温略有差异。

祛病小偏方

◇ **空心菜荸荠饮**

【配方】空心菜500克，荸荠500克。

【用法】水煎，代茶饮。

【功效】适用于小儿发热。

◇ **西瓜番茄汁**

【配方】西瓜、番茄各适量。

【用法】西瓜去子取瓤，番茄洗净沸水去皮去子，用清洁纱布（或粉碎机）绞汁，两液合用当水饮。

【功效】适用于感冒发热、口干、小便赤热者。

◇ **柴胡野菊花饮**

【配方】柴胡12克，野菊花10克。

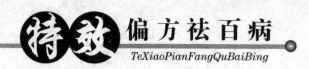

【用法】水煎服。每天 2 次。

【功效】适用于小儿发热。

◇ 葱白豆豉汤

【配方】淡豆豉 9 克，葱白 5 个。

【用法】将以上 2 味水煎后，趁热服下。

【功效】发散风热，解表、和胃。适用于小儿夏日感冒。

◇ 芦根竹叶汤

【配方】鲜芦根 100 克，鲜竹叶 50 克。

【用法】将芦根、竹叶煎水 1 碗。服下即退热。

【功效】适用于高热不退。

◇ 黄瓜叶白糖

【配方】鲜黄瓜叶 1000 克，白糖 50 克。

【用法】将黄瓜叶洗净水煎 1 小时，去渣以小火煎煮，浓缩至将要干锅时停火，冷却后拌入白糖混匀晒干，压碎装瓶备用。每次 10 克，以开水冲服。每日 3 次。

【功效】退热。适用于小儿发热。

◇ 竹沥

【配方】竹沥 50 毫升。

【用法】将竹沥煎煮数沸，1 次服下。每日 2~3 次。

【功效】适用于小儿发热。

◇ 蜜渍桑叶汤

【配方】桑叶、生蜜适量。

【用法】用生蜜涂桑叶，线串阴干，搓碎。水煎内服。

【功效】适用于小儿热病、烦渴。

◇ 瓜皮白茅根

【配方】西瓜皮 100 克，白茅根 30 克。

【用法】水煎服。每日 2~3 次。

【功效】清热凉血。适用于小儿发热。

◇ 葱白大米粥

【配方】葱白 20 根，大米 50 克，香醋 5 毫升。

【用法】葱白洗净，切成小段；大米淘洗后放入锅内，加水煮沸后放入葱段煮成粥；加入香醋稍搅拌可服。

【功效】本方具有补中养胃、益精强志、聪耳明目、和五脏、通四脉、止烦、止渴、止泻等作用。适用于小儿感冒。

◇ 葛根银花粥

【配方】葛根 5 克，银花 7 克，

生姜6克，大米50克，白糖适量。

【用法】前3味中药加水煮20分钟，去渣取汁。加入大米，煮粥，服时加少许白糖。

【功效】葛根有清热祛风作用。适用于发热、头痛、呕吐、咽喉红肿等风热感冒。

❖ 黄瓜豆腐汤

【配方】黄瓜 250 克，豆腐 500 克。

【用法】黄瓜、豆腐切片，加水煮汤。每饮 1 大杯。每日 2 次。

【功效】清热，生津，润燥。适用于小儿夏季发热不退、口渴饮水多、尿多。

❖ 萝卜橄榄饮

【配方】生白萝卜250 克，鲜橄榄 3 克。

【用法】白萝卜洗净，切片，与橄榄共水煎，去渣。代茶饮。

【功效】清热解毒。适用于小儿流行性感冒。

❖ 苦瓜茶叶饮

【配方】鲜苦瓜 1 个，茶叶适量。

【用法】将苦瓜洗净，切断去瓤，纳入茶叶，再接合，悬挂于通风处阴干，切碎备用。每取 6 ~ 9 克。以开水冲沏，代茶饮用。每日 2 次。

【功效】清热利湿，祛暑解表。适用于小儿暑湿感冒。症见发热较高，头晕且胀，心中烦热，身倦无汗，口渴喜饮，时有呕恶，小便短黄等。

❖ 黄连粉

【配方】黄连粉、牛黄粉各适量。

【用法】将黄连粉、牛黄粉敷在肚脐上。

【功效】用于治疗退热。

❖ 中药敷肚脐法

【配方】杏仁、苏叶、前胡、半夏、陈皮、桔梗、甘草、枳壳、茯苓各 1 克。

【用法】共研成粉末，加白蜜 7.5 克，连须的葱白 3 根，捣成糊状；另用萝卜汁 10 毫升，加红枣 3 颗去核捣烂，合诸药成一团饼状敷于肚脐上，半日换药 1 次，换药 2 次即可见效。

【功效】适用于感冒发热。

❖ 吴茱萸敷方

【配方】吴茱萸、明矾各 7 克，

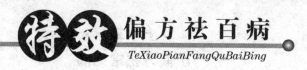

鸡蛋清少许。

【用法】先将吴茱萸和明矾研成细末，再用鸡蛋清调匀，敷两侧手脚心。

【功效】适用于小儿感冒发烧、鼻塞、咳嗽。

◇ **荞面姜汁饼**

【配方】荞麦面、生姜各适量。

【用法】先将生姜捣碎取汁，用姜汁和荞麦面制成薄饼片贴囟门上。

【功效】适用于小儿感冒、鼻塞。

◇ **南星雄黄饼**

【配方】生南星、雄黄各 12克，醋适量。

【用法】共研末做成 2 个饼，敷在脚心，用布扎住。做药饼须用醋调，如药量少，可加面粉，冷天可将饼放在火上焙热。

【功效】适用于小儿感冒，发烧。

感冒发热注意事项

❶感冒流行期间，少带小儿去公共场所，同时宜保持室内空气清新。

❷小儿需适当增减衣被、适当适量喂食。

腮腺炎

　　小儿腮腺炎最典型的症状是脸部肿胀，通常表现为一侧或两侧以耳垂为中心向前后扩展的肿，肿大的脸部通常呈半球形，没有明显的边缘界限，用手触摸能够感觉到表皮温度较热，并伴随小儿张嘴或咀嚼时有疼痛感。除了脸部肿胀之外，小儿发烧、乏力、厌食也是最常见的症状。家长应多给宝宝准备清淡、易于下咽的流体或半流体食物。

祛病小偏方

◇ 绿豆菜心粥

【配方】绿豆 100 克,白菜心 3 个。

【用法】先将绿豆洗净,加水适量煮得稀烂,然后将白菜心放入再煮 20 分钟即成。日分 2 次食用,连吃 4~5 天。

【功效】清热解毒。适用于小儿腮腺炎。

◇ 板蓝根煎剂

【配方】板蓝根 30 克,金银花 10 克,薄荷 5 克。

【用法】水煎服(薄荷后下)。每日 1 剂,2 次分服。

【功效】清热解毒。适用于流行性腮腺炎。

◇ 浮萍散

【配方】浮萍 100 克,大葱白 2~3 根。

【用法】将浮萍研成细末,每服 3 克。每日 2 次,以葱白汤冲服。

【功效】疏风消肿。适用于流行性腮腺炎。

◇ 金银花煎剂

【配方】金银花、板蓝根(大青叶亦可)、桔梗各 10 克,甘草 5 克。

【用法】水煎煮。分 2 次服。

【功效】适用于腮腺肿痛。

◇ 金翘方

【配方】金银花、连翘、玄参、板蓝根各 10 克,桔梗、僵蚕、浙贝母、牛膝各 7 克,黄芩、甘草各 5 克。

【用法】水煎煮。分 2 次服。

【功效】适用于腮腺红肿疼痛。

◇ 仙人掌蛋清方

【配方】仙人掌、鸡蛋清各适量。

【用法】仙人掌去掉皮刺,捣烂加鸡蛋清调匀贴患处。每日换 1 次,连用 3 日。

【功效】消炎,止痛,拔毒。适用于腮腺炎。

◇ 地龙白糖方

【配方】地龙 30 条,白糖 50 克。

【用法】地龙洗净后置容器内,放入白糖搅匀,待 30 分钟后白糖溶化,地龙渗出清液,用纱布过滤出黏液,装瓶备用。患病时涂擦患处。每日 3 次。

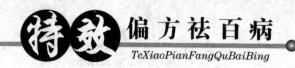

【功效】清热解毒。主治腮腺炎、化脓性中耳炎、烫伤、下肢溃疡。

◇ 金花草方

【配方】金花草30克。

【用法】捣烂外敷。

【功效】清热解毒。适用于流行性腮腺炎。

◇ 蚯蚓外敷方

【配方】蚯蚓7～10条，冰片（研末）1.2克。

【用法】将蚯蚓捣烂如泥做成饼，撒上冰片敷双侧腮腺。

【功效】清热解毒。适用于腮腺炎。

◇ 胡椒粉

【配方】胡椒粉1克，白面8克。

【用法】以温水共调成糊状，涂纱布上，敷患处。每日更换1次，连用数日可愈。

【功效】消积，解毒。适用于流行性腮腺炎之红肿。

腮腺炎注意事项

患儿发热期间应卧床休息，饮食以流质、半流质为主，忌肥腻、辛辣、坚硬及酸性的食物。

百日咳

百日咳是由百日咳杆菌引起的小儿呼吸遗传染病，传染性很强。临床特征为咳嗽逐渐加重、呈阵发性痉挛性咳嗽，咳末有鸡啼声，未经治疗的病人病程可延续2～3个月，故名"百日咳"。婴儿及重症者易并发肺炎及脑病。

祛病小偏方

◇ 柚子皮蜂蜜汁

【配方】柚子皮50克，蜂蜜15毫升。

【用法】柚子剥去外层黄皮，切碎，置锅内加清水适量用小火

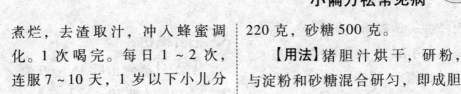

煮烂，去渣取汁，冲入蜂蜜调化。1次喝完。每日1～2次，连服7～10天，1岁以下小儿分量酌减。

【功效】适用于小儿百日咳。

◇ 麻黄蒸梨

【配方】麻黄3～5克，大梨1个。

【用法】先把麻黄捣为粗末；将生梨洗净后，剖开，挖去梨核；把麻黄放入梨心内，再将梨子合严，插上小竹签，然后放入碗内，隔水蒸熟后即可。每日2次，每次1个，去麻黄吃梨服汁，连用3～5天。

【功效】梨具有清心润肺、利便、止咳润燥等功效。本方适用于小儿百日咳的初期和痉咳期，也可用于小儿支气管炎咳嗽。

◇ 柿饼夹生姜

【配方】柿饼1只，去皮生姜9～15克。

【用法】柿饼横切成半，生姜切碎夹在柿饼内，以文火焙熟。去姜吃柿饼，随意食之。

【功效】适用于化痰止咳。

◇ 猪胆汁

【配方】猪胆汁若干，淀粉220克，砂糖500克。

【用法】猪胆汁烘干，研粉，与淀粉和砂糖混合研匀，即成胆粉。每次服用0.3克。每日服2～3次，可以糖水送服。

【功效】适用于小儿百日咳。

◇ 蒸麻雀

【配方】麻雀1只，白糖、面各适量。

【用法】将麻雀去毛，去内脏后，肚内填满白糖，用面包住。将麻雀放笼上蒸熟，食之。每次1只。

【功效】适用于小儿百日咳。

◇ 水煎蜜制

【配方】六月寒9克，五皮草15克，兔耳风、伸筋草各12克，青蛙角15克，蜂蜜适量。

【用法】前5味药先经蜂蜜炒，然后以水煎煮。1日分3次服完，药渣重煎，可再供1日服用，甚验。

【功效】清肺化痰止咳。

◇ 桑白皮杏仁方

【配方】桑白皮9克，北杏仁9克，石膏（先煎）12克，鱼腥草5克，黄芩5克，百部9克，天竺

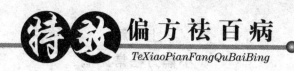

子5克，蜡梅花9克。

【用法】2碗水煎至1碗水。分2次服。

【功效】清肺降逆，化痰止咳。适用于百日咳。

◇ 板栗冬瓜饮

【配方】板栗、糖冬瓜各30克，玉米须6克，冰糖30克。

【用法】将板栗、玉米须、糖冬瓜同放锅内加水500毫升，煮至250毫升，再加冰糖调匀饮服。每日1次，连服10～15日。

【功效】适用于小儿百日咳。

◇ 柏叶橘饼

【配方】鲜侧柏叶15～30克，橘饼1块，冰糖10克。

【用法】开水炖服。

【功效】化痰止咳。适用于百日咳。

◇ 胆汁饮

【配方】鸡胆汁、白糖各适量。

【用法】鸡胆汁加糖，冲少许白开水服用。

【功效】清热镇咳。适用于小儿百日咳。

百日咳注意事项

❶应供给患儿易消化饮食，忌鱼腥海鲜等食品。

❷平时注意保护易感儿，注射预防针及服用预防药。

遗 尿

遗尿俗称"尿床"，是指3周岁以上小儿，睡中小便自遗，醒后方觉的一种疾病，在临床上较常见。轻者每夜或隔数夜1次，重者每夜尿床2～3次，有些严重患者，可延至10余年，甚则成年仍有尿床。本病中医诊断为"遗尿"，多因先天不足，肾气不充，脾肺气虚或肝经湿热导致膀胱失约所致。

祛病小偏方

面眼微肿。

◇ 鸡肠方

【配方】鸡肠1具。

【用法】剖开洗净,焙干,研细末。每日2次,每次3~6克,温开水送下,连服10日。

【功效】适用于小儿遗尿。

◇ 益智散

【配方】益智仁9克,醋、红酒各适量。

【用法】醋炒研细末。用红酒分3次送服。

【功效】适用于小儿尿床。

◇ 金樱子膏

【配方】金樱子(去子)、白糖各适量。

【用法】酌加白糖,熬膏。每服1匙。日服2次。

【功效】适用于小儿习惯性尿床。

◇ 核桃蜂蜜方

【配方】核桃肉100克,蜂蜜15毫升。

【用法】将核桃肉放在锅内干炒发焦,取出晾干。调蜂蜜吃。

【功效】补肾温肺,定喘润肠。适用于小儿久咳引起的遗尿气喘、

◇ 饴糖中药汤

【配方】饴糖2匙,桂枝15克,白芍药10克,甘草10克。

【用法】先将3味中药煎汤,去渣,冲入饴糖。每日分2次服。

【功效】补脾益气。适用于小儿体虚遗尿。

◇ 丁香肉桂敷贴

【配方】丁香、肉桂各3克,米饭适量。

【用法】将两者研细,与米饭共捣成泥,作成小饼,每晚敷于肚脐上。

【功效】补火助阳。适用于小儿遗尿。

◇ 柿蒂汤

【配方】柿蒂12克。

【用法】水煎内服。

【功效】适用于小儿习惯性尿床。

◇ 洋参猪腰方

【配方】西洋参15克,龙眼干15克,猪腰1对。

【用法】以上3样蒸熟食用。

【功效】适用于小儿遗尿,一

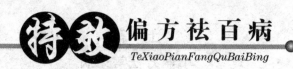

般1次即好。

❖ 韭菜子饼

【配方】韭菜子、白面粉各适量。

【用法】将韭菜子研成细粉，和入白面少许，加水揉作饼蒸食。

【功效】温肾壮阳。适用于小儿肾气不充遗尿。

❖ 玉竹汤

【配方】玉竹60克。

【用法】洗净切片，水煎饭前服。

【功效】适用于小儿遗尿。

❖ 生枣仁牡蛎汤

【配方】生枣仁、牡蛎各5～30克，甘草6～10克。

【用法】水煎服。每日1剂。

【功效】补中益气，收敛固涩。适用于小儿遗尿。

❖ 乌梅蚕茧煎剂

【配方】乌梅6克，蚕茧20只。

【用法】水煎，去渣取汁，温服。每日下午4时前服完。每日1剂。

【功效】适用于小儿遗尿。

❖ 蒜泥羊肉

【配方】羊肉250克，大蒜15克，热油、酱油、精盐等各适量。

【用法】将羊肉洗净，煮熟切片，大蒜捣成泥，同放大盘内，加适量熟油（或熟辣椒油）、酱油、精盐等拌匀食。

【功效】补虚劳，壮阳道。适用于小儿遗尿。

❖ 白胡椒鸡蛋

【配方】鸡蛋1个，白胡椒7粒。

【用法】将鸡蛋一端敲破一小孔，放入白胡椒，然后用纸糊堵小孔，蒸熟即可。每日吃1个蛋。

【功效】暖肠胃，除寒湿。适用于小儿遗尿。

❖ 红枣白糖茶

【配方】茶叶5克，红枣10枚，白糖10克。

【用法】用茶叶冲泡后，滤去茶叶留汁待用，再将红枣煮烂，加入白糖，再对入茶汁。即可饮服。

【功效】适用于小儿遗尿，疗效甚佳。

❖ 黑豆方

【配方】黑豆500克，童尿、淡盐水各适量。

 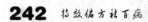

【用法】将黑豆洗净晾干，浸入新鲜童尿内（以淹没黑豆为度），浸至黑豆皮起皱纹，取出黑豆，晾干炒熟，每次嚼食 20 粒。每日 2 次，以淡盐水送服。

【功效】养阴滋肾。适用于小儿遗尿。

◇ 生木瓜

【配方】生木瓜（大者）1 枚，酒适量。

【用法】将上药切片，泡酒 1 周。用时，每次用药 9 克，水煎。每日 1 剂，煎服 2 次。

【功效】适用于小儿尿频症。

◇ 黄芪覆盆子

【配方】黄芪、覆盆子各 10 克，党参 15 克，白术、金樱子、益智仁、桑螵蛸各 10 克。

【用法】水煎服。每日 1 剂，分 2 次服。

【功效】适用于小儿遗尿。

腹 泻

秋冬季是小儿腹泻病的高发季节，多数由轮状病毒感染所致，因多发生在秋冬季，故称为"秋季腹泻"。本病呈散发或小流行，多经粪便传播，也可通过气溶胶形式经呼吸道感染而致病。潜伏期为 1~3 天。多发生于 6~24 个月的婴幼儿，4 岁以上者少见。起病急，常伴发热和上呼吸道感染症状，无明显中毒症状。

祛病小偏方

◇ 香椿叶方

【配方】香椿叶、精盐各适量。

【用法】将香椿叶洗净，晾干，加精盐揉搓，腌渍 2 日，晒干，佐餐食用。

【功效】健脾化湿，解毒止泻。

适用于慢性腹泻。

◇ 莱菔山楂粥

【配方】莱菔子、红糖各 15 克，山楂 20 克，生姜 3 片，大米 250 克。

【用法】先将莱菔子、山楂、

姜片加水适量煎煮 40 分钟，去渣取其汁液，放入淘洗净的大米煮粥，临熟时下红糖调味。1 天内分 3 次服下，可连服 5 天。

【功效】适用于因饮食不节所致的急性腹泻。

❖ 炮姜粥

【配方】炮姜 6 克，白术 15 克，花椒和大料少许，糯米 30 克。

【用法】上述前 4 味共装在纱布包里，先煮 20 分钟，然后下糯米煮作粥。每日分 3 次服食，连服 1~2 周。

【功效】适用于因受寒湿而引致的腹泻。症见大便清稀如水、脘腹胀满、四肢无力。

❖ 茄根榴皮汤

【配方】茄子根 15 克，石榴皮 4.5 克。

【用法】水煎。每日 1 剂。

【功效】适用于慢性腹泻。

❖ 无花果鲜叶方

【配方】无花果鲜叶 100 克，红糖适量。

【用法】将无花果鲜叶切碎，加入红糖同炒研末。以开水送服，1 次喝下。

【功效】适用于经年腹泻不愈。

❖ 山药羊肉粥

【配方】鲜山药 500 克，羊肉、糯米各 250 克。

【用法】将羊肉去筋膜，洗净、切碎，与山药同煮烂，研泥，下糯米，共煮为粥，早晚餐温热服食。

【功效】适用于脾肾阳虚所致的慢性腹泻。

❖ 姜茶饮

【配方】干姜 3 克，绿茶 6 克。

【用法】干姜、绿茶研成细末后加少量白砂糖，用沸水冲服。

【功效】干姜所含姜辣素会促进消化液分泌，有健胃作用；绿茶有抑菌和收敛的作用。本品可温中散寒。适用于小儿腹泻。

❖ 熟苹果泥

【配方】苹果适量。

【用法】将苹果隔水蒸或者去皮、去心后加少量水煮烂，便成为苹果泥。

【功效】苹果中的果胶能吸附细菌和毒素，所含的鞣酸具有收敛止泻的作用。适用于因消化不良、伤食引起的腹泻。

❖ 银鲳鱼白术汤

【配方】银鲳鱼肉 30 克,白术 3 ~ 6 克,山药 9 克,白芍药 3 ~ 9 克,甘草 3 克。

【用法】上 5 味水煎,取汁去渣。每日 1 剂,分 2 次温服。

【功效】健脾止泻。适用于小儿腹泻。

❖ 石榴皮饮

【配方】石榴皮 8 克。

【用法】水煎频服,代茶饮。

【功效】适用于久泻。

❖ 炮姜炭方

【配方】炮姜炭 50 克,焦山楂 100 克。

【用法】共研细末。每日 3 次,1 次 1 ~ 2 克。

【功效】温中止泻,健脾消积。适用于婴幼儿腹泻。

❖ 热大蒜方

【配方】大蒜头(未去皮)1 个。

【用法】将大蒜用小火烧烤并不时翻动,使大蒜外皮烧糊,里面烧软,烧熟,然后将烧熟的蒜肉碾碎,再喂给婴儿。

【功效】用于治疗婴儿腹泻。

❖ 生姜鸡蛋方

【配方】生姜 15 克,鸡蛋 3 个,米醋 15 毫升,精盐、葱各适量。

【用法】将鸡蛋打碎,加入切碎的姜末及适量的盐、葱调味品,混合搅匀,用油煎炒至熟,再入米醋即成。当点心食用。

【功效】健脾,温中止泻。适用于受凉所致的腹泻。

❖ 龙眼生姜水

【配方】龙眼 40 粒,生姜 3 片,水 300 毫升。

【用法】水煎半小时。分 1 ~ 2 次服。

【功效】适用于食少、便溏、腹部冷痛的脾虚泄泻。

❖ 大蒜胡椒敷方

【配方】胡椒 8 克,大蒜数枚。

【用法】将大蒜捣如泥,胡椒研细,调匀作饼,贴于脐上。

【功效】适用于腹泻。

❖ 藿香正气水

【配方】藿香正气水。

【用法】取净布折成 5 厘米大,叠成 5 层,先将藿香正气水预热,再把布块放到患儿肚脐上,待药温适宜时倒在布块上,以充盈盖固定。

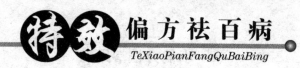
【功效】此方适用于婴幼儿腹泻。小于6个月患儿2～3小时取下，6个月以上患儿时间稍长取下，1日3次，2日即可见效。

◇ 人工麝香膏

【配方】人工麝香、丁香、肉桂各适量。

【用法】上药共研成细末，每次用0.5～1.0克，温水调敷肚脐部位，以伤湿止痛膏固定，24小时更换1次。

【功效】温补脾阳。适用于脾虚久泻。

腹泻注意事项

❶注意饮食卫生。

❷要注意气候变化。

❸不要给孩子吃生、冷的食物。

❹乳糖不耐受喝牛奶会产生腹泻。

无论是人乳还是牛乳，所含的碳水化合物均为乳糖，其甜度仅约为蔗糖的1/6。有的小儿由于先天性代谢缺陷，肠道内乳糖酶活力不足，喝了乳制品后因无法把乳糖分解成葡萄糖及半乳糖，以致大量的乳糖进入大肠，大肠中的细菌便把乳糖分解成二氧化碳和氢气，因而出现腹胀、放屁、腹绞痛甚至腹泻等症状。

厌 食

小儿厌食是指小儿（主要是3～6岁）较长期食欲减退或食欲缺乏为主的症状。它是一种症状，并非一种独立的疾病，主要原因为饮食无规律，无固定进食时间，进食时间延长或缩短，正常的胃肠消化规律被打乱；片面追求高营养，肉蛋奶无节制地填喂，损伤胃肠，引起消化不良；零食不断，嘴不停，胃不闲，导致胃肠道蠕动和分泌紊乱；饮料、雪糕、巧克力等高热量饮食，使血糖总是处于较高水平而不觉饥饿。

祛病小偏方

◇ **橘皮方**

【配方】鲜橘皮、白糖各适量。

【用法】将橘皮洗净、切成条状或小块，加入适量白糖拌匀，在阴凉处放 1 周。小儿进餐时取少许当菜吃。每日 1 ~ 2 次。

【功效】适用于小儿厌食症。

◇ **山楂白萝卜煎剂**

【配方】山楂 25 克，白萝卜 50 克。

【用法】白萝卜切成片，与山楂同煎成 1 碗水，1 次服下。每日 2 次，有特效。

【功效】适用于消食和胃。

◇ **扁豆白术**

【配方】白术 10 克，炒扁豆 15 克，砂仁 6 克，炒薏苡仁 15 克。

【用法】水煎，多次内服。

【功效】化湿，健脾，益气。适用于小儿瘦弱、食欲不振。

◇ **黄芪麦芽饮**

【配方】黄芪、麦芽各 10 克，山楂、谷芽、白芍各 8 克，乌梅 5 克。

【用法】所有材料加水 250 毫升，先用大火煮沸，改用小火慢煎，煎至 80 毫升分 3 次服，每日 1 剂，若多汗者加浮小麦 15 克，五味子 5 克。

【功效】本方适用于感冒、肺炎、扁桃体炎等病高热退后出现的气阴不足厌食症，一般连服 5 ~ 7 剂见效。

◇ **苍术陈皮散**

【配方】苍术 1 份，陈皮 1 份，鸡内金 1 份，蜂蜜适量。

【用法】共研细末，以适量蜂蜜调和后开水冲服即可。每日 3 次，2 岁以下每次 1 克，3 ~ 5 岁每次 1.5 克。

【功效】适用于小儿不思饮食，腹胀，泄泻，舌苔白腻。

◇ **石菖薄煎剂**

【配方】石菖蒲 5 克，佛手 10 克，荷叶 5 克，益智仁 5 克，枳壳 10 克，麦芽 10 克，山药 3 克，山楂 10 克，龙胆草 3 克，石斛 10 克，苍术 5 克，陈皮 10 克。

【用法】水煎服。每日 1 剂。

【功效】开胃进食。适用于小儿厌食。

◇ **番茄汁方**

【配方】番茄数个。

【用法】洗净，用开水泡过去皮，去子，用干净纱布挤汁，每次服用 50 ~ 100 毫升。每日 2 ~ 3 次，汁中不要放糖。

【功效】健脾开胃。适用于小儿厌食。

◇ 山药神曲散

【配方】山药 200 克，神曲 150 克，茯苓 100 克，丁香 20 克。

【用法】为细末，每次冲服 15 克。每日 3 次。

【功效】适用于小儿厌食。

◇ 炒扁豆汁

【配方】炒扁豆、党参、玉竹、山栀子、乌梅各等份，白糖适量。

【用法】各药加水同煮，至豆熟时取汁，加白糖饮服。

【功效】适用于因脾胃虚弱所致的厌食症。

◇ 粟子膏

【配方】栗子 10 枚，白糖 25 克。

【用法】栗子去皮，加水适量煮成糊膏，下白糖调匀饮服。每日 2 次。成人服用量可加倍。

【功效】养胃健脾。适用于小儿消化不良、脾虚腹泻。

◇ 蜈蚣蛋粉

【配方】鸡蛋 1 枚，蜈蚣粉 1.5 克。

【用法】将鸡蛋一端破孔，倾出蛋清少许，装入蜈蚣粉混匀，用面粉裹好煨熟服。每日 1 枚。

【功效】扶脾健胃。适用于小儿厌食。

◇ 党参山药膏

【配方】生姜 25 克，党参、山药各 250 克，蜂蜜 300 克。

【用法】将生姜捣碎去汁，党参、山药研末，同蜂蜜一起搅匀，慢慢熬成膏。每次 1 汤匙。每日 3 次，热粥送服，连服数日。

【功效】适用于小儿厌食。症见脾胃虚弱、厌食。

◇ 党参茯苓煎剂

【配方】党参 9 克，茯苓 9 克，焦白术 9 克，焦六曲 9 克，焦山楂 9 克，焦谷芽 9 克，砂仁 1.5 克，佛手 5 克。

【用法】每日 1 剂，煎 1 ~ 2 汁，多次分服。

【功效】健脾和中，芳香开胃。

【功效】适用于小儿脾虚厌食。

◇ 陈皮敷肚脐

【配方】山楂 6 克，陈皮 5 克，

白术 4 克，米汤适量。

【用法】将上述 3 味共研细粉，米汤调糊，敷于脐窝，盖上纱布，外用胶布固定。每日换药 1 ~ 2 次，3 ~ 5 日为 1 疗程。

【功效】适用于小儿厌食。

◇ **炒神曲焦山楂贴敷法**

【配方】炒神曲、炒麦芽、焦

山楂各 10 克，炒鸡内金 5 克。

【用法】上述材料研末，加面粉 2 ~ 3 克，用温水调成稀糊状，敷于脐部，外用绷带固定。每晚睡前敷贴，次日晨取下，休息 2 天，4 周为 1 疗程。

【功效】本方可增进小儿食欲。适用于小儿厌食。

➡ 厌食注意事项 ⬅

❶添加辅食要合理，在婴儿 4 ~ 6 个月开始增加谷物、蛋黄时，要注意从一种、小量开始，逐渐过渡到几种，同时要密切观察粪便变化。防止过食、偏食及饮食结构突然改变。

❷婴儿母亲或照看人应讲究卫生，养成用肥皂和清水洗手的习惯，给孩子喂奶及更换尿布前均应认真洗手。注意食物新鲜、清洁和餐具的消毒，避免肠道内感染。教育儿童饭前便后洗手，勤剪指甲。

❸腹泻严重者，为减轻胃肠道负担，应禁食 8 ~ 24 小时。胃肠道得到良好的休息，才能恢复消化吸收功能，身体才能顺利康复。但是，禁食期间，要给予患儿充足的水分和无机盐，以防脱水和电解质紊乱。也就是说，其中应注意补充钠、钾、氯、碳酸氢根等电解质。

疳 积

疳积是小儿时期，尤其是 1 ~ 5 岁儿童的一种常见病症。小儿疳积是指由于喂养不当，或由多种疾病的影响，使脾胃受损而导致全身虚弱，消瘦面黄、发枯等慢性病症。

祛病小偏方

◇ **山楂汤**

【配方】山楂9克，怀山药15克，白糖25克。

【用法】水煎服。每日1剂，连服5~7日。

【功效】健脾益气，消积导滞。适用于小儿疳积。

◇ **蚕豆牛肉汤**

【配方】鲜蚕豆粒120克，精牛肉250克，调料适量。

【用法】按常法煮汤服食。每日或隔日1剂。

【功效】健脾益气，滋养强壮。适用于小儿疳积、瘦弱腹胀等。

◇ **核桃散**

【配方】核桃仁、萝卜子各10克，神曲5克，红糖适量。

【用法】共研细末，红糖水送服。每日2次。

【功效】消食化积，健脾和胃。适用于小儿疳积。

◇ **苹果蜂蜜**

【配方】苹果、饴糖、蜂蜜各适量。

【用法】将苹果去皮、核，切成小块，放入锅内，加水煮熟，调入饴糖、蜂蜜即可服食。每日1剂。

【功效】健脾和胃，养心益气。适用于小儿疳积。

◇ **田鸡黄方**

【配方】田基黄、鸡内金、谷芽各25克。

【用法】烘干研末，温开水送服。

【功效】消食和胃，清热祛湿。适用于小儿疳积。

◇ **猪肝汤**

【配方】猪肝片100克，独脚金15克，盐适量。

【用法】加水2碗煎至1碗，加盐调味，饮汤吃猪肝。

【功效】补肝脾，助消化。适用于小儿疳积。

◇ **茯苓山药膏**

【配方】茯苓、山药、芡实各200克，糯米粉500克，白糖适量。

【用法】前3味炒熟研粉，加糯米、白糖制成糕点当零食或当饭食。

【功效】健脾消食。适用于小儿疳积。

◇ 蒸鳝鱼

【配方】鳝鱼1条，鸡内金6克，调料适量。

【用法】将鳝鱼去肚肠，洗净，切成2厘米长的段，鸡内金洗净，一同放入搪瓷碗内，加调料，上笼用大火蒸至鳝鱼熟透，再放味精搅匀即成。空腹食用，每日1次。

【功效】本方具有益气养血健脾的功效。适用于小儿气血双亏、营养不良。

◇ 鸡肝散

【配方】母鸡肝1具，草决明20克，鸡内金、山楂各10克。

【用法】先将草决明、鸡内金、山楂研细末，鸡肝捣烂如泥，拌匀搓成团如鸡蛋大小，用清洁纱布包好，外用线扎好，然后用第2次淘米水500毫升煎煮，煎至100毫升，空腹食药饮汤，1次服完。

【功效】本方适用于小儿疳积。

◇ 红糖茶

【配方】茶叶15克，红糖20克。

【用法】锅洗净，先煎茶叶去渣，加糖饮用。

【功效】本方消食解毒利尿。适用于小儿疳积。

◇ 胡萝卜茶饮

【配方】胡萝卜、茶叶各适量。

【用法】上2味水煎，弃渣饮汁。

【功效】适用于婴儿单纯性消化不良。

◇ 姜汁牛奶

【配方】牛奶、生姜汁各适量。

【用法】在牛奶中加生姜汁2~3滴，每服少量。日服3次。

【功效】适用于小儿疳积。

◇ 鸡汁粥

【配方】母鸡1只，大米50克，盐适量。

【用法】将母鸡杀死后去净毛与肚杂，留鸡肝及鸡胗，入水中煮至鸡烂为度。另用水如常法煮米熬粥，待粥将成时对入鸡汤适量，继续熬至粥成即可。

【功效】本方益气养血健脾。适用于小儿疳积属气血不足者。

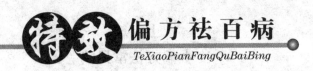

◆ 三甲散饼

【配方】龟板、鳖甲、穿山甲、鸡内金各等份，面粉适量。

【用法】龟板、鳖甲、穿山甲醋制后研末，鸡内金焙黄后研末，混匀，与面粉一起加水揉合，或烙或炸，做成小饼食用。

【功效】本方具有益气养血之功效。适用于小儿疳积、营养不良。

◆ 葱姜茴香敷肚脐法

【配方】大葱 1 根，生姜 15 克，小茴香粉 9 克。

【用法】上药共捣烂如膏状，炒至湿热，以不烫伤皮肤为度，用纱布包好敷于脐部，包扎固定。每日换药 1 次。

【功效】本方适用于小儿疳积，消化不良。

◆ 红枣茶

【配方】红枣 10 颗，茶叶 5 克，白糖 10 克。

【用法】茶叶用开水冲泡，取汁。将红枣洗净，加白糖、水适量，共煮至枣烂，倒入茶汁，拌匀食用。

【功效】本方具有消积理脾之功效。适用于小儿疳积属脾虚气弱者。

◆ 消积药饼敷贴法

【配方】葱白 7 根，胡椒 7 粒，生姜 12 克，鸡蛋 1 个，酒曲 1 粒。

【用法】将葱白、生姜洗净切碎，胡椒、酒曲研为细末，与鸡蛋混合搅匀，用油煎成药饼，贴于胃脘处，绷带包扎固定，药冷则再煎再贴。

【功效】适用于小儿乳食积滞。

疳积注意事项

❶提倡母乳喂养，并改变不合理的喂养习惯，宜定时定量。

❷小儿的饮食宜易于消化，富含营养，添加辅食要掌握先稀后干、先素后荤、先少后多的原则。

❸经常带小孩到户外活动。

麻 疹

　　麻疹是由麻疹病毒引起的急性呼吸道传染病，有高度传染性。临床特征为发热、上呼吸道炎、结膜炎、颊黏膜出现特征性麻疹黏膜斑、全身皮肤出现红色斑丘疹。疹退后留下色素沉着，并有糠麸样脱屑。本病全年可见，但以冬末春初较多发，多见于5岁以下的幼儿。传染源主要是病人。患者在潜伏期末期至出疹后5天均有传染性，并发肺炎的患者传染期延长到出疹后10天。带病毒的飞沫经呼吸道吸入为主要传播途径，也可经污染的玩具、衣物等间接传播。麻疹治愈后可获持久性免疫力，再次发病者较少。

祛病小偏方

◇ 葛根粥

　　【配方】葛根30克，大米60克。

　　【用法】先用水1500毫升，煎煮葛根20分钟左右，去渣取汁，再入大米于葛汁中熬粥，粥煮成之后不拘时食之，分2次服完。食完后覆被取微汗。

　　【功效】本方适用于小儿麻疹初期，伴呕吐、泄泻、咽痛等症。

◇ 樱桃核葱白饮

　　【配方】樱桃核30个，葱白连根1个，白糖适量。

　　【用法】将樱桃核捣烂，与葱白同煎水，加白糖调味。每日2次，连服3～4日。用作小儿麻疹初期的辅助治疗。

　　【功效】樱桃核性温，有发汗、透疹功效。凡麻疹初起或出而未透者都可用。

◇ 甜菜粥

　　【配方】新鲜甜菜200克，大米100克。

　　【用法】甜菜洗净切碎，或捣汁，与大米同入沙锅，煮成菜粥。

　　【功效】本品具有清热透疹的功效。适用于麻疹初期，症见咳嗽流涕、目赤怕光、眼胞浮肿、泪水汪汪等。

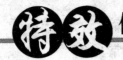
◇ 山药莲子梨汤

【配方】山药 50 克，莲子 30 克，鸭梨 1 只。

【用法】上 3 味同放锅内加火炖烂，分 2～3 次，1 日服完。每日 1 剂，连服 4～5 日。

【功效】滋阴益气，清解余邪。适用于小儿麻疹恢复期。

◇ 金银花白糖饮

【配方】金银花、白糖各 35 克。

【用法】金银花研末与白糖混匀。早、晚冲服，每服 5 克，连服 7 日。

【功效】清热，解表，透疹。适用于小儿麻疹出疹期的治疗。

◇ 糯米酒方

【配方】糯米酒 50 毫升。

【用法】糯米酒煮开后服食，服后需卧床盖被发汗。

【功效】本方适用于小儿麻疹透发不畅。

◇ 猪肝菠菜汤

【配方】猪肝 20 克，菠菜 15 克，米汤适量。

【用法】先将米汤炖沸，后放入猪肝、菠菜，煮熟即可。

【功效】适用于小儿麻疹恢复期的辅助治疗。

◇ 荸荠煮酒酿

【配方】酒酿 100 克，鲜荸荠 10 个。

【用法】鲜荸荠去皮切片，与酒酿同入锅中，加水适量，煮熟即可食用。

【功效】本方养阴益气、清解余邪。适用于小儿麻疹恢复期。

◇ 葛根荷浮饮

【配方】葛根 60 克，浮萍 15 克，薄荷（鲜品）9 克。

【用法】以葛根煎取汁约 100 毫升，后放薄荷、浮萍，煎 5 分钟。取汁温服。

【功效】本方具有辛凉透表之功效。适用于小儿麻疹初期。

◇ 蘑菇鲫鱼汤

【配方】鲜鲫鱼 1 条（约 250 克），鲜蘑菇 150 克。

【用法】把鲜鲫鱼洗净蒸（或炖）沸，放入鲜蘑菇，熬汤。每日分 2 次服。

【功效】清热，解毒，透疹。适用于小儿麻疹出疹期。如患儿足心、手心疹出，即为麻疹出齐，则可停用本品。

◇ **生地黄连方**

【配方】生地黄 8 克，黄连 3 克，玄参、赤芍各 8 克，红花 5 克，牡丹皮、黄芩、连翘、荆芥各 8 克，木通 6 克。

【用法】水煎服。

【功效】清热凉血，疏风透疹。适用于麻疹、火毒炽盛血热、紫赤而黯。

◇ **蛋清擦拭法**

【配方】鸡蛋清 1 个。

【用法】用棉花蘸鸡蛋清，顺时针方向揉擦关元穴，至显出数条如发的乌丝为好。

【功效】本方清热解毒透疹。适用于小儿麻疹出疹期，伴有高热不退、肌肤灼热、神倦懒动等症。

麻疹注意事项

❶ 衣着冷暖适宜，保持口腔、眼、鼻清洁。

❷ 注意补充水分，宜吃富有营养而易消化的食物。

❸ 发热期间不宜吃油腻和有刺激性的食物。

夜 啼

夜哭是指婴儿白日嬉笑如常而能入睡，入夜则啼哭不安，或每夜定时啼哭，甚至通宵达旦，少则数日，多则经月，故又称夜啼。其原因有多种，如腹部受寒、过食炙烤之物、易受惊恐、体质较弱及父母体质素虚等。有的因营养过多、运动不足，有的因怕黑。而处在兴奋状态的小孩，也会常常夜啼，尤其是有神经质的小孩，更有夜哭不停的情形发生。

祛病小偏方

◇ **黄连乳汁**

【配方】黄连 3 克，乳汁 100 毫升，食糖 15 克。

【用法】将黄连水煎取汁 30 毫升，对入乳汁中调入食糖。

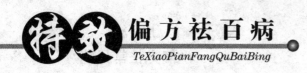

【功效】适用于小儿心经有热，夜啼不安。

◇ 淡竹叶粥

【配方】淡竹叶 30 克，北粳米 50 克，冰糖适量。

【用法】将淡竹叶加水煎汤，去渣后入粳米，冰糖，煮粥。早晚各 1 次，稍温顿服。

【功效】适用于心火炽盛之夜啼。

◇ 钩藤琥珀汤

【配方】钩藤、琥珀各 3 克，白芍药、茯苓各 5 克，龙齿 10 克，珍珠粉 1.5 克。

【用法】水煎内服。服时冲入珍珠粉。

【功效】适用于小儿受惊吓夜啼，症见时现惊跳，依偎在母怀中，哭声忽高忽低，或突然大哭之后，就咿咿呀呀地闹个不停。

【备注】上药适用于 1～3 岁小儿用量。

◇ 桃树嫩枝方

【配方】桃树嫩枝 7 支。

【用法】水煎内服。

【功效】用于治疗小儿夜啼。

◇ 大蒜乳香丸

【配方】大蒜 1 头（煨干研细末），乳香 1.5 克。

【用法】捣匀为丸，如芥子大。每用 7 粒，乳汁送下。

【功效】用于治疗小儿腹痛夜啼。

◇ 蝉蜕千日红汤

【配方】千日红花 5 朵，蝉蜕 3 个，菊花 2 克。

【用法】水煎内服。

【功效】用于治疗小儿夜啼。

◇ 杏仁黄芩饮

【配方】杏仁 5 克，黄芩 5 克，野菊花 5 克。

【用法】水煎服。

【功效】镇惊安神。适用于肺热惊啼型夜哭。症状表现为患儿面色潮红，鼻周呈青色，夜卧不安，躁动，易惊醒，哭啼不休。

◇ 葛根蜂蜜饮

【配方】葛根 5 克，蜂蜜适量。

【用法】葛根研粉，开水冲泡，加入蜂蜜饮服。

【功效】适用于小儿夜啼，有助于小儿安睡。

 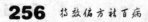

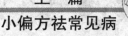

◇ 大黄汤

【配方】大黄、甘草各1.5克。

【用法】水煎内服。

【功效】适用于小儿夜啼不止。

◇ 莲子百合糊

【配方】去皮莲子、百合各20克，白糖适量。

【用法】莲子、百合共炖成糊状，白糖拌食。每日1~2次。

【功效】本方健脾养阴，清热除烦。适用于小儿夜啼。

◇ 山药茯苓方

【配方】山药15克，茯苓10克，糖适量。

【用法】煎汤加糖调服，连服半月。

【功效】本方健脾和中。适用于小儿夜啼。

◇ 五倍子止啼汤

【配方】五倍子1.5克。

【用法】将五倍子加水浓煎80毫升，睡前顿服。每日1剂。

【功效】本法适用于小儿夜啼。

◇ 酸枣仁方

【配方】酸枣仁10~20克。

【用法】酸枣仁水煎服。或将酸枣仁研末，每次1.5~3克，睡前吞服。

【功效】宁心，养血，安神。适用于小儿夜啼。

◇ 何首乌瘦肉汤

【配方】何首乌14克，瘦肉、盐各适量。

【用法】何首乌煲瘦肉，加盐调味，喝汤吃肉。

【功效】补血益气，安神。适用于夜啼。

◇ 吴茱萸敷贴法

【配方】吴茱萸20克，米醋适量。

【用法】把吴茱萸研成细末，用米醋调和成糊，摊在伤湿止痛膏上，贴于剂上和两足心。

【功效】本法适用于小儿脏热心烦之夜啼。

◇ 牵牛子敷贴法

【配方】牵牛子7粒。

【用法】把牵牛子捣碎，研细末，用温开水调成糊状，在患儿睡前敷于肚脐上，外用纱布固定。系上1次。

【功效】本法适用于小儿夜啼。

◇ 二香汤

【配方】广木香、小茴香、紫

苏叶各6克。

【用法】用水浸泡诸药 10 分钟，再煎5分钟，每剂煎2次。每日1剂，将2煎药液混合，早晚分2次服。

【功效】适用于小儿夜啼及小儿睾丸肿胀（鞘膜积液），症属寒湿而见腹部欠温、不吮乳食、夜啼多在下半夜者。

夜啼注意事项

❶少吃辛辣厚味不易消化之食物。

❷保持居室安静，调节室温，避免受凉。

鹅口疮

鹅口疮是一种小儿常见的口腔疾患，又叫口腔溃疡。它以口腔内唇颊、上腭黏膜、牙龈舌边等处出现数量及大小不等的浅黄色或灰白色溃烂面，并见周围红赤疼痛为特征。

祛病小偏方

◇ 黄连银花饮

【配方】黄连 3 克，金银花 6 克，奶100毫升。

【用法】水煎 3 次，取液 50 毫升，加奶。每日 3 次，每次20～30毫升。

【功效】适用于鹅口疮。

◇ 板蓝根涂搽方

【配方】板蓝根9克。

【用法】水煎，去渣取汁，反复涂搽患处。每日5次。

【功效】适用于小儿鹅口疮。

◇ 扁豆玫瑰汤

【配方】白扁豆、玫瑰花各6克，生姜2片。

【用法】先将白扁豆、生姜加水煎沸30分钟，再入玫瑰花煎沸3分钟，取汁饮服。每日1剂。

【功效】健脾理气，燥湿敛疮。适用于小儿鹅口疮。

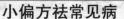

◇ **红糖涂搽法**

【配方】红糖适量。

【用法】以手指蘸糖，轻轻涂搽口腔患处数次。

【功效】适用于鹅口疮。

◇ **桑白皮**

【配方】桑白皮（长约 20 厘米，宽约 2 ~ 3 厘米）适量。

【用法】将新鲜桑白皮捣烂，挤出汁液，用棉花蘸涂在患处，大约 2 ~ 3 小时涂 1 次。每日涂5 ~ 6次即可。

【功效】适用于小儿鹅口疮。

◇ **威灵仙汤**

【配方】威灵仙 8 克。

【用法】水煎服及含漱。每日3 ~ 4次。

【功效】适用于鹅口疮。

【备注】如果婴儿不能漱口，可用布蘸药洗涤口腔。

◇ **硼砂粉**

【配方】硼砂、玄明粉各 15克，朱砂 1.8 克，冰片 1.6 克。

【用法】将上药共研成细末，每次在哺乳半小时后涂药，疮面大者涂 0.5 ~ 1 克，小者 0.3 克。每日 3 ~ 4 次。

【功效】适用于小儿鹅口疮。

◇ **黄连薄荷汤**

【配方】黄连、薄荷、甘草各1.5 克，五倍子 4.5 克。

【用法】浓煎取汁 50 毫升，频涂口腔并服之。

【功效】适用于小儿鹅口疮。

◇ **银黄乳**

【配方】黄连 3 克，金银花 6克，乳汁（人乳或牛乳）100毫升。

【用法】前二味水煎 3 次，取汁 50 ~ 100 毫升，入乳汁中和匀。口服，每日 30 ~ 50 毫升，每日 3 次。

【功效】适用于鹅口疮。

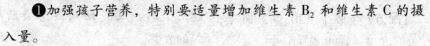

鹅口疮注意事项

❶加强孩子营养，特别要适量增加维生素 B_2 和维生素 C 的摄入量。

❷婴儿室应注意隔离和哺乳的消毒，以防传播。

水　痘

水痘是由外感行邪毒引起的急性发疹性时行疾病。以发热、皮肤黏膜上分批出现丘疹、疱疹、结痂为特征。多见于 1～6 岁小儿。

本病传染性强，容易引起流行。愈后一般良好，愈后不留瘢痕，患病后可获终身免疫。

祛病小偏方

◇ 金银花甘草煎剂

【配方】金银花 15 克，甘草 10 克。

【用法】水煎口服。日服 1 剂，分 3 次服下。

【功效】清热解毒。适用于水痘。

◇ 白菜根丝瓜藤

【配方】白菜根 10 克，丝瓜藤、绿豆各 6 克。

【用法】水煎服。每日 1 剂，连用 3 日。

【功效】适用于水痘。

◇ 红萝卜饮

【配方】红萝卜 120 克，风栗 90 克，芫荽、荸荠各 60 克。

【用法】水煎内服，频饮。

【功效】适用于小儿水痘。

◇ 黄花菜竹叶汤

【配方】黄花菜 10 克，竹叶 3 克。

【用法】水煎服。每日 1 剂，连用 3 日。

【功效】适用于水痘。

◇ 板银草方

【配方】板蓝根 100 克，金银花 50 克，甘草 15 克，冰糖适量。

【用法】将前 3 味药加水 600 克，煎取 500 克，去渣加冰糖调味。每次服 10～20 克。每日数次。

【功效】清热，凉血，解毒。适用于水痘及一切病毒感染所引起的发热。

◇ 煮树豆枝叶

【配方】鲜树豆枝叶 500 克，或干树豆枝叶 250～300 克。

【用法】把树豆枝叶及 5000 克清水同煮 3 分钟，倒入浴盆待水变温即可为小儿冲洗。每日 1 次，连用 3 日。

【功效】祛风消痘。适用于小儿水痘。

◇ 艾叶胡椒膏

【配方】艾叶1握,胡椒30粒。

【用法】上药共捣烂，水调取汁，熬膏作饼，敷脐中，诸症自退。

【功效】适用于痘出不快、烦渴闷乱、卧睡不安、咳嗽失声。

◇ 苦参芒硝外洗液

【配方】苦参、芒硝各80克，浮萍 15 克。

【用法】水煎，去渣取汁，以药液熏洗，每次 20 分钟。每日 2 次。

【功效】适用于水痘之皮疹较密，瘙痒明显者。

◇ 紫草根煎剂

【配方】紫草根 5 克，白糖适量。

【用法】放激光器浸泡 1 小时，再加水煎汤，药汁加白糖调服。每日 2 次，连服 5 日。

【功效】适用于水痘。

◇ 金银花连翘煎剂

【配方】金银花、连翘、车前子、六一散各 10 克，紫花、地丁各 15 克。

【用法】煎汤内服，外洗患部。

【功效】适用于水痘。

水痘注意事项

❶多饮开水，饮食宜清淡、易消化，少吃辛辣、海味、生冷食品。

❷经常开窗通风，保持室内空气清新洁净。

❸已患水痘，应避免搔抓，不要给患儿洗澡，防止继发性感染。

佝偻病

佝偻病全称维生素 D 缺乏性佝偻病，是婴儿常见的一种营养缺乏性疾病，尤其是 1 岁以内的婴儿更为多见。本病可影响神经、肌肉、骨髓等组织器官的功能，导致免疫功能低下，患儿易并发肺炎、肠炎等疾病。患病的小儿主要表现为多汗、夜间惊叫、烦躁不安以及骨骼改变。佝偻病多见于婴幼儿，好发于冬春季节，北方地区发病率明显高于南方地区。人工喂养的婴幼儿比起母乳喂养的小儿更容易发病。本病如果能及时治疗，预后良好，严重佝偻病后遗症可采用矫形手术治疗。

祛病小偏方

◇ 蜜饯黄精饮

【配方】干黄精 100 克，蜂蜜 200 克。

【用法】干黄精洗净放在铝锅内，加水浸泡透发，再以小火煎煮至熟烂，液干，加入蜂蜜煮沸，调匀即成。待冷，装瓶备用。每次 1 汤匙。

【功效】补益精气，强筋壮骨。适用于小儿下肢萎软无力。

◇ 鸡肝紫菜汤

【配方】鸡肝 20 ~ 30 克，紫菜 3 ~ 6 克，甘草 1 克。

【用法】水煎，喝汤吃鸡肝。每日 1 次。

【功效】适用于小儿佝偻病。

◇ 龙骨牡蛎汤

【配方】龙骨、牡蛎各 50 克，苍术 15 克，五味子 5 克，白糖适量。

【用法】按比例共研细末，每次服 1.5 克，加白糖适量或温开水冲服。每日 3 次，连服 15 天至 3 个月。

【功效】适用于小儿佝偻病。

◇ 黄豆小鱼散

【配方】炸熟黄豆、油炸小鱼各 500 克，芝麻酱 250 克。

【用法】将前 2 味研为极细末，加入芝麻酱，调匀备用。每次服 1

汤匙。每日 3 次，用开水冲服。

【功效】健脾和胃，补益肝肾。适用于小儿佝偻病。

◇ 生板栗白糖

【配方】生板栗 500 克，白糖 250 克。

【用法】先将板栗加水煮半小时，待凉，剥去皮，放在碗内再蒸 40 分钟，趁热用刀将板栗压挤成碎泥，加入白糖搅匀，再把栗泥制成饼状，摆在盘中即成色味俱佳的食品，可供患儿经常食用。

【功效】适用于小儿佝偻病。

◇ 海蛤壳散

【配方】海蛤壳、甘草各等量。

【用法】将上 2 味研粉，混合后备用。每次 3 ~ 5 克。每日 2 ~ 3 次，开水冲服。

【功效】健脾壮骨。适用于小儿佝偻病。

◇ 鸡蛋皮方

【配方】鸡蛋皮适量。

【用法】将鸡蛋皮洗净，烤干，研粉过箩极细。1 周岁以下每次服 0.5 克，1 ~ 2 岁每次 1 克。每日 2 次。

【功效】制酸补钙。适用于钙质缺乏手足搐搦症、佝偻病。

◇ 猪骨菠菜汤

【配方】猪脊骨（或腿骨）500 克，菠菜 200 克，调料适量。

【用法】将猪脊骨砸碎，加水煎取浓汤，再与洗净切段的菠菜煮沸 2 ~ 3 分钟，调味服食。每日 1 剂，2 次分服。

【功效】养血，壮骨。适用于小儿佝偻病。

◇ 苍术汤

【配方】苍术 6 ~ 10 克。

【用法】水煎，代茶频服。每日 1 剂，连服 4 ~ 8 周。

【功效】适用于小儿佝偻病。

◇ 竹叶卷心液

【配方】竹叶卷心 6 克，灯芯草 1 克，奶 100 毫升。

【用法】煎后取液 50 毫升，加奶，每次 30 毫升。每日 3 次口服。

【功效】适用于佝偻病患儿夜间啼哭，白天吃奶正常者。

◇ 虾皮蒸蛋

【配方】虾皮 10 克，鸡蛋 1 个。

【用法】将鸡蛋打花与虾皮搅拌均匀，放入蒸锅中蒸熟。佐餐。

【功效】适用于小儿佝偻病。

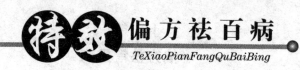

◇ 五加鹿角霜

【配方】五加皮 125 克，鹿角霜 63 克，烧酒 500 毫升，赤砂糖适量。

【用法】将五加皮、鹿角霜泡入烧酒内，10 日后去渣过滤，加赤砂糖适量。每日 2～3 次，适量饮用。

【功效】对小儿佝偻病有很好的防治功效。

◇ 苜蓿方

【配方】苜蓿 60 克。

【用法】水煮，频服。

【功效】适用于佝偻病。

◇ 干香蕈饮

【配方】干香蕈 9 克。

【用法】先用开水泡发，发透后再将香蕈洗净，放入锅内，加水适量，并将泡发香蕈的开水去掉沉淀物后，一起倒入锅内煎煮。每日 3 次温服。

【功效】适用于预防佝偻病。

◇ 炒黄豆方

【配方】炒黄豆、鸡蛋皮、白糖各适量。

【用法】炒黄豆研末，鸡蛋皮炒糊研末，等量混合，加白糖，

每次服 3 克。每日 3 次，连服 1 个月。

【功效】适用于佝偻病。

◇ 田螺汤

【配方】田螺 250 克，精盐适量。

【用法】在清水中放置 24 小时后再用水炖熟，加盐调味，喝汤吃肉。

【功效】适用于佝偻病。

◇ 珍珠参煎剂

【配方】珍珠贝 30 克，太子参 9 克，苍术、熟地黄、五味子、女贞子各 6 克。

【用法】上 6 味共研细末，或水煎。每次服 1 克。每日 3 次，连服 2 个月；或上药每日 1 剂，水煎分 3 次服。

【功效】补肾益脾。适用于小儿佝偻病。

◇ 钩藤液

【配方】钩藤 6 克，奶 100 毫升。

【用法】水煎 15 分钟，取液 30 毫升，加奶，每次 20 毫升。每日 3 次。

【功效】适用于佝偻病，夜惊夜闹甚者。

◇ 生地麦冬粥

【配方】生地黄6克，麦门冬6克。

【用法】取液与粳米煮粥，喂粥。每日2~3次。

【功效】适用于佝偻病。

◇ 生黄芪丁香煎剂

【配方】生黄芪9克，党参9克，丁香15克。

【用法】水煎服。每日1剂。

【功效】适用于佝偻病。

佝偻病注意事项

❶加强营养，进食富含维生素D的食物，如鸡蛋黄、牛奶、肝脏等。多晒太阳（每天至少1~2小时）或人工照射紫外线。但补充维生素D也应适量。过量会中毒，必要时要停服。

❷婴儿若患有胃肠道疾患、肝病等，应及时治疗，以免影响对维生素D的吸收。

惊 厥

惊厥又称抽风、惊风，是小儿时期较常见的紧急症状，各年龄小儿均可发生，尤以6岁以下儿童多见，特别多见于婴幼儿，多由高热、脑膜炎、脑炎、癫痫、中毒等所致。惊厥反复发作或持续时间过长，可引起脑缺氧性损害、脑肿，甚至引起呼吸衰竭而死亡。本病初发的表现是意识突然丧失，同时有全身的或局限于某一肢体的抽动，还多伴有双眼上翻、凝视或斜视，也可伴有吐白沫和大小便失禁。而新生儿期可表现为轻微的全身性或局限性抽搐，如凝视、面肌抽搐，呼吸不规则等。中医学认为惊厥是惊风发作时的症候。

祛病小偏方

◇ 琥珀散半夏汤

【配方】琥珀、朱砂各1.5克，半夏1克。

【用法】将琥珀、朱砂共研细末，与半夏煎汤内服。

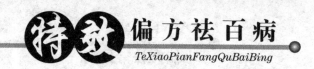

【功效】适用于小儿惊厥。

◇ 万金散丸

【配方】蜈蚣1条（去头足，炙研为末），丹砂、轻粉各等份，乳汁适量。

【用法】共研匀，乳汁为丸，如小绿豆大。每岁1丸，乳汁送下。

【功效】适用于小儿急性惊风。

◇ 金银花煎剂

【配方】金银花9克，猪胆1.5克，甘草3克。

【用法】水煎服。

【功效】适用于小儿惊风。

◇ 山羊角汤

【配方】山羊角60克。

【用法】水煎，依年龄酌量内服。

【功效】适用于小儿惊风。

◇ 钩藤叶汤

【配方】钩藤叶9克。

【用法】水煎服。

【功效】适用于小儿惊风。

◇ 梨汁牛黄

【配方】牛黄少许，梨汁适量。

【用法】将2物搅匀内服。

【功效】适用于小儿急性惊风。

◇ 白颈蚯蚓汁

【配方】白颈蚯蚓6条（去泥杂洗净），生石膏30克。

【用法】水煎浓汁。分数次灌服。

【功效】适用于小儿急性惊风。

◇ 一枝黄花汁

【配方】一枝黄花30克，生姜1片。

【用法】共捣烂取汁。开水冲服。

【功效】适用于小儿急性惊风。

◇ 蚯蚓吴萸膏

【配方】活蚯蚓1条，生吴茱萸7克，白芥子3克，米醋适量。

【用法】将吴茱萸、白芥子混合研为细末，与蚯蚓共捣烂，再加米醋调成膏状。取药膏贴于患儿脐中及足心（涌泉穴）上，外盖纱布，用胶布固定。每日换药1~2次。

【功效】熄风化痰，镇惊。适用于小儿惊厥、四肢抽搐、牙关紧闭、高热神昏。

◇ 丁香葱白敷方

【配方】丁香、葱白、艾蓬头各7个。

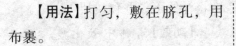

【用法】打匀，敷在脐孔，用布裹。

【功效】适用于小儿惊风。

◇ 桃白皮敷方

【配方】桃树二层白皮 120 克，

大葱 200 克，灯心草 1 团。

【用法】共捣烂。敷两手、两脚心处。

【功效】用于治疗小儿急性惊风。

惊厥注意事项

❶加强小儿体格锻炼，室内要经常开窗通风，多让小儿到室外活动，减少疾病的发生概率。

❷注意饮食营养。

❸注意安全，防止发生意外。

咳　嗽

咳嗽是儿童最为常见的外感疾病的症状之一，在许多呼吸系统疾病中都可见到，如流感，支气管炎、肺炎、哮喘等。一年四季均可发病，但以冬春为多，外界气候冷热的变化常能直接影响肺脏，加之小儿体质虚弱，很容易患病。

祛病小偏方

◇ 鸡蛋牛角汤

【配方】鸡蛋、牛脚、姜、盐各适量。

【用法】煲汤服。

【功效】镇咳。适用于小儿咳嗽。

◇ 紫苏叶饮

【配方】紫苏叶 1.5 克，桔梗、甘草各 3 克。

【用法】水煎热服。有痰加白芥子 2.4 克。

【功效】宜肺，化痰，止咳。适用于小儿咳嗽。

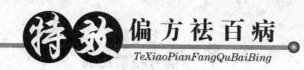
◇ 茴香川贝方

【配方】小茴香 10 克，川贝母 6 克，天竺黄 4 克。

【用法】水煎服。每日 1 剂，3 日为 1 个疗程。

【功效】化痰，止咳，镇静。适用于小儿咳嗽。

◇ 金银花杏仁饮

【配方】金银花 10 克，杏仁 10 克，鹅不食草 6 克。

【用法】水煎服。

【功效】解表宣肺止咳。用于治疗支气管炎初起，发烧不重，咳嗽有痰，鼻塞流涕，舌苔薄黄等症的咳嗽。

◇ 百部乌梅煎剂

【配方】百部、白前、紫菀、杏仁、乌梅、枇杷叶各 15 克，青黛 5 克。

【用法】水煎煮。分次服用。

【功效】适用于久咳而见小儿消瘦。

◇ 川贝母雪梨汁

【配方】川贝母 10 克，鹿茸血末 10 克，冰糖 50 克，雪梨 1 枚。

【用法】将梨去皮切片，川贝母、鹿茸血末面撒布中间，文火炖熟后，入冰糖待溶化。每日分 3 次将汁饮下，并食梨片。

【功效】清肺宁嗽化痰。用于治疗小儿咳嗽。

◇ 白茅根煎剂

【配方】白茅根 10～20 克，侧柏叶 6～15 克，蝉蜕 4～8 克，杏仁 4～8 克，川贝母 5～9 克，甘草 2～5 克，板蓝根 10～24 克。

【用法】水煎服。每日 1 剂。

【功效】清肺化痰，轻宣止咳。适用于小儿上呼吸道感染咳嗽。

◇ 桃花散

【配方】石膏（先煎）9 克，川贝母 15 克，朱砂 3 克。

【用法】分别研细，过 100 目筛，然后混合均匀，备用。1 岁内 0.25～0.3 克；2～3 岁 0.5～0.75 克；4～5 岁 1 克；6 岁以上 1.5～2 克。

【功效】清宣肺热，止咳化痰，平喘利尿，镇静安神。

【备注】本方石膏清热平喘，川贝润肺止咳化痰，朱砂镇静安神，可达到缓解支气管痉挛，纠正缺氧的目的，起到抗生素对病毒无效的作用，因而显效率90%以上，且无副作用。婴幼儿可把药粉放在乳头上吮吸，较大患儿配麻杏石甘汤效果更快，更好。

◇ 桑叶方

【配方】桑叶、菊花、杏仁、白糖各适量。

【用法】水煎加白糖服用。

【功效】适用于小儿咳嗽。

◇ 梨粥

【配方】鸭梨3个，大米50克。

【用法】将鸭梨洗净，加水适量煎煮半小时，捞去梨渣不用，再加入米粥。趁热食用。

【功效】润肺清心，消痰降火。适用于小儿肺热咳嗽。

◇ 蒜汁蜂蜜饮

【配方】大蒜20克，蜂蜜15毫升。

【用法】将大蒜去皮捣烂，用开水1杯浸泡，晾冷后再隔水蒸20分钟。取汁调蜂蜜饮。

【功效】止咳祛痰。适用于小儿久咳不愈。

◇ 藕汁蜜糖露

【配方】鲜藕汁250克，蜂蜜50毫升。

【用法】将鲜藕适量洗净，捣烂榨汁，加蜂蜜调匀。分5次服，连用数日。

【功效】清热润燥，凉血，止咳祛痰。适用于小儿肺热咳嗽、咽干咽痛、血热鼻衄。

◇ 黄连芦根方

【配方】黄连1.5～6克，芦根12～30克，桔梗6～10克，炙麻绒6～12克，炙金沸草9～15克，炙百部6～10克，炙款冬花6～12克，炙前胡6～12克。

【用法】水煎服。每日1剂。

【功效】清心泻肺，宣肺降逆，化痰止咳。

◇ 三黄酒敷方

【配方】黄芩12克，黄连12克，大黄6克。

【用法】研细末，调白酒敷贴胸部。

【功效】适用于小儿咳嗽。

◇ 石膏汤

【配方】生石膏（先煎）30克，鱼腥草15克，杏仁10克。

【用法】水煎服。

【功效】清热宣肺化痰。适用于肺、胃热盛型咳嗽。症状表现：发热较重，连续不退，咳嗽痰多，呼吸急促，气喘。舌质红，苔黄，脉滑数。

◇ 鸡蛋豆浆

【配方】鸡蛋1只，豆浆1碗，白糖适量。

【用法】将豆浆煮沸，打入鸡蛋搅匀，再煮数沸，调入白糖即成。每日1剂，清晨空腹服下。

【功效】滋阴润燥，清肺化痰。适用于小儿久咳少痰，口干舌躁等。

◇ 猪肠鲜葱

【配方】鲜葱（连头须）3根，猪小肠33厘米长，白酒少许，淘米水适量。

【用法】小肠洗净，将葱纳入肠内，然后将肠切成5~6段，放锅内用小火炒，加入老白酒少许，再添入适量淘米水将猪肠煮熟（2碗煎至1碗）。以热汤喂病儿。每日1剂，连服2~3次。

【功效】驱风散热，止咳平喘。适用于小儿咳嗽。

◇ 鸭蛋银耳汤

【配方】水发银耳100克，鸭蛋（取蛋清）1个，冰糖20克。

【用法】先将水发银耳洗净，加水炖至汁稠，打入鸭蛋清搅匀，再入冰糖令溶即成。每日1剂。

【功效】清热润肺，止咳化痰。适用于小儿阴虚久咳。

◇ 鱼腥草枇杷叶

【配方】鱼腥草20克，枇杷叶、桔梗各10克。

【用法】水煎，口服。每日服1剂。

【功效】适用于咳嗽少痰者。

◇ 藕汁蜜糖露

【配方】鲜藕汁250克，蜂蜜50克。

【用法】将鲜藕适量洗净，捣烂榨汁，加蜂蜜拌匀。分5次服，连用数日。

【功效】清热润燥，凉血，止咳祛痰。适用于小儿肺热咳嗽、咽干咽痛、血热鼻衄。

咳嗽注意事项

❶外感咳嗽初起，即应禁食生冷酸甜食品，以防加重咳嗽；勿食辛辣食品，以防燥热伤阴。

❷保护易感者。对出生3~6个月的婴儿用百日咳菌苗进行基础免疫，皮下注射3次。在流行期间可用大蒜液滴鼻或每日水煎鱼腥草10克，分3次口服，均有预防效果。

痢 疾

痢疾是一种由痢疾杆菌引起的肠道传染病。多见于 2 ~ 7 岁平素营养好、体格健壮的儿童。好发于夏秋季，表现为突起高热、面色苍白、四肢冰凉、嗜睡、精神萎靡或惊厥等。小儿痢疾的特点是起病急骤，感染中毒症状严重，病情恶化快，病死率高。

祛病小偏方

◇ 鸡冠花汤

【配方】红鸡冠花、白鸡冠花各 100 克。

【用法】水煎服。每日 3 次。

【功效】适用于细菌性痢疾。

◇ 黄连槟榔丸

【配方】黄连 15 克，槟榔 3克，巴豆 3 克，木香 3 克，淡豆豉30 克，朱砂适量。

【用法】研末，为丸如小豆大，朱砂为衣。强人下 15 丸，弱人10 丸。

【功效】适用于痢疾初发。

◇ 南瓜根汤

【配方】南瓜根适量。

【用法】水煎服。

【功效】适用于小儿痢疾。

◇ 枳壳末

【配方】枳壳、黄芪、防风各等份。

【用法】上药为末。每服 6 克，蜜汤或水饮送下。

【功效】适用于痢疾，里急后重。

◇ 花椒汤

【配方】花椒 1 撮。

【用法】水煎服。

【功效】适用于小儿痢疾。

◇ 大蒜方

【配方】大蒜 1 头，白糖 20 克。

【用法】大蒜去皮切细末，用白糖拌和。每日早晚各 1 次，饭前吞服，连用 7 ~ 10 日。

【功效】杀菌解毒。适用于痢疾。

【备注】如系菌痢，同时用大蒜液灌肠则效果更佳。

◇ 大枣汤

【配方】红糖60克，大枣5枚。

【用法】煎汤服。

【功效】适用于痢疾。

【备注】本方健脾温中，大建中气，并有活血之功。用此方治久痢不止的虚寒痢甚效。

◇ 满天星末

【配方】满天星适量。

【用法】洗净晒干，为细末。每日3次，每次1.5克，用糖开水冲服。

【功效】适用于小儿细菌性痢疾。

◇ 高粱秆汤

【配方】高粱秆1个，红糖120克。

【用法】水煎服。

【功效】适用于小儿痢疾。

◇ 黄连阿胶丸

【配方】黄连去须150克，阿胶15克，炒茯苓去皮100克。

【用法】上药为末，水熬阿胶膏搅和，丸如绿豆大，每服20~30丸，空心温水饮送下。

【功效】适用于冷热不调，下痢赤白，里急后重，脐腹疼痛，口燥烦渴，小便不利。

◇ 车前草汤

【配方】车前草60克。

【用法】全草煎水服。每日1次。

【功效】清热除湿，止泻。用于治疗细菌性痢疾。

◇ 山楂茶

【配方】山楂30克，茶叶6克，白糖、红糖各10克。

【用法】将山楂洗净切片，放入锅内，加水煮沸10分钟，加入茶叶再煮2~3沸，调入白糖、红糖即成。每日1剂，2~3次分服，连服5日。

【功效】清热利湿，抗菌镇痛。适用于小儿急性痢疾。症见痢疾初起、发热、便稀黄绿、伴有黏液及脓血、腹痛下坠、恶心呕吐等。

◇ 生姜茶

【配方】生姜、绿茶各10克，白糖适量。

【用法】将生姜洗净切丝，加水煎汤，趁沸冲沏绿茶，调入白糖，代茶饮用。每日1剂。

【功效】清热解毒，和胃利湿。适用于小儿红白痢疾。

◇ 苦瓜汁

【配方】鲜小苦瓜5条。

【用法】将苦瓜洗净榨汁，过滤。每日服1~2次。

【功效】清热，解毒，祛湿。适用于小儿红、白痢疾。

◇ 马齿苋方

【配方】马齿苋300克。

【用法】水煎服。每日1剂。可酌加白糖调味。

【功效】适用于小儿痢疾。

◇ 仙鹤木通汤

【配方】仙鹤草9克，马兰草（泥鳅串）、马鞭草、紫苏、木通、铁灯草各6克。

【用法】水煎，去渣取汁，分2次温服。每日1剂。

【功效】适用于小儿菌痢。

◇ 冰糖葵花子

【配方】冰糖20克，葵花子50克。

【用法】将葵花子用开水冲烫后，煮1小时，加冰糖，服汤。每日2~3次，可连续服用。

【功效】清热利湿。适用于小儿血痢之腹痛下坠、恶心。

◇ 白头翁方

【配方】白头翁、败酱草、秦皮、川黄连各6克，赤芍5克，生甘草4克，红糖水适量。

【用法】将上药共研为极细末，装瓶密闭备用。用时。每次口服2克，以红糖水送服。

【功效】适用于小儿痢疾。

◇ 大黄木香汤

【配方】生大黄、木香、焦山楂、枳壳、黄柏、槟榔各10克，黄连3克。

【用法】每日1剂，水煎频服。

【功效】清热燥湿，破气消积。适用于小儿急性菌痢。

◇ 荞麦苗方

【配方】荞麦嫩苗500克，盐、醋、蒜各适量。

【用法】将荞麦嫩苗煮熟，加盐、醋，再将捣烂的大蒜泥放入，当菜拌食。

【功效】消积滞，止泻。适用于红白痢疾。

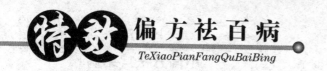

小儿流涎症

流涎是指唾液经常流出口外的一种现象。主要表现为涎液过多，经常流出，渍于唇外。有些婴儿出生3~4个月时因为唾液分泌增加，还不会及时吞下，引起流涎，属于正常的生理现象。出牙、口腔炎、舌炎等可以引起流涎。神经系统疾病发生吞咽障碍及某些药物中毒，也可引起流涎，应查明原因进行治疗。

祛病小偏方

◇ 白术白茯苓液

【配方】白术、白茯苓各10克。

【用法】加水煎沸15分钟，滤出药液，再加水煎20分钟，去渣，两煎所得药液对匀，分服。每日1~2剂。

【功效】适用于小儿流涎。

◇ 白术煎剂

【配方】白术10克，白糖适量。

【用法】为粗末，加水煎，去渣，加白糖适量，分次口服。每日1剂。

【功效】适用于小儿流涎。

◇ 泥鳅酒服方

【配方】泥鳅1条，黄酒适量。

【用法】泥鳅去内脏，焙干研末。用黄酒送服。每日2次，共服2日。

【功效】用于治疗小儿流涎。

◇ 滑石白糖方

【配方】滑石1份，白糖1份。

【用法】2味药混和，每服3~5克，开水调服。

【功效】适用于小儿流涎，无休止时，甚则7~8岁不愈者。

◇ 山菊、茨菰糊

【配方】鲜茨菰30克，山菊粉剂20克，红糖适量。

【用法】将鲜茨菰捣烂如泥，与山菊粉剂加红糖适量与开水调成糊状，煮熟食用。每日早晚分两次服，5日为1个疗程。

【功效】适用于小儿流涎症。

◇ 白益枣汤

【配方】白术、益智仁各 15 克,红枣 20 克。

【用法】每天 1 剂,水煎,分 3 次服。

【功效】适用于小儿流涎症。

◇ 肉桂醋饼

【配方】肉桂 10 克,醋适量。

【用法】将肉桂研为细末,与醋调成糊饼状。在小儿睡前将药饼贴在两足心处,用纱布固定,次晨取下,连敷 3~5 日。

【功效】温中补阳,散寒止痛。适用于小儿流涎症。

◇ 绿豆甘草汤

【配方】绿豆 30 克,甘草 4 克。

【用法】以上 2 味水煎取汁,频频含漱,然后咽下。每日 1 剂,连服 7 日。

【功效】清热解毒。适用于脾胃积热型小儿流涎症。

◇ 猪尾巴汤

【配方】猪尾巴 1 条,精盐适量。

【用法】刮去毛,洗净,加盐适量,用小火煮 1 小时,分 2~3 次吃完,每日 1 条。年龄较大者可适当加量。

【功效】适用于小儿流涎症。

◇ 韭汁牛奶

【配方】韭菜 30 克,牛奶 100 毫升。

【用法】将韭菜择洗干净,捣烂绞汁,对入牛奶中,饲喂小儿。每日 1 剂,连服 7~10 日。

【功效】温中健胃。适用于脾胃虚寒型小儿流涎症。

➡ 小儿流涎症注意事项 ⬅

❶平时可用柔软、质松的棉质毛巾围在颈部以接纳吸收流出的口水,并经常更换。

❷经常用温水清洗面部、下颌部及颈部,寒冷季节可涂油脂类护肤品。

儿童多动症

儿童多动症又称脑功能轻微失调或轻微脑功能障碍综合征。表现为注意力不集中，上课说话，做小动作等。但因其智力正常，所以学习成绩可能较差，难与他人相处，易激惹，动作不协调。本病男孩多于女孩，尤其在早产儿中多见。

祛病小偏方

◆ 熟地黄丸

【配方】熟地黄、龟板、知母、黄柏、龙齿、远志、石菖蒲、山萸肉、山药、茯苓、蜂蜜各适量。

【用法】共研细末，炼蜜为丸。每丸重6克，每服1丸，日服2~3次。

【功效】适用于小儿多动症。

◆ 咖啡方

【配方】咖啡、糖、奶各适量。

【用法】按普通浓度冲好1杯咖啡。适当加糖或奶。给患儿饮用。每日2~3次。

【功效】适用于小儿多动症。

◆ 百枣鸡蛋汤

【配方】百合60克，大枣4枚，鸡蛋2个，白糖适量。

【用法】将百合、大枣加水400毫升，大火烧开，打入鸡蛋，煮至熟，下白糖，调匀。分2次服。

【功效】适用于小儿多动症。

◆ 酸枣仁煎剂

【配方】酸枣仁30克，郁金、柴胡各10克，甘草5克。

【用法】煎服法同上。每日1剂。

【功效】适用于小儿多动症。

◆ 鹿角粉煎剂

【配方】鹿角粉冲20克，熟地黄20克，生龙骨（先煎）30克，炙龟板（先煎）15克，石菖蒲9克，远志3克，枸杞子9克，益智仁6克，丹参15克，砂仁（包煎）4.5克。

【用法】水煎服。

【功效】滋阴潜阳，涤痰开窍，活血化瘀。适用于精血不足，阴阳失调，动作过多，不协调。

◇ 石菖蒲方

【配方】石菖蒲、栀子、半夏、白附子各10克，牛黄清心丸1粒，冲服。

【用法】水煎服。每日1剂。

【功效】适用于小儿多动症。

◇ 女贞子方

【配方】女贞子15克，枸杞子、生牡蛎、夜交藤各12克，白芍药、珍珠各9克。

【用法】将牡蛎、珍珠研碎装入纱布袋中，以6碗水先煎牡蛎、珍珠，约10分钟后再下其他药材，中火煎至3碗后将药液倒出，药渣再将3碗水煎成1碗，将2次药液混合，分4次在3餐后及睡前1小时各服1碗。每日1副，连续服用。

【功效】适用于儿童多动症。

◇ 陈皮半夏汤

【配方】陈皮、法半夏、茯苓各9克，甘草3克，竹茹、胆南星、栝楼、枳实各6克，石菖蒲、

珍珠母各4克。

【用法】水煎，去渣取汁，分2次温服。每日1剂。

【功效】适用于儿童注意缺陷障碍。症见多动不宁，胸闷纳呆，痰多口苦。

◇ 猪心朱砂汤

【配方】朱砂1.5克，猪心1个，精盐、味精少许。

【用法】将猪心剖开洗净，纳入朱砂，外用细线捆好，放入锅内，加水炖熟，调入精盐、味精，吃肉喝汤。每日1剂。

【功效】养心安神，宁心定惊。适用于小儿多动症。

◇ 天麻钩藤方

【配方】天麻、钩藤、地龙、胆南星各15克，防风20克，珍珠粉10克，人指甲少许。

【用法】将上药共烘干，研末，装瓶备用。每用时将患儿肚脐用温开水洗净用75%酒精消毒后，取药末填满肚脐，用胶布固定。3天换1次。

【功效】儿童注意缺陷障碍。症见烦燥多动，神思涣散。

新生儿黄疸

（小儿）黄疸是指皮肤发黄、眼睛发黄、小便色黄的一类疾病；新生儿黄疸则指以小儿出生后周身皮肤、双眼、小便都发黄为特征的疾病，中医称之为胎黄。生理性的黄疸可不治疗。病理性黄疸是指出现时间迟（出生后 2～3 周）或早（出生后 1 日内），程度严重，持续时间长，伴精神萎靡等。多为感受湿热，寒湿阻滞，瘀积发黄。

祛病小偏方

◇ 茵陈大枣汤

【配方】茵陈 6 克，大枣 5 个。

【用法】水煎，随时服用，每日 1 剂，连服 1 周左右，直至黄疸消退。

【功效】适用于新生儿黄疸。

◇ 黄藤叶外洗法

【配方】黄藤叶适量。

【用法】煎水洗澡。

【功效】清热去黄。适用于小儿黄疸。

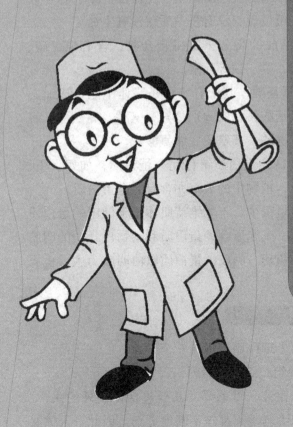

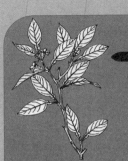

下篇

特效调补保健康

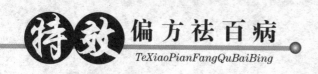
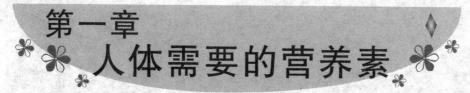

第一章
人体需要的营养素

蛋白质

蛋白质的类型

蛋白质是构成人体一切组织细胞的基本物质，生命的产生、存在和消亡，无一不与蛋白质有关，可以说，没有蛋白质就没有生命。

蛋白质是一类由氨基酸组成的高分子有机化合物，含有氮、碳、氢、氧等主要元素和少量的硫、磷、铁等元素。

食物蛋白质中有 20 多种氨基酸，其中有 8 种是肌体不能合成而必须由食物供给的，称为必需氨基酸，它们分别是异亮氨酸、亮氨酸、赖氨酸、蛋氨酸、苯丙氨酸、色氨酸、苏氨酸、缬氨酸。

富含必需氨基酸、品质优良的蛋白质统称完全蛋白质，如奶、蛋、鱼、肉类等均属于完全蛋白质，植物中的大豆亦含有完全蛋白质。

而缺乏必需氨基酸或者含量很少，不能维持肌体正常健康的蛋白质称不完全蛋白质，如谷、麦类、玉米所含的蛋白质和动物皮骨中的明胶等。一些所谓的高级滋补品如鱼翅、阿胶的蛋白质以白明胶为主，也属于不完全蛋白质。

蛋白质的作用

在人体中，蛋白质的主要生理作用表现在 6 个方面：

(1) 构成和修复身体各种组织细胞的材料

人的神经、肌肉、内脏、血液、骨骼等，甚至包括体表外的头皮、指甲都含有蛋白质，这些组织细胞每天都在不断地更新。因此，人体必须每天摄入一定量的蛋白质，作为构成和修复组织的材料。

（2）构成酶、激素和抗体

人体的新陈代谢实际上是通过化学反应来实现的，在人体化学反应的过程中，离不开酶的催化作用，如果没有酶，生命活动就无法进行。

这些各具特殊功能的酶，均是由蛋白质构成的。此外，一些调节生理功能的激素如胰岛素，以及提高肌体抵抗力而保护肌体免受致病微生物侵害的抗体，也是以蛋白质为主要原料构成的。

（3）维持正常的血浆渗透压

如果膳食中长期缺乏蛋白质，血浆蛋白特别是白蛋白的含量就会降低，血液内的水分便会过多地渗入周围组织，造成临床上的营养不良性水肿。

（4）供给肌体能量

在正常膳食情况下，肌体可将完成主要功能而剩余的蛋白质氧化分解转化为能量。不过，从整个肌体能量而言，蛋白质在这方面的功能是微不足道的。

（5）维持肌体的酸碱平衡

肌体内组织细胞必须处于合适的酸碱度范围内，才能完成其正常的生理活动。肌体的这种维持酸碱平衡的能力是通过肺、肾脏以及血液缓冲系统来实现的。蛋白质缓冲系统是血液缓冲系统的重要组成部分，因此，蛋白质在维持肌体酸碱平衡方面起着十分重要的作用。

（6）运输氧气及营养物质

血红蛋白可以携带氧气到身体的各个部分，供组织细胞代谢使用。人体内有许多营养素必须与某种特殊的蛋白质结合，将其作为载体才能运转，例如运铁蛋白、钙结合蛋白、视黄醇结合蛋白等都属于此类。

蛋白质的生理价值

蛋白质的生理价值，是指进入人体蛋白质的保留量和吸收量的百分比。食物蛋白生理价值的高低，取决于其氨基酸的组成。食物蛋白质中所含氨基酸的种类和数量越接近人体的需要，其蛋白质的生理价值就越高。

生理价值高的蛋白质称优质蛋白，衡量食物中所含蛋白质的营养价

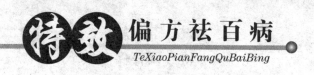
值，主要是看这些蛋白质的生理价值。生理价值越高，说明肌体的利用率越高，营养价值也越大。

由于各种食物所含氨基酸不同，在日常饮食中合理搭配各类食品，则几种食物蛋白质中的氨基酸也可以互相弥补，从而使蛋白质的生理价值得以提高，这种现象称为蛋白质的互补作用。如鸡蛋烧土豆就可以获得较高的蛋白质利用率。

为了更好地发挥蛋白质的互补作用，在食物搭配时可以遵循以下3个原则：

一是搭配的食物品种越多越好。品种越多，氨基酸的种类也越多。

二是搭配的食物种属越远越好。如动物类与植物类之间搭配，就较单纯的植物类之间搭配更有利于提高蛋白质的生理价值。

三是搭配的食物要同时吃，这是因为人体所需要的氨基酸只有同时到达身体组织才能构成组织蛋白。

蛋白质的主要食物来源

人们每日从饮食中摄取的蛋白质分为植物性蛋白质和动物性蛋白质两大类。各类食物所含的蛋白质在数量上与质量上有着很大的差别。

一般说来，动物性蛋白质在数量和质量上都优于植物性蛋白质。目前，国内人们的膳食蛋白质仍以植物蛋白质为主，因此，应该提高动物性蛋白质在食物蛋白质中的比例。来自于肉、奶、蛋、鱼和大豆中的蛋白质为优质蛋白质。

具体来说，蛋白质的主要食物来源有以下几类：

（1）谷类

谷类是我国人民膳食蛋白质的主要来源，一般含蛋白质6%～10%。谷类蛋白质的共同缺点是缺乏赖氨酸，所以谷类蛋白质的营养价值不是很高。

（2）豆类

豆类蛋白质含量高，大豆含蛋白质达35%～40%，其他豆类蛋白质含量为20%～30%。豆类蛋白质所含的赖氨酸较丰富，但其不足之处是蛋氨酸略显缺乏。如果将谷类和豆类混合食用，则可使两者的利用率均得到提高。

（3）坚果类

如花生、核桃、葵花子、莲子等含有 15%～25% 的蛋白质。

（4）肉类

肉类含蛋白质 10%～20%，所含的必需氨基酸种类齐全，数量充分，属优质蛋白质。

（5）禽类

禽类蛋白质含量为 15%～20%，其氨基酸构成近似人体肌肉组织，利用率较高。

（6）鱼类

鱼类蛋白质含量为 15%～20%，因鱼类肌肉组织的肌纤维较短，加之含水量较丰富，所以容易被消化吸收。

（7）蛋类

蛋类含蛋白质 10%～15%，主要为卵白蛋白，其次是卵磷蛋白。

（8）奶类

牛奶中蛋白质平均含量为 3.3%，主要是酪蛋白、乳白蛋白和乳球蛋白。

脂　类

脂肪对人体的生理作用

脂类分为脂肪和类脂两类，含有大量脂肪酸。脂肪酸可分为饱和脂肪酸和不饱和脂肪酸，有的不饱和脂肪酸如亚油酸、亚淋油酸和花生四烯酸在人体内不能合成，必须由摄入的食物供给，又称为必需脂肪酸。

由一个分子甘油和三个分子脂肪酸结合而成的甘油酯，是日常膳食中主要的脂肪来源，如动物油和植物油，也是人体内脂肪的主要成分。在体内，绝大部分存在于脂肪组织中如皮下脂肪、大网膜和肠系膜等部位。

人体脂肪含量与营养状况及活动量有关，所以也称可变脂。正

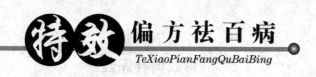
常人体内含脂肪量平均约为 13%～14%，如 65 千克体重的人体内含脂肪约 9 千克。

脂肪对人体有如下的生理作用：

（1）供给肌体热能

1 克脂肪可以产生 37.6 千焦（9 千卡）热能，人体饥饿时先氧化脂肪供热，以此节省蛋白质。

（2）促进脂溶性维生素的吸收

脂肪可提供脂溶性维生素，是脂溶性维生素的携带者。脂肪还刺激胆汁分泌，帮助脂溶性维生素吸收。动物性油脂富含维生素 A、维生素 D，植物性油脂富含维生素 E。

（3）提供人体必需的脂肪酸

亚油酸是人体必需脂肪酸。

（4）在人体内脂肪起到保温、防震作用

脂肪对人体有保温、防震作用，并且对重要脏器起到固定、衬垫作用。

（5）构成身体组织和生物活性物质

如细胞膜的主要成分，形成磷脂、糖脂等。

（6）能改善食物的感官性状，具有饱腹感的作用

烹调时适当放油，可以让食物颜色外观漂亮，引起食欲，同时油脂多的食物在胃内消化慢，停留时间长。

类脂对人体的生理作用

类脂是构成人体组织细胞的重要成分，是组成细胞膜和原生质的成分，尤其是在神经组织细胞内含量丰富，对生长发育非常必要。

类脂可以在体内合成，它受膳食、活动量等影响小，故称基本脂或固定脂。类脂占人体质量的 5%，主要包括磷脂、糖脂、固醇及固醇酯。

（1）磷脂

除脂肪外，磷脂属于含量最多的脂类。主要在细胞膜和血液中，包括脑磷脂、卵磷脂、神经鞘磷脂。磷脂来源于牛奶、大豆、蛋黄等食品。

磷脂作为细胞膜结构最基本的原料，是多种组织和细胞膜的组成成分，尤其在大脑和周围神经细胞都含有大量鞘磷脂，对人体生长发育和神经活动有良好作用。

卵磷脂有强乳化作用，促进脂肪和胆固醇颗粒变小，被肌体利用。其与蛋氨酸、胆碱均有抗脂肪肝的作用。

磷脂中的不饱和脂肪酸与胆固醇结合形成胆固醇酯，使胆固醇不易沉积于血管壁，可使血管壁上的胆固醇进入血液，然后排出体外，有降胆固醇作用。

（2）糖脂

糖脂是含有碳水化合物、脂肪酸、氨基酸的化合物，也是细胞膜的组成成分，不含磷酸。糖脂包括脑苷脂、神经节苷脂等，是大脑白质和神经细胞的重要成分。

（3）固醇及固醇酯

固醇包括来源于动物性组织的胆固醇和来源于植物性食物的植物固醇，它们的生理作用不同。固醇酯即固醇与脂酸结合生成的酯。

胆固醇是细胞膜的重要组成部分，在体内可以合成类固醇激素，是合成维生素 D_3、胆汁酸的原料，在血液内是维持吞噬变形细胞、白细胞生存所不可缺少的物质，因此有一定抗癌作用。蛋黄、动物脑肝肾中含量较高。

植物固醇是植物细胞的重要组成成分，主要是麦芽中 B－谷固醇、大豆中豆固醇和蕈类及酵母中的酵母固醇。它们不能被人体吸收，反而阻碍胆固醇的吸收，临床上用谷固醇作为降血脂剂。

脂类的食物来源

食物中脂肪的主要来源为各种植物油和提炼过的动物脂肪。除此之外，各种常用食物中都含有不同数量的脂肪或类脂。

植物中以油料作物如大豆、花生等含油量最为丰富，动物性食品中如肥肉、瘦肉、鱼、禽等，视其不同部位各异，谷物、蔬菜、水果中脂肪量少。

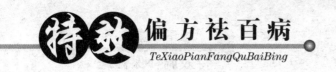

碳水化合物

碳水化合物的类型

碳水化合物即糖类物质，因其含有碳、氢、氧3种元素，而氢、氧比例又和水相同，故名碳水化合物。碳水化合物分为单糖、双糖、多糖3类。

单糖是最常见、最简单的碳水化合物，有葡萄糖、果糖、半乳糖和甘露糖，易溶于水，不经过消化液的作用可以直接被肌体吸收利用，人体中的血糖就是单糖中的葡萄糖。

双糖常见的有蔗糖、麦芽糖和乳糖，由两分子单糖组合而成，易溶于水，需经分解为单糖后，才能被肌体吸收利用。

多糖主要有淀粉、纤维素和糖原，其中淀粉是膳食中的主要成分，由于多糖是由成百上千个葡萄糖分子组合而成，不易溶于水，因此须经过消化酶的作用，才能分解成单糖而被肌体吸收。

碳水化合物在人体内主要以糖原的形式储存，量较少，仅占人体体重的2%左右。

碳水化合物的生理作用

在人体中，碳水化合物的主要生理作用表现在5个方面：

(1) **提供热能**

人体中所需要的热能60%～70%来自于碳水化合物，特别是人体的大脑，不能利用其他物质供能，血液中的葡萄糖是其唯一的热能来源，当血糖过低时，可出现休克、昏迷甚至死亡。

(2) **构成肌体和参与细胞多种代谢活动**

在所有的神经组织和细胞核中，都含有糖类物质，糖蛋白是细胞膜的组成成分之一，核糖和脱氧核糖参与遗传物质的构成。糖类物质还是抗体、某些酶和激素的组成成分，参加肌体代谢，维持正常的生命活动。

（3） 保肝解毒

当肝脏贮备了足够的糖原时，可以免受一些有害物质的损害，对某些化学毒物如四氯化碳、酒精、砷等有较强的解毒能力。

此外，对各种细菌感染引起的毒血症，碳水化合物也有较强的解毒作用。

（4） 帮助脂肪代谢

脂肪氧化供能时必须依靠碳水化合物供给热能，才能氧化完全。糖不足时，脂肪氧化不完全，就会产生酮体，甚至引起酸中毒。

（5） 节约蛋白质

在某些情况下，当膳食中热能供给不足时，肌体首先要消耗食物和体内的蛋白质来产生热能，使蛋白质不能发挥其更重要的功能，影响肌体健康。

膳食中碳水化合物供给充足时，膳食中热能也相应增加，这样就可以使蛋白质得到节省。

碳水化合物的食物来源

食物中，碳水化合物的主要来源是粮谷类和薯类食物，粮谷类一般含有碳水化合物为 60%～80%，薯类为 15%～29%，豆类一般含碳水化合物为 40%～60%，大豆含碳水化合物较少，为 25%～30%。

饮食中的单糖、双糖主要来自蔗糖、糖果、甜食、糕点、甜味水果、含糖饮料和蜂蜜等。一般认为，纯糖的摄入不宜过多，成人以每日 25 克为宜。

矿物质

何谓矿物质

矿物质是指构成人体的除氨、氮、氢、碳以外的其他各种化学元

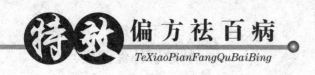
素，已发现的大约有 60 余种，其中含量较多的元素称宏量元素，有钙、镁、钠、钾、磷、硫、氯 7 种。

其中多数含量甚微，含量小于体重 0.01% 的铁、碘、铜、锌、锰、钴、钼、硒、铬、氟、镍、锡、硅、钒等 14 种元素，称为人体必需的微量元素。

矿物质在体内尽管量很小，但对于人体的营养和功能却有很大影响。矿物质摄入量不够，会引起缺乏症。但摄入量绝不是越多越好，摄入过多会引起中毒，特别是一些微量元素，需要量与中毒量之间的差距很小，补充这类矿物质时应谨慎。

矿物质对人体的生理作用

在人体中，矿物质的主要生理作用表现在 7 个方面：

（1）构成人体组织

如骨骼、牙齿的主要成分是钙和磷，肌肉中含有硫，神经组织中含有磷，血红蛋白中含有铁等。

另外，无机盐也是某些具有重要生理功能的酶和激素的成分，如细胞色素、过氧化氢酶及过氧化物酶都含有铁，碳酸酐酶和胰岛素含有锌等。

（2）维持水、电解质平衡

钠和钾是维持肌体电解质和体液平衡的重要阳离子。体内钠正常含量的维持，对于渗透平衡、酸碱平衡以及水、盐平衡有非常重要的作用。

（3）维持组织细胞渗透压

矿物质中钾、钠、氯等正负离子，在细胞内外和血浆中分布不同，其与蛋白质、重碳酸盐一起，共同维持各种细胞组织的渗透压，使得组织保留一定水分，维持肌体水的平衡。

（4）维持肌体的酸碱平衡

细胞活动需在近中性环境中进行，氯、硫、磷等酸性离子和钙、镁、钾、钠等碱性离子适当配合，以及重碳酸盐、蛋白质的缓冲作用，使得体内的酸碱度得到调节和平衡。

（5）维持神经、肌肉的兴奋性和细胞膜的通透性

镁、钾、钙和一些微量元素（如硒）对维持心脏正常功能、保持

 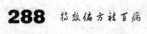

心血管健康有着十分重要的作用。

（6）构成人体内生物活性物质，参与酶系统的激活

如铁是血红蛋白、肌红蛋白及细胞色素系统中的成分等。

（7）参与人体代谢

磷是能量代谢不可缺少的物质，它参与蛋白质、脂肪和糖类的代谢过程；碘是构成甲状腺素的重要成分，而甲状腺素有促进新陈代谢的作用。

主要矿物质的食物来源

（1）钙的主要食物来源

乳和乳制品是钙的最好食物来源，其钙的含量不但丰富，而且人体容易吸收利用，是婴幼儿最理想的补钙食品。500克鲜牛奶含钙量达600毫克。

水产品中，小虾皮含钙也特别多，其次是海带。豆类和豆制品以及油料种子和蔬菜含钙也不少，特别突出的有黄豆及其制品，还有黑豆、红小豆、各种瓜子、芝麻酱等。海带、紫菜、发菜等钙含量也很高。

此外，骨粉、蛋壳粉也是钙的良好来源，可以利用。在补充钙的同时，应注意补充维生素D或多晒太阳，以促进钙的吸收利用。

（2）铁的主要食物来源

铁是人体必需微量元素中含量最多的一种。含铁丰富的食品有动物内脏、动物全血、肉鱼禽类、豆及蔬菜等。

下列食物每100克含铁量（毫克）为：猪肝25，猪血15，瘦猪肉2.4，羊肝6.6，蛋黄7.0，海带150，芝麻酱58，腐乳12，黑木耳185，芹菜8.5，黄豆11，大白菜4.4，桂圆44，稻米2.4，富强粉2.6，小米4.7，纤小豆5.2。

在选择摄入含铁丰富的食品的同时，应注意补充维生素C，以促进铁的吸收。

（3）锌的主要食物来源

锌缺乏会导致自发性味觉减退、食欲不振、厌食、异食癖、生长发育迟缓，严重者为侏儒，性器官和机能不发育，伤口不愈合，抵抗力下降等。

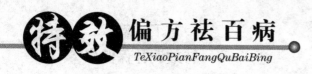
动物性食品是锌的主要来源，其中内脏、肉类和一些海产品是锌含量最丰富的来源。虽然全谷类总含锌量相当高，但大部分存在于麦麸和胚芽中，而且在磨面中丢失相当多的锌。锌摄入过量会产生毒性。

（4）硒的主要食物来源

食物含硒量随地理化学条件的不同而异，不同地区土壤和水中的含硒量差异较大，因而食物的含硒量也有很大差异。

一般来讲，肝、肾、海产品及肉类为硒的良好来源，谷类含硒随产地土壤含量而异，蔬菜和水果一般含量较少。但如果硒摄入过多，也可引起硒中毒。

（5）碘的主要食物来源

碘缺乏在成人可引起甲状腺肿大，在胎儿期和新生儿期可引起呆小病。含碘量较高的食物有海产品，如每百克干海带含碘 24000 微克，干紫菜 1800 微克，干淡菜 1000 微克，干海参 600 微克。海盐中含碘一般在 30 微克/千克以上。

碘摄入过多，也可引起高碘性甲状腺肿大。

（6）铬的主要食物来源

人体的铬不足易引起糖尿病、高脂血症，继而引起冠心病、动脉硬化等疾病。富含铬的食物有牡蛎、啤酒酵母、干酵母、蛋黄和肝，其次为肉制品、海产品、奶酪和粗粮，而米面和菜特别是精制食品，含铬量低或几乎不含铬。

维生素

维生素的种类

维生素有"维持生命的元素"之意，它是维持肌体健康所必需的一类低分子有机化合物。这类物质在体内既不是构成人体组织的原料，也不是能量的来源，但是对体内物质代谢起着重要的调节作用。

人体对维生素需求量很少，每日仅以毫克或微克计算，但维生素不

 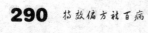

能在体内合成，或合成量不足，必须由食物供给。

维生素种类很多，通常分为脂溶性和水溶性 2 大类，脂溶性维生素有维生素 A、维生素 D、维生素 E、维生素 K，水溶性维生素有 B 族维生素（包括维生素 B_1、维生素 B_2、维生素 B_6、维生素 B_{12}、烟酸、泛酸、生物素、叶酸）和维生素 C。

脂溶性维生素只能溶解于脂肪和有机溶剂，不溶于水。因此，当膳食中脂肪过少时则不利于此类维生素的吸收。脂溶性维生素在体内排泄速度较慢，如果摄入过多，可在体内蓄积，甚至可造成中毒。

水溶性维生素只能溶于水，不溶于脂肪和有机溶剂。绝大多数水溶性维生素进入人体后，以辅酶或辅基的形式发挥作用。人体不能大量储存水溶性维生素，大量摄入后，多余的部分或其代谢产物均从尿中排出，部分可以随汗液排出体外。

所以人体必须每日从膳食中摄取维生素，以满足肌体的需要。

维生素的生理作用

（1）维生素 A

维生素 A 是视色素的组成成分，与维持正常视觉功能有极密切关系。如果肌体缺乏维生素 A，会造成视紫红质合成减少，对光暗适应能力降低，终将导致夜盲症。

缺乏维生素 A 时，眼睛、呼吸道、消化道及泌尿生殖系统的上皮组织最易受到影响，可使角膜及结膜干燥，引起干眼病，甚至发生角膜软化、穿孔，导致失明，出现皮肤干燥、角化和毛囊丘疹，头发干燥，无光泽而且容易脱落。

缺乏维生素 A 还会引起食欲减退，骨骼生长不良，生长发育受阻，睾丸发生变化。

（2）维生素 D

维生素 D 的活性形式能够参与调节钙磷代谢，可促进小肠钙的吸收和肾脏对钙的再吸收，从而使血钙浓度增加，有利于骨中钙的沉积。

对于正在生长中的新骨，可促进其钙盐沉积，对于已成熟的骨组织，可使其钙盐溶解入血液。这两种相反的作用，有利于钙盐在新老骨骼组织间的平衡，以满足骨骼生长的需要。当维生素 D 缺乏时，儿童

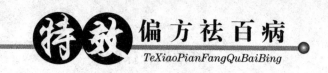
会患佝偻病，成年人则可发生骨质软化症。

活性维生素 D 有成骨作用，能促进钙沉积于新骨形成部位，促进钙骨化，促进成骨细胞的功能和骨样组织成熟。

（3）维生素 E

动物如缺乏维生素 E，其生殖系统会发生退行性变化。如雄性大鼠缺乏维生素 E，会使睾丸退化，精细胞停止发育，雌性大鼠出现死胎、胚胎吸收、流产等现象。

人类缺乏维生素 E 是否会发生不孕或不育，尚待进一步证实，虽然临床用生育酚进行治疗，效果并未得到肯定。

维生素 E 在加强肌肉细胞营养、保持细胞的完整性方面起着重要作用。

缺乏维生素 E 的早产儿，其红细胞脆性增加，容易发生贫血。

维生素能延缓肌体组织老化，因而有抗衰老作用。

（4）维生素 B_1

当维生素 B_1 缺乏时，会导致糖代谢不能正常进行。在正常情况下，神经组织主要靠糖氧化来供给能量。维生素 B_1 缺乏，则神经组织的能量供应发生障碍，加之正常的氧化脱羧反应不能进行，致使丙酮酸和乳酸在神经组织中大量蓄积，可发生多发性神经炎，即脚气病。

（5）烟酸

烟酸又称尼克酸，主要构成辅酶 I 和辅酶 II，这两种辅酶作为不需氧脱氢酶的辅酶在生物氧化过程中起着递氢体的作用。在维持皮肤、神经和消化系统正常功能方面起重要作用。人体缺乏烟酸可引起癫皮病，严重者会出现皮炎、舌炎、腹泻，甚至痴呆。

（6）维生素 B_2

维生素 B_2 具有可逆的氧化还原特性，在体内可作为多种黄酶的辅酶参与生物氧化，在能量代谢中起着递氢体的作用，与蛋白质、脂肪、碳水化合物的代谢均有密切联系。

人体维生素 B_2 的缺乏，常与其他 B 族维生素同时出现。维生素 B_2 缺乏时，会导致唇炎、口角炎、舌炎、脂溢性皮炎、阴囊皮炎、角膜炎等。

(7) 维生素 C

其作用主要体现在以下 6 个方面：

促进胶原蛋白的合成，胶原蛋白是细胞间质的重要组成部分。

叶酸在肌体内需要在维生素 C 和还原型辅酶的参与下，由叶酸还原酶催化还原成为四氢叶酸，方可发挥其生物活性。

有抗氧化作用，有助于解毒、保护巯基酶。

促进铁的吸收和储备，预防贫血。

在体内阻止亚硝胺的合成，具有防癌作用。

促进胆固醇变为胆酸，预防胆结石。

维生素的食物来源

(1) 维生素 A

维生素 A 的食物来源主要为动物性食品，动物肝脏、奶类、禽蛋黄及鱼肝油等均含丰富的维生素 A。

胡萝卜素主要来自植物性食品，红黄色及绿色的水果与蔬菜中均含丰富的胡萝卜素，如胡萝卜、辣椒、红薯、油菜、杏和柿子等。

长期过量地摄入维生素 A，可引起体内蓄积，成人每天摄入 2.25 万微克以上视黄醇当量，3 ~ 6 个月后会出现中毒现象。中毒者如停止服用维生素 A，其中毒症状可逐渐消失。

(2) 维生素 D

在正常生活条件下，如能经常接触阳光，体内合成的维生素 D 即可满足需要，人体一般不会发生维生素 D 的缺乏。

当维生素 D 不能满足肌体需要时，应由食物给予补充。少数的动物性食品，如动物肝脏、鱼肝油和禽蛋等，含有维生素 D_3，可作为维生素 D 的食物来源。植物性食品不能作为维生素 D 的食物来源，例如水果和坚果类食物不含维生素 D。

维生素 D 长期大量摄入，可引起钙盐吸收增加，血钙浓度升高，钙在软组织内沉积，形成多发性的异位钙化灶。

还可以表现为骨化过度、骨骼异位钙化以及骨质疏松等现象，患者食欲减退，体重减轻，皮肤苍白，烦渴多尿，便秘与腹泻交替出现，严重者可出现肾功能衰竭。

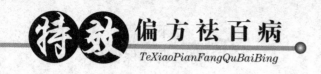

（3）维生素 E

维生素 E 广泛分布于动植物组织中，例如谷类、绿叶菜、牲畜肉、禽蛋、鱼类和奶类。另外，莴苣叶及柑橘皮中也含有丰富的维生素 E。维生素 E 含量最丰富的食物是麦胚油、棉子油、玉米油和芝麻油等植物油。

维生素 E 是脂溶性维生素，可以在体内蓄积。当每日摄入 300 毫克以上时，会引起胃肠道不适、恶心、呕吐、腹泻等不良反应。

（4）维生素 B_1

富含维生素 B_1 的食品有酵母、花生、黄豆、猪肉、动物内脏和粗杂粮等，作为日常膳食中维生素 B_1 的主要来源，仍然是粗杂粮和黄豆，精白面中维生素 B_1 含量较少，米、面中加碱或油炸，可使维生素 B_1 大量损失破坏。

（5）维生素 B_2

维生素 B_2 又称核黄素，存在于多种食物中。动物性食物一般含量较高，尤其动物内脏含量最丰富，奶类、蛋黄中也较丰富。植物性食品中豆类含量较多，谷类和一般蔬菜含量较少。

（6）烟酸

人体所需要的烟酸除大部分由食物直接提供外，另一部分可由食物中所含的色氨酸在体内转化而来，平均每 60 毫克色氨酸可以转变为 1 毫克烟酸。

酵母、花生、豆类和瘦肉中富含烟酸，可作为主要的食物来源。玉米中含有一定数量的烟酸，但大部分是以结合型的形式存在，结合型烟酸不能被肌体吸收利用。

此外，玉米中还缺乏色氨酸，所以在以玉米为主食而且副食品种较单调的地区，人们易患癫皮病。玉米如用碱（碳酸氢钠）处理后，结合型的烟酸可转化为游离型的烟酸，从而增加了吸收利用率。故在以玉米为主食的地区，应推广加碱处理玉米的方法。

（7）维生素 C

缺乏维生素 C 可发生坏血病，成人表现为出血，婴儿表现为骨骼变化。

 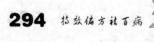

维生素 C 的食物来源主要为新鲜的蔬菜和水果，柑橘、柠檬、石榴、山楂和鲜枣均含有丰富的维生素 C。

一般膳食中仍以蔬菜为主要来源，如柿子椒、菠菜、韭菜、番茄、油菜、菜花等都是维生素 C 的良好来源。此外，野生的苋菜、沙棘、猕猴桃和酸枣含维生素 C 尤其丰富。

食物纤维

食物纤维的生理作用

食物纤维是一种特殊的营养素，其本质是碳水化合物中不能被人体消化酶所分解的多糖类物质。食物纤维有数百种之多，其中包括了纤维素、半纤维素、果胶、木质素、树胶和植物黏胶、藻类多糖等。

（1）利于通便

膳食纤维有很强的吸水能力，可以增加肠道中粪便的体积，促进肠蠕动，使粪便能很快排出体外，防止便秘，缩短了粪便中含有的有害物质与肠壁接触的时间，从而可以减少结肠炎、直肠炎和结肠癌、直肠癌的发生。

膳食纤维摄入少的国家人群中，上述疾病的发病率较高，他们正试图改进膳食结构，学习中国的膳食结构，增加粮谷类和蔬菜的摄入量。

（2）利于食物的正常消化吸收

膳食纤维由于在口腔中咀嚼时间较长，因此可以促进肠道消化液的分泌。同时，由于能加速肠内容物的排泄，还有利于食物的消化。

（3）降低血清胆固醇和防治动脉硬化及胆结石形成

在膳食纤维中，以木质素结合的胆酸最多，其次为果胶和树胶，纤维素结合胆酸很少。由于膳食纤维与胆囊排入肠道中的胆酸结合，限制了胆酸的吸收，这样，肌体就要消耗人体内的胆固醇来合成胆汁，使血液中的胆固醇浓度降低，也减少了胆固醇在血管壁上的沉积，防止动脉硬化的形成。

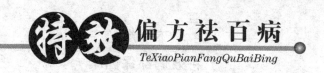
同时，由于不断合成新的胆汁，加速胆汁的周转，也就避免了胆结石形成，而且减少了次级胆汁酸的促癌作用。

（4）调节热能摄入，控制体重，防治糖尿病

膳食纤维能增加饱腹感，使单位重量膳食中的热能值下降。一个中等程度膳食纤维的摄入，可使膳食总热能减少5%，这样可减少总热能的摄入量，防止热能过剩使体重超重。

此外，膳食纤维可减少胃肠道对单、双糖的吸收，延迟胃排空时间。这样，可以使葡萄糖在小肠黏膜表面的弥散速率减慢，使餐后血糖逐渐增加，而不是骤然升高，对糖尿病病人非常有利。

（5）阳离子交换作用

由于膳食纤维中含有糖醛酸的羧基，其具有阳离子交换作用，可在胃肠道中结合无机盐如钙、铁、镁、锌等阳离子。

因此，膳食纤维摄入过多，可造成体内钙、铁、镁、锌的缺乏，应该引起注意。

食物纤维的食物来源

食物纤维的来源，主要为植物性食品。粮谷类、豆类的麸皮、糠、豆皮含有大量的纤维素、半纤维素和木质素；燕麦和大麦含有大量的粗纤维；柠檬、柑橘、苹果、菠萝、香蕉等水果和卷心菜、苜蓿、豌豆、蚕豆等蔬菜，含有较多的果胶。

除了来源如此丰富的膳食纤维外，近几年又出现许多从天然食物中提取的缮食纤维食品可供食用。

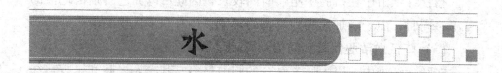

水

水对人体的生理功能

水是人体不可缺少的组成部分，占成人体重的2/3，它维持人体正常的生理活动，与生命息息相关，人体可以几天乃至1～2周不进食物，但不能几天缺水，一旦肌体失去20%的水分，就无法维持生命。

水对人体的生理功能如下：

（1）是体液的主要组成部分

人体内的水液统称为体液，它集中分布在细胞内、组织间和各种管道中，是构成细胞、组织液、血浆等的重要物质。

（2）是运输的媒介

水作为人体内一切化学反应的媒介，是各种营养素和物质运输的介质。

（3）参与肌体的各种代谢

水可以帮助肌体消化食物、吸收营养、排除废物、参与调节体内酸碱平衡和体温，并在各器官之间起润滑作用。

（4）作为各种营养成分的溶质

饮用水中含有许多丰富的矿物质，如钙、镁、铁、铜、铬、锰等元素，这些元素含量适量对人体健康有益。

水的主要食物来源

水广泛存在于日常食物中，尤以蔬菜和水果含量高。当然，饮用水也是日常食物的组成部分。

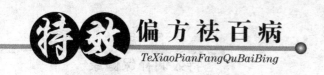

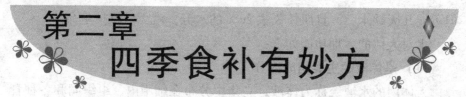

第二章
四季食补有妙方

春季食补小偏方

春季天气开始转暖，风多物燥，是万物生发的季节，草木开始繁盛，充满生机，同时也是人体的肝脏当令之时。

春季饮食宜清淡

（1）春季饮食宜平补清补

中医认为，春季进补宜平补清补，一般的人，特别是身体虚弱的人，要多选择平补、清补的食物。

平补的食物性味甘平，不寒不热，长期进行食补，也不会出现什么不适，适合普通人和慢性病患者食用。谷类可选择小麦、荞麦、薏苡仁等，豆类可吃豆腐、豆浆、红小豆，另外可以吃橘子、芝麻、蜂蜜、大枣、莲子、蘑菇及蛋类等。

清补的食物性稍凉，补而不腻，适合胃弱、消化吸收能力差的人食用，如甘蔗汁、荠菜、百合、鸭肉、苦瓜、紫菜、海带等。清补的食物还有一定的清热作用，四肢寒冷、大便溏泄的人不宜食用。

（2）早春多补热量少吃凉食

早春时节，气候还是比较寒冷的，人们消耗的热量较多，需要补充一定的能量来维持身体的基本体温，这时应以高热量、优质蛋白质的食物为主，譬如黄豆、花生、核桃等；还可适当地吃些葱、生姜、蒜、韭菜、荠菜等来祛散阴寒、杀菌防病。

（3）晚春多吃清淡少吃辛辣

春末夏初，气温逐渐升高，这时饮食应以清淡为主，可多喝一些清解内热的汤，如酸梅汤、绿豆汤、绿茶、甘蔗汁等，还可选用一些凉性的食物，如百合、苦瓜、海带、紫菜、香椿、荠菜、蕨菜等。这时辛辣温热的食物不宜多吃，如羊肉、狗肉、公鸡、鲤鱼、辣椒、花椒等，以防邪热化火，变发疮痈疖肿等疾病。

多甘少酸养脾气

（1）仲春多吃辛甘少吃酸腻

中医学认为，肝旺可伤脾，影响脾胃运化，因此，当春之时应省酸增甘，以养脾气。在这个时节，可进食红枣、山药、蜂蜜等平补脾胃的食物，同时也可以多吃一些新鲜蔬菜，如芹菜、菠菜、黄豆芽，也可以食用时令水果，来补充维生素和微量元素。

春季肝旺之时，应少吃油腻等不易消化的食品，特别是老年人更应该注意，少吃粽子等黏冷肥腻食物，以免肝火过旺，伤及脾胃。

（2）春季花茶来养生

春季，除了饮食外，茶饮也有养生之功效。

中医认为，春季常饮花茶，可以驱散冬天积累在人体内的寒气。花茶具有浓烈的香气，可以令人精神振奋，消除春困。如玫瑰花、薄荷茶可以提神醒脑，强化中枢神经并促进血液循环；芙蓉花可提供丰富的维生素C，增强身体的抵抗力和免疫系统功能，具有美容补血功效；桂花、菩提子花能净化肠胃、清除体内毒素，有改善便秘之功效。但在花茶的选择上，一定要咨询中医，根据自己的体质来选择适合自己的花茶。

春季饮食治"未病"

（1）多吃蔬菜防口疮

春季多风干燥，人们易发口腔炎、舌炎，口舌生疮。这可能是因为食用新鲜蔬菜过少而造成营养失调引起的。

菠菜、芹菜、青菜、春笋、豆芽等可以有效预防口舌生疮。适当补充一些动物肝脏、瘦肉等含维生素 B_{12} 的食物也有一定的预防效果。

春季也可适量多吃一些野菜，吃法简单，可凉拌、清炒，如荠菜、马兰头、竹笋等，它们既含有丰富的营养成分，又有良好的治病功效。

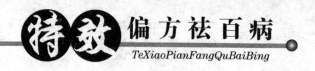
（2）春季养肝好时节

中医认为，肝藏血，主疏泄，开窍于目。春季是肝所主的季节，是四季中养肝的最佳时节。

肝开窍于目，马兰头、苜蓿、蓬蒿菜等多有良好的清肝明目的作用。鸭血甘微咸，性偏凉，是补养肝阴的佳品，能补肝血。蔬菜中，菠菜可滋阴润燥、疏肝养血，佛手瓜有助于疏肝理气。

此外，还应少吃性寒食物，如黄瓜、茭白、莲藕等，以免阻止阳气生发。春天多喝水以促进新陈代谢，减少毒素对肝脏的伤害，还要戒食辛辣、油炸等刺激性食物，以防止损耗肝阴。

（3）春季饮食防旧病复发

春季天气寒暖交替，很多疾病容易复发，如果注意从饮食上加以调理，则会有很好的预防作用。

高血压：春季血压极其容易升高或者反复波动，出现头晕、失眠等症状，饮食上要多吃富含维生素和钾的蔬菜和瓜果，如芹菜、海带等，可每日煎汁饮用一小杯。

胃、十二指肠溃疡：春季天气寒冷，稍不注意就容易着凉，引发疼痛。饮食上可用蜂蜜100克左右，蒸热后，在饭前空腹服下，一天3次即可。

慢性支气管炎：由于寒冷交替和各种病原微生物的侵袭，春季是慢性支气管炎的高发季节。饮食上可用生姜切丝和红糖一起用热水冲泡饮用，以饮后微微有汗为佳。

（4）春季食野菜防病治病

春季是野菜营养最丰富的时候，在春季采摘野菜食用，不仅能尝鲜，还有各种保健功效。

荠菜：富含多种氨基酸、胡萝卜素，还含有钙、磷、铁等营养成分，对高血压、尿血、鼻出血有很好的防治作用。

马兰头：有养肝血、清肝火、清热解毒的功效，也有较好的补血和明目作用，对肝炎、高血压、各种眼部疾病都有很好疗效。

菊花脑：有清肝明目和一定的解毒作用，对高血压、大便干结、目赤肿痛等症有效。

 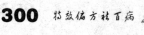

鱼腥草：有利尿、解毒、消炎、排毒和祛痰的功效，可治疗肺脓疡等各种化脓性疾病。

枸杞子：有补肝肾、益精气、清热除渴、明目的功效，可辅助治疗高血压、糖尿病、性功能衰退、视力减退等疾病。

蒲公英：有清热解毒、强筋壮骨的功效，有很好的防治肺癌、胃癌、食道癌和多种肿瘤的作用。

夏季食补小偏方

夏天应多吃利水渗湿的食物，因为夏天酷热高温，湿热邪气易侵入人体，人常喜冷饮，饮水多，外湿入内，使水湿困脾，脾胃升降、运化功能产生障碍，积水为患。这时常吃利水渗湿的食物能健脾，脾健而升降运化功能恢复，行其水湿。

苦、咸、酸夏季饮食三部曲

（1）夏季多吃苦味菜

现代营养学研究表明，苦味食物中含有氨基酸、生物碱、苦味素、微量元素等成分，具有解热除湿、抗菌消炎、增进食欲、清心除烦、提神醒脑以及调整人体阴阳平衡的作用，较适合夏季人体对健康的需求。

苦瓜含有丰富的蛋白质、维生素等营养成分，具有增进食欲、帮助消化、清心明目等功效，是夏季食补的佳肴。苦菜有清热凉血、解毒的功效，夏季食用腌制苦菜，有开胃、消暑的作用。苦笋有减肥健身、健胃消积等功效。

（2）夏季饮食可稍咸

夏季，气候炎热，人体丢失的水分多，出汗多的时候如果不注意补充水分、盐分，容易导致机体产生高渗性脱水，出现不适、恶心、呕吐等现象。

所以在夏季，应补充适量的淡盐水，以避免因出汗过多导致虚脱，在饮食上，调味可适当偏咸。

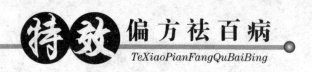
（3）多食"杀菌"蔬菜，多吃醋

夏季气温过高，各种细菌、病毒滋生蔓延快，多吃"杀菌"蔬菜，可预防夏季常见疾病。大蒜、洋葱、韭菜、大葱、蒜苗、生姜等蔬菜有"天然广谱抗生素"的美称，在食物中适量加入，尤其是在做凉拌菜的时候加入这类蔬菜，可有效杀菌防病。洋葱含有杀菌力很强的蒜辣素和抗氧化的微量元素硒；生姜具有解毒杀菌的作用。

醋也有很强的抑菌、杀菌能力。醋含有有机酸，能刺激大脑管理食欲的中枢，增进食欲，促进消化液的分泌，有助于食物的消化与吸收。在酷夏，多吃醋能有效防治痢疾、食物中毒等病症的发生。

（4）大量出汗宜吃点酸

夏季天气炎热，人体最容易丢失津液。适当食用酸味食物，能敛汗、止泻、祛湿，可防治因流汗过多而耗气伤阴，又能生津解渴、健胃消食。夏季常见酸味食物有柠檬、番茄、乌梅、葡萄、山楂、芒果等。也可在炒菜或做汤的时候在菜肴中加点醋，一样可以达到滋阴解渴的效果。

（5）多吃含钾食物防中暑

夏天，人们活动多，大量的出汗会使人体损失一定量的钾。如果体内缺钾，会使人感到精力、体力下降，同时还会出现耐热平衡失调、代谢紊乱、心律失常和全身肌肉无力等状况。

缺钾是人中暑的一个重要原因之一。因此，在炎热的夏天，为了防止发生中暑，需要补充含钾丰富的食物来振奋精神，还可以降低高血压患者中风的发病率。芹菜、菠菜、海带、紫菜、豆类、西瓜、香蕉、草莓、牛奶、鲤鱼、鳝鱼等都含有一定量的钾。

夏季饮食宜清凉

（1）凉性蔬菜解暑湿

夏季对人体影响最大的因素就是暑湿，当暑湿之毒进入人体后，会导致人体毛孔张开，出汗过多而导致气虚，引起脾胃功能失调、食物消化不良等症状。

夏季凉性蔬菜如苦瓜、丝瓜、西瓜、番茄、生菜、芦笋等，都有利于清热解毒、除烦解暑。

 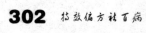

（2）夏季吃水果要分寒热

水果富含维生素、水分以及矿物质，在夏季是食用的高峰。但水果同中药一样也有寒、热、温、凉之分，因此，应针对个人体质进行选择。

体质虚寒的人，应选择温性水果，如荔枝、樱桃、椰子、莲子、杏、栗子、石榴等；体质温热的人可选择吃寒性水果，如西瓜、香蕉、猕猴桃、芒果、甜瓜、香瓜等；但寒凉的水果不宜多吃，否则会对身体造成伤害，另外还有一些水果如葡萄、菠萝、苹果等，不寒不凉，不同体质的人都可以食用。

（3）养生可饮清凉消暑茶

盛夏时节，热暑难耐，易耗损人体津液元气，这时非常适合饮用一些清凉消暑的茶饮，既可生津解渴，又能缓解夏日里的疲乏、倦怠。

茶饮首推绿茶和乌龙茶，另外也可喝一些花草茶和中药茶，如荷叶、夏枯草、菊花、桑叶、绿豆、金银花、薄荷，也可选择柠檬草、苦瓜、西瓜皮、乌梅、苦丁茶、陈皮、金莲花、决明子、金盏菊、茉莉花、百合花等来调剂口味。

夏季茶饮冷却后再喝，滋味更清凉舒爽，解暑效果也更好，但是绿茶还是热饮更解暑。也可在茶里放点食盐，既能预防中暑，还能补充人体所需的盐分。

（4）夏季饮食多清淡

夏天，天气炎热，容易出汗，睡眠少，消化功能差。在炎热夏季，特别是对体虚者来说，更应该重视饮食调理。中医认为，脾主长夏，暑必加湿，脾虚者夏季养生，应坚持益气滋阴、健脾养胃、清暑化湿的清补原则，选用易于消化、补而不腻的食物。菠菜、花生、胡萝卜、有健脾养胃、滋阴补气的作用；芹菜、小白菜、茼蒿等有清热解毒的作用；还可适当摄入一些瘦肉、蛋、奶、鱼以及豆制品，以达到营养均衡。

（5）夏季啤酒消暑解乏

啤酒是夏季人们最喜爱的饮品，它的酒精含量非常低，又含有丰富的氨基酸、糖、矿物质及其他多种对人体健康有益的成分，素有"液体面包"之称。所以在夏季适量喝些啤酒，既能消暑解乏、开胃醒脾，还有助于消化、滋补身体。

适量地饮用啤酒，对人体有保健防病的作用，但如果饮用过量，会冲淡胃液，降低其杀菌的作用。

还要注意的是，啤酒的温度应控制在 10 摄氏度左右，温度过高，其味变得苦涩；酒温过低，不仅淡薄无味，而且会破坏啤酒的营养成分，使酒液中的蛋白质发生分解、游离。

(6) 清凉好粥健康过夏

夏季很多人会胃口不佳，经常外出的人，还有中暑的威胁，每天一碗粥，可有效缓解夏季症状。

荷叶粥：有清热解暑、凉血止血的作用，对夏季中暑导致的头昏恶心、腹胀便溏、不思饮食有很好的治疗作用。

绿豆粥：有清暑、解渴、利水的作用，适合夏季糖尿病引起的口渴、中暑和皮肤疮疖等病症。

丝瓜粥：有清热、化痰、凉血解毒的作用，对于热病、身热烦渴，咳嗽等病症有良好的治疗效果。

黄瓜粥：有清热解毒、解渴、利水的作用，适用于热病、身热烦渴、黄疸、水肿、热痢等症。

扁豆粥：有健脾化湿、和中消暑、止泻的作用，适用于夏季中暑所致的腹泻、食欲不振等病症。

红小豆粥：有消水肿、补血健脾的作用，适用于水肿、脚气足肿、贫血、脾胃虚弱等病症。

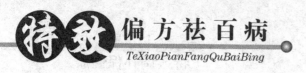

秋季食补小偏方

秋季干燥凉爽，易出现燥热感，如鼻干、口干、皮肤干等。此时首先应当少吃一些刺激性强、辛辣、燥热的食品，如尖辣椒、胡椒等，同时饮食不要过分清淡，应适当增加些油腻，以润燥益气、健脾补肝、清润甘酸、寒凉调配为主。此外因为秋季由热转凉，饮食不要过于生冷，应当多吃一些温性食物。

秋季饮食要甘润防燥

(1) 滋润生津防秋燥

中医养生学认为，秋宜甘润，润肺防燥。秋燥常会使人的皮肤和口角干裂、皱纹增多、口干咽燥、毛发脱落、大便易干结。这时除应注意保持室内一定的温度和湿度外，还要适当多吃水果和补充水分。

晨饮淡盐水，晚饮蜂蜜水，既可以补充人体水分，又能够防止秋燥便秘。秋季要多吃些滋阴润燥的水果及食物，如甘蔗、梨、芝麻、银耳、鳖肉、莲藕、菠菜、燕窝、猪肺、豆浆、橄榄等，可润肺生津养阴。

(2) 初秋饮食宜清淡

进入秋季，气候随之而变，饮食上应多吃清淡、易消化的食物。早餐建议以粥为主食，如绿豆粥、莲子粥、荷叶粥等；多吃些新鲜蔬菜水果，如大白菜、菠菜、萝卜、茄子、土豆、苹果、甘蔗、香蕉、橘子、山楂等；每天中、晚餐可搭配清淡养生汤，如平菇鸡蛋汤、紫菜汤、青菜豆腐汤、山楂排骨汤等。

(3) 清热降火秋季养生茶

秋季空气干燥，非常容易上火，出现口干、喉咙痛、便秘、大便干燥等症状。秋季饮茶是去火的一个很便捷的方法。

用菊花、薄荷、莲子心、竹叶、金银花、绿茶、决明子等泡茶喝，能清热凉血，改善上火引起的口干舌燥、咽喉肿痛等症状，并提高抵抗力。

将新鲜水果切片泡茶饮用，也可达到去火的目的。常用的水果有红枣、山楂、柠檬、枸杞子、金橘等。

寒性体质的人以及老人、儿童不宜多喝这类茶，喝的时候也要加点温热升阳的材料一起喝。

(4) 少吃辛辣多吃酸

秋季肺气旺盛，但如果肺气太盛的话反而会伤及肝脏，肺主辛味，肝主酸味。所以在秋季要少吃辛辣来平肺气，多吃酸味来增助。

秋季进食蜂蜜、葡萄、梨、柿子、苹果、橘子、山楂、菠萝、猕猴桃等含酸较多的食物，可增强肝脏的功能。

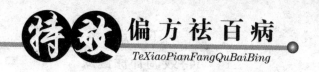

另外，秋季天气干燥阴冷，人体内的水分相对减少，这时就特别要少吃葱、姜、蒜、辣椒、韭菜等辛辣食物，以防伤到肺气。

秋季是为冬季进补做引补

（1）秋季重点养肺脏

中医学认为，秋气与人体的肺脏相通，肺脏开窍于鼻，而其表现在皮毛。秋季养生，重在养肺。若肺气失调，则容易出现鼻干口燥、干咳、喉咙痛等上呼吸道疾病。

梨具有清热解毒、润肺生津、止咳化痰的功效；甘蔗可治疗口干舌燥、津液不足、大便干燥、高烧烦闷等病症；萝卜能清热化痰、生津止咳、益胃清食；银耳有润肺化痰、养阴生津的功效。除此之外，豆腐、蜂蜜、百合、糯米、豆芽都有润肺的作用，秋季可经常食用。

（2）秋季素食补四宝

秋季天气转凉，大多数人喜欢吃肉食来补充能量，但是有几样素食在秋季也有意想不到的滋补效果，是许多动物性食品不可替代的。

芋头：富含淀粉、蛋白质、钙、磷、铁和多种维生素，质地滑软，有健胃的作用，特别适合脾胃虚弱、患有肠道疾病、结核病及正处在疾病恢复期的人食用。

莲藕：含淀粉、蛋白质、维生素C等，生食能凉血散瘀，熟食能补心益胃，有滋阴养血的作用。与红枣同食能补血养血，与猪肉同炖食，可治脾胃虚弱。

梨有润肺、清痰、止咳、降火、清心等功效。生吃能解除上呼吸道感染引起的咽喉干、痛、痒以及便秘、尿赤等症状，使血压下降，减轻头晕目眩症状。熟吃对痰热、咳嗽或肺热有很好疗效，能增加口中津液，保护嗓子。

枸杞子：味甘，性平，含有蛋白质、脂肪、维生素和矿物质等营养元素，久服可使人面色红润，须发黑亮，延缓衰老，具有很好的美容效果，是爱美女士和中老年人宜吃的食物。

（3）入秋喝粥养脾胃

经过漫长的夏季，人体内的蛋白质、维生素等营养物质损耗太多，到了凉爽的秋天，人们的食欲逐渐增大，这样反而会伤及脾胃。因此在入秋时节，经常喝粥，可健脾养胃、润肠通便。

玉米面粥有调中开胃、利尿止淋等作用；苹果粥有润肺、健脾、生津等作用；枸杞粥有滋补肝肾、明目补虚等作用；银耳大米粥有滋阴、润肺之功效；胡萝卜米粥可治疗肠胃不适、消化不良等病症；银耳粥可润肺止咳、益气补肾；菊花粥可清肝明目、预防秋季感冒。

（4）吃蟹吃出美味和健康

秋季是河蟹最肥美的时候。这个时候的河蟹个大，体肥，卵黄顶盖，肉脂丰腴，味道最美。螃蟹的营养十分丰富，蛋白质的含量比猪肉、鱼肉都要高出几倍，钙、磷、铁和维生素 A 的含量也较高。

吃河蟹首先要清洗干净，因为河蟹的体表、鳃及胃肠道中布满了各种细菌或寄生虫，处理不当易生病。

忌吃死蟹。螃蟹一旦死亡，细菌就会大量繁殖，分解蟹肉，产生大量组胺和类组胺物质，会引起过敏性食物中毒，常见的表现有恶心、呕吐、腹痛、腹泻；严重者可发生脱水、电解质紊乱、抽搐，甚至休克、昏迷、败血症等。

螃蟹的一些器官也有毒性，包括蟹胃（在背壳内前缘中央似三角形的骨质小包）、蟹肠（由胃到脐的一条黑线）、蟹心（俗称六角板）、蟹鳃（腹部如眉毛状的两排软绵绵的东西），只有清除了螃蟹的这些器官后再吃，才能避免中毒。

另外，由于螃蟹是寒凉的食物，要避免与柿子等寒凉之物一起吃，体质虚弱的人也应少吃。

秋季饮食不宜过量

（1）科学饮食防秋膘

秋季，也是容易长胖的季节。因为在漫长炎热的夏季，人们能量消耗大，人体内的维生素、蛋白质、矿物质等会随汗液流出体外，体重会有所减轻。

到了秋天，气候凉爽，汗液减少，人们的食欲逐步恢复，就会多吃、多补，这样会使身体摄入的热量多于消耗的热量，容易造成体重增加。所以在秋天应注意减肥。

在饮食上，首先要选择一些低热量的减肥食品，如土豆、海带、蘑菇、红薯、芹菜、黑木耳、洋葱、菠菜等；在饭前半小时，可以吃一些水果或喝杯果汁来满足机体所需的热量和血糖。

（2）秋季食甘薯减肥防便秘

甘薯，通称红薯或白薯，口感甜、糯，含有丰富的淀粉、维生素、膳食纤维等人体必需的营养成分，还含有丰富的镁、磷、钙等元素和亚油酸等。

甘薯是一种理想的减肥食品，它的热量只有大米的1/3，而且甘薯含有大量膳食纤维，在肠道内无法被消化吸收，能刺激肠道，增强蠕动，通便排毒，具有阻止糖分转化为脂肪的作用，因此是秋季减肥的好食物。

甘薯中的亚油酸等营养物质能保持血管弹性，对治疗老年性便秘也有较好的疗效。

另外，甘薯还有防癌抗癌的功效，而且熟吃抗癌功效更强。甘薯能有效地抑制结肠癌和乳腺癌的发生，常食还能使老人长寿。

吃甘薯时要注意一定要蒸熟煮透。食用甘薯不宜过量，尤其湿阻脾胃、气滞食积者应慎食。

（3）饮食调理解秋愁

秋季花木凋零，落叶纷飞，有一些人，特别是中老年人，易生凄凉苦闷之感，情绪会非常低落。其实饮食在一定程度上能缓解这种秋愁带来的压抑。

情绪低落时，吃一些健脑活血的食物，如核桃、牛奶、鸡蛋、鱼类、豆制品、瘦肉等，可消除抑郁情绪。绿茶、咖啡、巧克力等可兴奋神经，改善低落心情。

多吃水果，尤其是香蕉，它所含有的泛酸等成分是人体的"开心激素"，能减轻心理压力、排解紧张、提高注意力、解除忧郁，令人快乐开心。

多摄入 B 族维生素有助于改善情绪，如全麦面包、蔬菜、鸡蛋等。

（4）饮食轻松护肤养颜

秋季气候变冷，空气干燥，人们常会感到皮肤紧绷，甚至出现干裂、脱屑等现象。因此要及时有效地补充水分，来维持肌肤的润泽饱满。

首先要多喝开水，补充身体必要的水分，少喝酒，咖啡以及含糖量高的饮品；其次要多吃含维生素丰富的水果蔬菜，如梨、甘蔗，橘子、苹果、香蕉、山楂、胡萝卜、小白菜、莴笋、菜花、芹菜、豆芽菜等；另外可多吃含有维生素 A 的食品，如猪肝，蛋黄、鱼肝油等，都能有效地防止水分蒸发，使皮肤滋润。

而红枣、山药、芝麻、枸杞子等健脾养血的食物也可护肤养颜。此外，多喝一些苹果汁、猕猴桃汁、酸奶等也对皮肤大有好处。

冬季食补小偏方

进入冬季，俗语有"三九补一冬，来年无病痛"，"冬季不补，春季受苦"。冬季是补养身体的大好时节。

针对冬令食欲较旺盛、吸收功能好的特点，要适当选择高热、高营养、色香味浓、补益力强的食物，如羊肉、牛肉、鸡肉、鸭肉、狗肉、驴肉、虾肉等暖性肉食；冬季温性水果有栗子、杏脯、橘子等；另外还有红糖、糯米、松子、红枣、海带等都可御寒保暖。

冬季饮食宜温补

（1）冬季养生选菌类

蔬菜是人体维生素的重要来源，但是在冬季，除了大白菜、萝卜等常见蔬菜外，人们还可选择菌类食品来补充人体需要的热能。

常见的菌类有蘑菇、香菇、黑木耳、银耳等。蘑菇营养丰富，含有优质蛋白、维生素 A、B 族维生素、维生素 E，是一种低脂、低糖、低盐、低热量、高蛋白的食物，小孩常吃蘑菇健脑益智。黑木耳是家庭烹饪的佳品，其滋味鲜美，黑木耳中所含的植物胶质有益于人体健康。银耳有润肺化痰、养阴生津等作用，冬天常食银耳，对失眠、心悸、体弱多虚等病症调养效果极好。

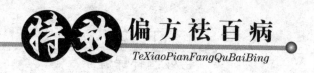
（2）饮食增热来抗寒

冬季，寒冷的气候影响人体的内分泌系统，使人体的甲状腺素、肾上腺素等分泌增加，从而促进和加速蛋白质、脂肪、糖类等营养元素的分解，这使得人体热量散失过多。

在寒冷的冬季，必须增加体内糖、脂肪和蛋白质，以产生更多的热量，适应机体的需要。

在饮食上，应以增加热能为主，多补充含糖类和蛋白质丰富的食物，如瘦肉、鸡蛋、牛奶、香菇、鱼类、豆类及其制品。这些食物不仅便于人体消化吸收，而且营养价值高，能增加人体的耐寒和抗病能力。

（3）冬季养肾壮阳补元气

冬季是藏精气的季节，人体的阳气收藏，气血趋向于里，皮肤致密，水不易从体表外泄，而经肾、膀胱的气化，少部分变为津液散布全身，大部分化为水，下注膀胱成为尿液，无形中就加重了肾脏的负担，导致一些疾病发生。因此，在冬季，养生要遵循"养肾防寒"。

中医认为，肾是人体的先天之本。羊肉能健脾胃、补元阳、御寒气；韭菜、豆类食品均可补肾壮阳；海参、紫菜、鱼类可填精补血。

黑色食品能入肾经，冬天进食能益肾强肾，增强人体免疫力。常见的黑色食物有黑芝麻、黑米、黑豆、黑木耳、黑枣、乌鸡、海参、紫菜等，这些黑色食品补而不腻，食而不燥，对肾气渐衰、体弱怕冷、多病的老人尤其有益。

（4）冬季多喝滋补粥

冬天，可通过饮食调养来防寒保暖。在寒冷的冬天，喝上热乎乎、香美可口的养生粥，既防御了寒气，还可滋补身体。大米搭配不同食物均可起到不同功效。栗子粥对因肾气不足而引起的腰膝酸软或疼痛有食疗作用；羊肉粥可补阳祛寒；杏仁粥可止咳定喘、祛痰润燥；大枣粥可补阴阳、气血，可防治多种疾病。除了粥之外，冬季常喝骨头汤、鸡汤、鲜鱼汤、萝卜汤等均可补充营养、温补阳气等。

哪些人适合冬季进补

易患冬病者：慢性支气管炎、哮喘、多尿、冻疮等都属于冬季常见病，多是因肾气不足、阳虚外寒所致，需要进补。可食用生姜、甘草、枸杞子、人参、肉桂、海马等食物。

阳气阴虚者：经常流鼻涕、手脚冰凉、易生冻疮、小便清长、大便稀薄者多是阳虚的人。可食用干姜、人参、辣椒、羊肉、熟附子等食物。

防春夏病者：冬天身体调养好了，春夏发病就会少。因此在冬季多补充高蛋白、高热量的食物，如牛肉、狗肉、羊肉、各种鱼类，以及人参、桂圆、大枣、黄芪等，可增强人体对疾病的抵抗力。

养生益寿者：体力消耗大的人可补充蛋类、鱼类、肉类等食物，脑力劳动者可补充核桃、芝麻、花生等食物。

根据体质来进补

虽说冬季是人们大补的最好时机，但不同体质需补充不同的营养物质，且不能乱补。中医将虚证分为气虚、血虚、阳虚、阴虚等类型。气虚者补气，血虚者补血，阴虚者补阴，阳虚者补阳，气血两虚者气血双补，阴阳两虚者阴阳两补。

气虚者主要表现为头晕目眩、疲倦乏力、盗汗等症状，可选用栗子、花生、大枣、黑木耳、鸡肉、牛肉、鲫鱼等食物来进补。

血虚者主要表现为面色苍白或萎黄、唇白、头晕眼花、心悸失眠、手足发麻，妇女经量少、闭经等。可选用桂圆、葡萄、胡萝卜、菠菜、黄豆、玉米、猪血、猪皮等食物来进补。

阳虚者除了有气虚的症状外，还有畏寒肢冷、尿清便溏、白带清稀、阳痿早泄等症状。可选用核桃、韭菜、羊奶、虾、羊肉等来进补。

阴虚者除了有血虚的表现外，还会有手足心热、盗汗、男子遗精、女子经量少等症状。可选用梨、甘蔗、松子、银耳、豆腐、黑豆、芝麻、猪蹄等来进补。

多饮红茶促健康

中医认为，红茶性温，味甘，含有较多蛋白质，可以补益身体，养蓄阳气，生热暖腹，增强人体对寒冷的抗御能力。红茶中的多酚类化合物具有消炎的效果，儿茶素类能与单细胞的细菌结合，使蛋白质凝固沉淀，借此抑制和消灭病原菌。咖啡碱和儿茶素能使血管

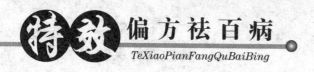
壁松弛，因此可以起到舒张血管的作用。

此外，冬季人们的食欲大增，常喝红茶可去油腻、开胃、助养生，使人体更好地顺应自然环境的变化。

冬季五大补养好汤煲

冬季天气寒冷，喝些温热的暖汤，不仅可以抵御严寒，还能补养身体。

萝卜汤：萝卜含有的木质素能提高人体巨噬细胞的活力，从而有抗感冒、抗癌和防感染的功效。

羊肉汤：羊肉与当归、生姜一起煮汤喝，有温阳补血、活血祛瘀的功效，对防治气血虚弱、营养不良、腰膝酸软、产后腹痛、老年体弱等有一定作用。与黄芪一起煮汤喝能温补阳气、增强抵抗力。

骨头汤：可以补充人体所需的骨胶原、钙等营养物质，增强人体造血能力，增强抵抗力，同时对骨折患者康复极有帮助，还有延缓衰老的作用。

母鸡汤：可预防和治疗感冒、咳嗽、哮喘等疾病，有利于老、弱、病者过冬。

鲜鱼汤：鱼汤中有很好的抗炎作用，可预防和抑制上呼吸道炎症。